除了開刀你還能做什麼？

軟骨神經肌肉肌膚再生密碼

61 個骨骼症狀剖析 ×75 個疼痛治療運動 × 韓醫師來解答 Q&A

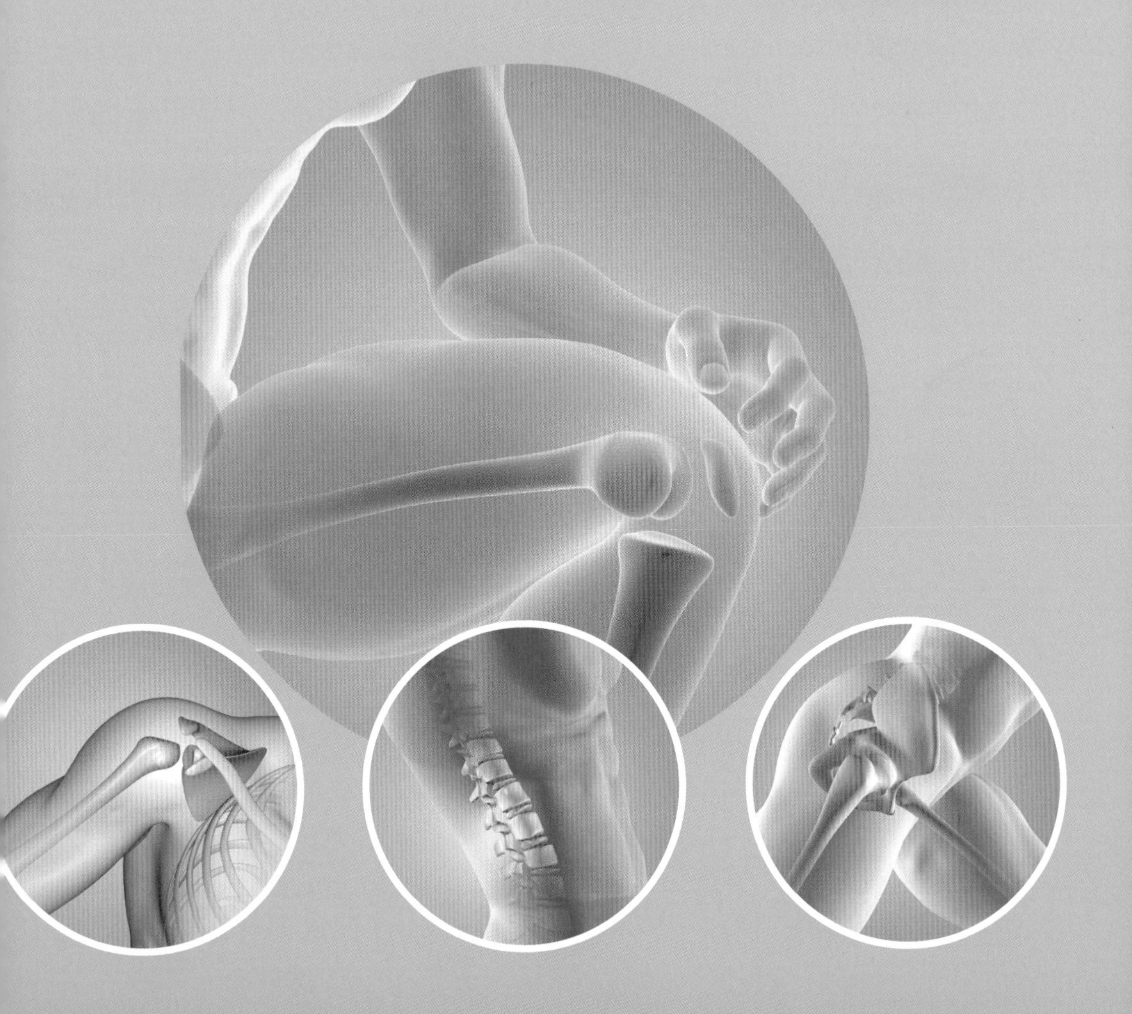

作者序

最先進、現代化的骨科治療及再生醫學療法

我對於骨科研究方面的啟發和興趣，必須追溯至我的父親。我的父親是台灣第一批在美國接受骨科訓練的亞洲醫師之一，當時的他在俄亥俄州克里夫蘭凱斯西儲大學醫學院（Case Western Reserve University School of Medicine in Cleveland, Ohio）修習運動醫學和生物力學，受教於知名的骨科生物力學先驅維特・弗朗克 （Victor Frankel）醫師。多年後，我們一家跟隨父親的腳步回到台灣，父親也繼續其在運動醫學和生物力學領域的研究工作，後來更是被推崇為台灣的運動醫學和生物力學之父，後續亦持續投入骨科植入物（骨折與人工關節）方面的研究。就在這樣的長期耳濡目染之下，我踏上了成為骨科醫師的道路，懷著對父親的無限崇敬，以及看見了父親對病患付出後的那種快樂和成就感，我決心要成為一位優秀的醫師。

在醫學院畢業之後，我選擇了骨科作為主要專科，並將運動醫學及關節鏡微創手術作為次專科。而後來接踵而來的奇遇，更是讓我在再生醫學的道路上不斷前進，走出一條屬於我的康莊大道。1990年中期，當時我正在洛杉磯擔任骨科醫師，因緣際會之下，因為我本身的專業而受邀於一家從事運動醫學相關手術植入物的公司擔任顧問。這個機會為我帶來了極其寶貴的經驗，讓我開始接觸到關於可吸收性生物骨釘和膝關節螺釘的材料與設計。

後來，更是遇到了我人生中的一大貴人、骨科名醫彼德・威靈（Peter Wehling）教授，讓我有機會可以參與研究領先世界的再生醫學相關療法。彼德教授的細胞激素研究在當時是醫學界的先鋒，當他邀請我一起加入研究並在台灣同時展開臨床實驗時，我非常地興奮。因為研究的成功不僅僅

是我個人的成果，更是能造福日後無數受到骨骼疼痛問題困擾的眾多病患，也開啟了我人生當中嶄新燦爛的另一篇章。

這項被稱為「瑞尖療法」的再生技術，在全世界幫助了無數的病患，包括奧運金牌得主（羽毛球、摔跤、拳擊等等）、職業運動員（NBA籃球隊、MLB棒球隊、 NFL美式足球隊、世界羽毛球冠軍、世界排名第一高爾夫球選手、UFC終極格鬥冠軍等等）、國際名人（亞洲影星、歌星、好萊塢巨星等等）和外國政府高官（中東國王、非洲女王、南美副總統、亞洲副總理、歐美大使等等）。

在這本書當中，我會帶著大家了解，在關節疼痛的時候，除了開刀之外你還有什麼其他的選擇。從任何人都感到困擾的退化性關節炎，到新手爸媽好發的德氏肌腱炎（媽媽手）；從假日單車族容易罹患的黏液囊發炎，到長期運動壓力造成的足踝疲勞性骨折。藉由四個面向剖析，疾病原因、發作症狀、好發族群、治療方式，帶領你全面診療骨骼病痛。並且還有75個治療疼痛的本體神經訓練，搭配步驟教學與影片QR code，破除一定要開刀的迷思。

希望藉由我從美國帶回的骨科專業知識和再生技術，可以提供給亞洲地區的病患最超前的醫療服務，憑藉著深入的診斷以及治療方法，除了可以幫助職業運動員克服因受傷而停止競賽的困擾，並且延長運動員的職業生涯之外，更致力於提供一般骨科、退化性病患領先全世界最先進、現代化的骨科治療及再生醫學療法。

韓偉

David Hang

推薦序

在尖端醫學的磐石上打造幸福人生的許願池

認識韓偉醫師是在本世紀初他甫接受新光集團請託，返台創建主持新光骨科運動醫學中心暨擔任新光醫院骨科主治醫師時，當即邀請他出席我在東森電視主持的名醫專訪節目。

而在訪談中令我相當驚訝的是，這位成功替多位美國職業運動球星手術開刀，解決關節肌肉韌帶問題並快速復健上場的傑出外科醫生、美國醫學中心骨科主任、UCLA的骨科教授，卻不建議一般病人，尤其是高齡長者，以置換人工關節的外科手術，作為解決退化性關節炎的第一線治療方式，其原因有二：

一、換了關節可能也換了人生：置換後的人工關節能解決因軟骨磨損流失造成骨關節摩擦發炎的疼痛，但也因為少了軟骨的緩衝吸震，就算是換了使用年限最長、最先進的陶瓷關節，術後醫師也一定會叮嚀往後的生活能行走，但除非遇火警危難不建議跑跳，且避免戶外登山、自行車、負重等可能發生跌倒意外的各項活動，就是為要避免人工關節因跌倒錯位脫臼造成患部二次手術的風險，更別提高齡、個別骨質差異的手術風險機率以及術後個別復健的效果。因此開刀雖然能解決疼痛，但卻大量限縮了關節功能，瞬間改變了生活方式與人際關係。也往往讓回復good old days成為術後病人最遙不可及的願望夢想。

二、不換關節軟骨才有機會重生：韓偉醫師在書中提到過去30年從在全球最早發現軟骨生長因子的UCLA醫學中心做研究，進而與德國醫師Peter Whiling共同研發出可以停止軟骨被破壞進而再生，並成功讓年薪破億的美國職籃巨星小飛俠 Kobe 柯比・布萊恩、高球名將（Fred Couples）以及美國職棒全壘打王 A-Rod　得以繼續在球場上引領風潮、讓天主教教宗若望保祿二世（Pope John Paul II）能再次謙卑跪在主面前的瑞尖療法。同樣是來自自體血液，瑞尖與PRP最大不同是，前者由血液中負責身體免疫的白血球培養停止軟骨死亡及再生的生長因子，注射回自身患部可以長期保護及協助軟骨重生功能，而後者是分離血小板，能短暫消炎止痛但無法讓磨損的軟骨停止被白血球分解死亡，更難以再生，這是治標與治本的差別。當然，一但置換了人工關節，更是徹底失去軟骨得以重生恢復的環境，也徹底失去關節能夠吸震負重的生物彈性。

在韓偉骨科中心的診間常常可以看到十幾年前就被醫院判定必須換人工關節的80歲長輩，做完定檢療程趕赴下一場國標舞課堂，也有許多熱愛網球與登山的中高齡朋友不定期來接受關節肌肉的檢查與保養。近期更在瑞尖療法患者的 X 光影像的追蹤紀錄中清楚發現10年間軟骨再生的進展。

除此之外，書中更讓人振奮的是，韓醫師近年獨自研發出讓肌肉、肌腱可以重新生長的艾凱療法，德國團隊成功醫治了好萊塢巨星喬治・克隆尼及世界網壇一姊莎拉波娃，不但讓受傷的肌腱可以恢復，同時讓已流失的部分再回復生長，讓可比過去變得更強的奇蹟得以真實呈現。

永遠以治療與研發並重的韓偉醫師，近期繼續以其對再生醫學的專精與義大利醫療團隊擴大合作，研發出可讓自體肌膚再生的蝴蝶療法，成功改善因日曬、年齡等因素造成臉部肌膚老化及皺紋現象，也再次把協助病患解決身體困擾完成心中期望的類型與需求擴大提升。

在此，謹向讀者朋友們鄭重推薦韓偉醫師的這本新書，希望讓對人生有夢有願景的朋友都能看到，韓醫師正在尖端醫學的磐石上為大家打造幸福人生的許願池。

知名新聞主播　李大華

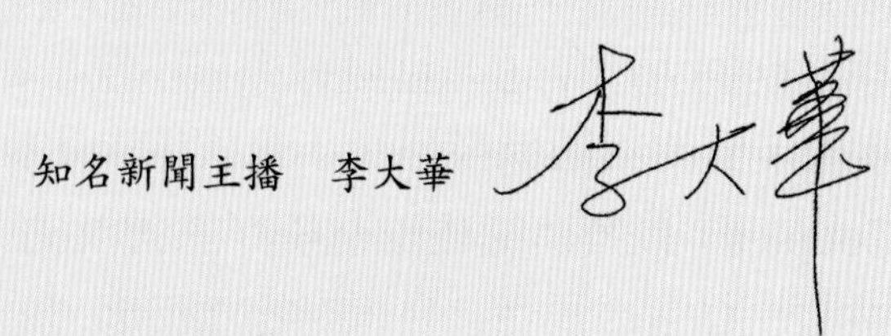

推薦序

三折肱而成良醫的益友

隨著生活富足、醫學發達，台灣已逐漸步入高齡社會；同時人們越來越重視身體健康，使得運動風氣相當盛行，但也容易導致運動傷害，且由於飲食問題、姿勢不良或高齡化等等原因，常常造成骨質疏鬆、關節受損或退化，影響了行動力，讓生活產生不便。所以學習骨關節保養的知識，成了維持我們日常生活良好品質的一大關鍵。

韓偉醫師熱愛運動，年輕時曾代表台灣參加網球比賽，斷過腳、膝蓋的半月板受過傷，正所謂「三折肱而成良醫」！他的父親韓毅雄醫師，是台灣運動醫學的開山鼻祖，而韓偉醫師則是台灣運動醫學發展的開拓者，所以他不但家學淵源、更是克紹箕裘。當年我住在美國時，就是經由朋友介紹找他看診，因為他的醫術精湛，也讓我積極地促成了他回台成立新光骨科運動醫學中心，到現在，我還是他的病人，可以說多年來他一直是我的良醫益友。

今天他出版這本書，毫不藏私地把多年來治療患者的經驗整理出來，鉅細靡遺的與大家分享關節保養方法，教授如何預防傷害、傷害後快速復原的絕招、及有益關節的飲食等等。同時針對關節方面的迷思提供問答集，並介紹最新的療法。全書圖文並茂、深入淺出、易讀易懂，相當實用，絕對是一本值得推薦的衛教好書。

台新金控董事長 吳東亮 吳東亮

推薦序

質樸待人的韓偉醫師

手能舉得高、膝蓋能蹲、能爬高能跳遠……這些我們自然而然的日常舉動，往往在不知不覺間隨著年齡的增長、習慣性的不良姿勢或運動傷害，逐漸變成腰酸背痛、舉步維艱，活動多所顧忌。這樣的演變，除了年紀的老化，也常常是因為我們平日對關節疏於保養以及不正確的使用。關節的傷害，雖然沒有生命威脅，但卻攸關我們後續的人生品質，實在不容小覷。

韓偉醫生的《除了開刀你還能做什麼？》一書，以深入淺出的手法娓娓道出關節的構造、運作原理、常見傷害的前因後果，以及種種的醫治療法。尤為可貴的是，他還灌輸我們「關節傷害的可逆性」的理念，透過骨骼再生的治療方式，抑制關節傷害對日常生活的衝擊。

我與韓偉醫生相識已久，其為人就如這本書的寫作風格一樣，「深入淺出、娓娓道來」。在面對患者時，總是能將專業深奧的醫學知識，以質樸的待人風格及淺顯語法，將病理的前因後果、治療方法詳實解釋，讓人覺得踏實、放心。這種見其人、聞其言就能讓患者的疑慮或心理壓力先減去三分的能力，或許就是韓偉醫師醫術能卓然有成、獨樹一格的助力吧！

欣陸投資控股股份有限公司董事長 殷琪

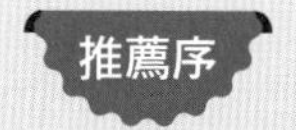

骨骼關節保健參考書

二十多年前，本人因為滑雪時膝蓋韌帶受傷，得到韓偉醫師的妥善治療，因此與韓醫師成為至交。從韓醫師那裡本人了解到：一個人隨著年齡的成長，必須越來越注重骨骼與關節的保健，以及懂得如何減緩鈣質的流失，避免骨質疏鬆與關節的老化。在現實生活中，多數年長行動不便族群缺乏運動，是因為運動時會感到關節的疼痛；但是如果長期不運動，又會造成惡性循環，很難保有良好的生活品質，甚至導致其他的健康問題。

最近韓醫師邀請我去參觀他所創辦的韓偉再生骨科運動醫學中心與瑞尖再生抗老醫學中心。在這兩個機構裡，我看到了各種先進的醫療設施、診斷器材與復健器具。當時韓醫師即提到他想再出一本有關骨骼與關節保健的參考書，並希望我能對該作品提供一些想法。今日，該書終於付梓出版，本人得以預先一窺堂奧，感受到這是一本我所看過對骨骼與關節醫療最具助益與有價值的參考書之一。它介紹了各種不同的症狀與治療方式，而且說明清晰，即使是我這種非醫療人員都很容易讀懂。這是一本家家戶戶都該有的參考書！

私立靜心高中專職董事　蔣孝剛　蔣孝剛

推薦序

I always trust my old pal,Doc Han.

我在2003年的時候因為打籃球，傷了自己的膝蓋。經過好友陳建州的介紹去找了韓偉醫師。運動和跳舞都從來沒有什麼大傷的我完全不知所措，在見韓醫師之前我非常的忐忑不安，當韓醫師開了門進來的那一霎那，不誇張，感覺身上是發光的，哈哈。他非常專業和有耐心地檢查我的膝蓋和講解細節狀況。經過他的解說和安慰之後，我的緊張感完全消失，因為跟韓醫師的看診交流不會有像是醫生與patient 的那種陌生感或是距離感。就像是一位超級專業的老朋友跟你清楚解釋你的情況，所以我也決定把我的膝蓋手術交給他。

手術非常順利，令我感動的是手術後他還是會不斷地關心我的狀況。除了有噓寒問暖之外，他也會用該有的嚴格態度來確認我有沒有好好進行復健。老實說，從開刀到復健完成的整個過程，我有那種我好像是一位職業籃球員要重新站上球場的那種感覺。雖然過程非常的辛苦，但是非常專業也很規律。在韓醫師和復健師的鼓勵和鞭策下，我的膝蓋我敢說達到了百分之99 的恢復率。更令我驚喜的是，在這段復健的期間，我寫出來我第一首的全創作歌曲，歌曲內容和精神就是紀錄和輸出我在這段時間渴望回到舞台上的心情和決心。

我想，沒有人會希望自己受傷，但如果真的發生了，遇到對的醫師和團隊，真的能讓你有那種戰勝傷痛、戰勝自己的態度和雄心。能把壞的事改變成好的事，我相信除了自己的韌性外，也真的需要一位發光的「老朋友」，安撫你的心情，修復你的身體，並激勵你的衝勁。

That's why I always trust my old pal, Doc Han.

金鐘影帝、知名歌手　潘瑋柏

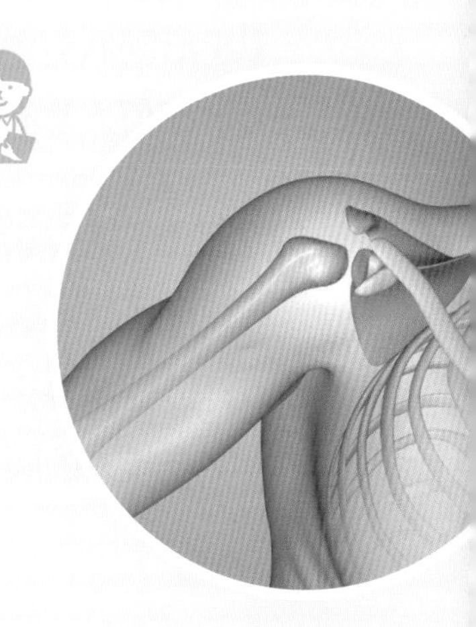

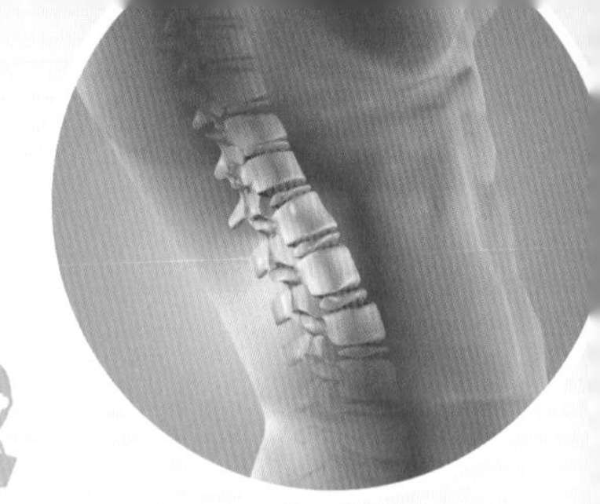

Chapter 3. 關節受傷很容易

Chapter 4. 關節問題大診斷

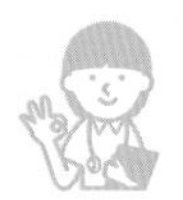

【手肘關節常見問題】

【手與手腕關節常見問題】

【髖關節常見問題】

【膝關節常見問題】

【足踝關節常見問題】

Chapter 5. 關節疼痛療法

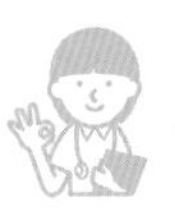

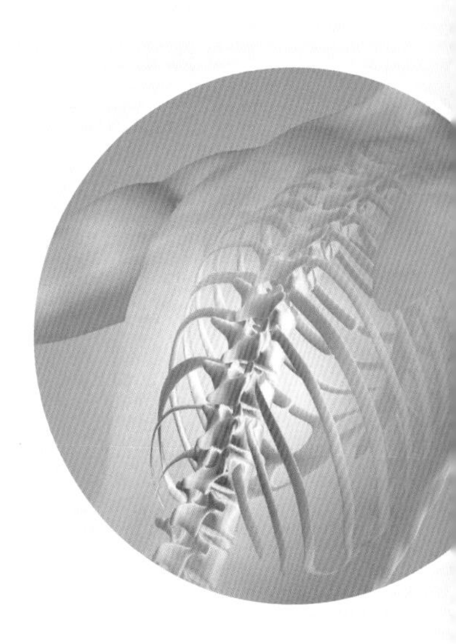

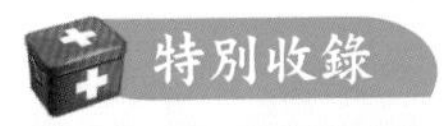

Chapter 6. 保養關節的運動法

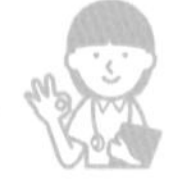

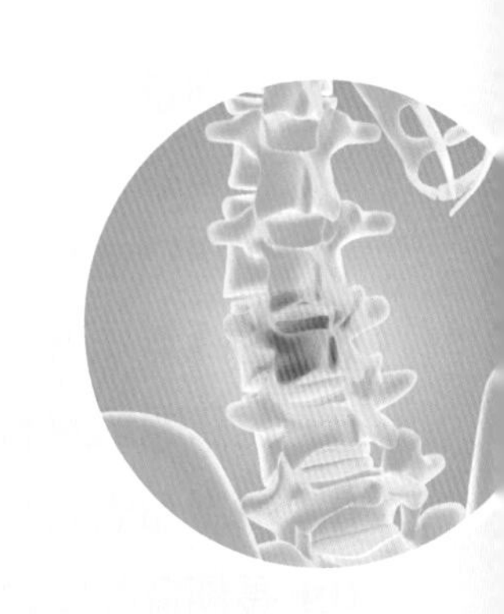

Chapter 7. 關節保養與飲食

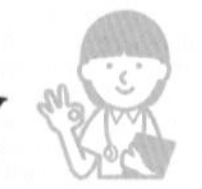

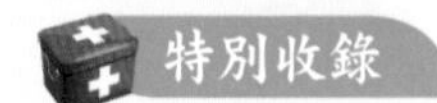

Chapter 8. 韓偉醫師Q&A

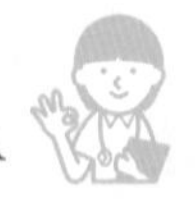

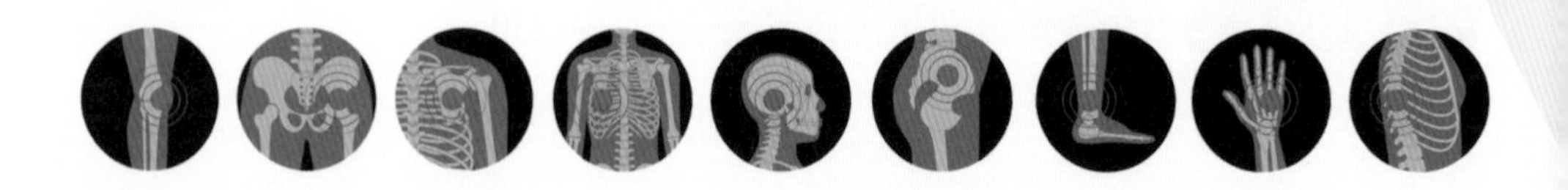

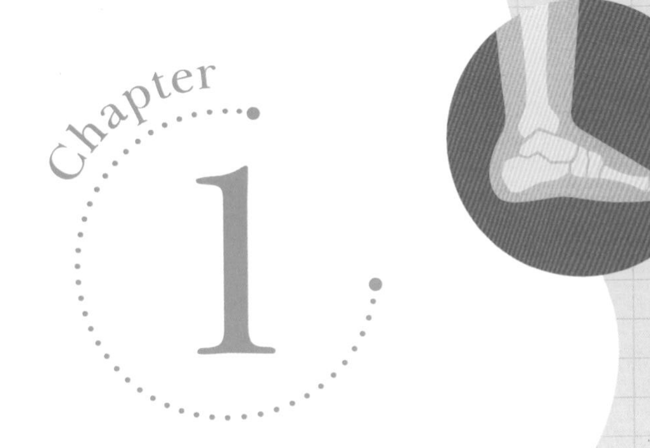

終結關節疼痛

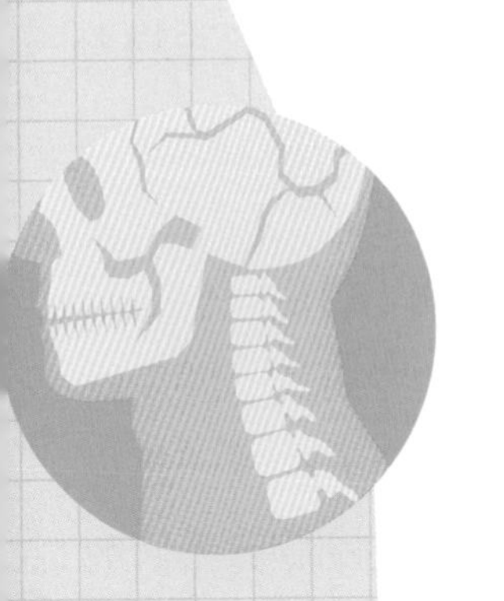

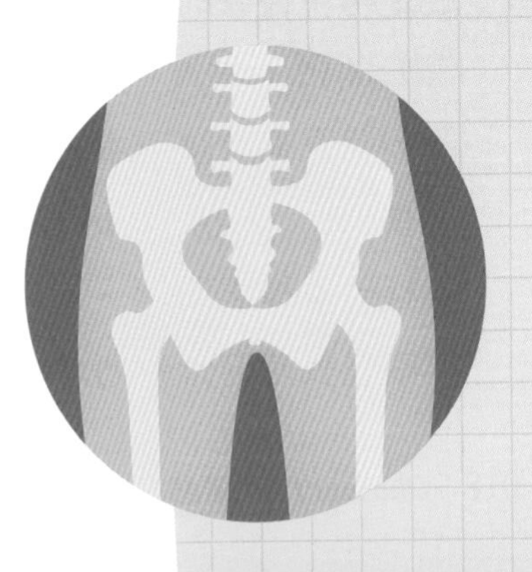

關節回春

01 我與瑞尖療法的因緣際會

我生長於台灣，我的父親是第一批在美國接受骨科訓練的亞洲醫師之一，在俄亥俄州克里夫蘭凱斯西儲大學醫學院（Case Western Reserve University School of Medicine in Cleveland, Ohio）修習運動醫學和生物力學，受教於當時骨科生物力學先驅維特．弗朗克（Victor Frankel）醫師，因此我得以跟隨父親學習最先進的臨床骨科醫學。我們第一次到美國時，在弗朗克醫師的引薦下我們接觸到了美國的生活型態，那段時間對我父親和我們全家來說都是一個美妙的經驗。當我父親學成回台後，便繼續他在運動醫學和生物力學領域的工作，更由於他在其專研領域的傑出成就，我父親被尊崇為台灣運動醫學和生物力學之父，這也理所當然地讓他投入了骨科植入物（骨折與人工關節）的研究。我第一次接觸骨科生物力學，就是因為我父親對骨科植入物的相關工作。

1990年中期，當時我在洛杉磯從事骨科醫師的工作，因我的專業而受邀在一家經營運動醫學相關手術植入物的公司擔任顧問。這個機會給了我一個極珍貴的經驗，讓我開始接觸到關於可吸收性生物骨釘和膝關節螺釘的材料與設計。但是，隨同彼德．威靈（Peter Wehling）教授一起從事瑞尖療程，更是一個全新的挑戰領域。當時，威靈教授的細胞激素研究正是再生醫學的先鋒，當他邀我加入並在台灣開始進行相關臨床研究時，等於開啟了我人生嶄新的一頁。身為台灣唯一專業美國運動醫學骨科醫師，我很樂意讓原本繁忙的行醫更添精彩。且因為第一個細胞激素「骨型態蛋白」（Bone Morphogenetic Protein）是在1965年由美國加州大學洛杉磯分校馬歇爾．烏里斯特博士（Marshall Urist）所發現的。因此我與威靈教授的研究則是把基礎科學運用在臨床上的領域。

2002 年，初會彼得和瑞尖

我在2001年回台執業後繼續擔任美國最大關節鏡醫療器材公司之一的醫療顧問。而回來四個月後，接到了公司的電話，是關於德國治療退化性關節炎最新最先進療法。他們問我是否可以與德國團隊合作開始亞洲病患的臨床研究。於是我在2002年的夏天第一次見到了威靈教授和朱立歐・瑞內克（Julio Reinecke）博士。威靈教授於 1980 年代初開始研究細胞激素的臨床用途，然後在 Reinecke 教授的幫助下，他們發明了第一個從患者自已白血球細胞中分離治療性細胞激素的技術。且經過多年的臨床研究，他們證明這些細胞激素對關節炎和壓迫神經的神奇療效。當時我內人正在法蘭克福接受馬術的訓練，於是我們安排了一個短暫的行程到杜塞多夫（Dusseldorf）拜訪彼德。當彼德走進房間對我簡報瑞尖療法和他的細胞分子激素研究時，他那專業但隨和的個性令我印象深刻。當簡報結束時，我發現我即將參與的是一個醫學上最令人興奮的領域，自體細胞激素療法和骨科分子學。

那年十一月， 我參加了世界運動禁藥組織（WADA）在歐洲的討論會，於是我順道前往杜塞多夫參訪實驗室，並進一步去熟悉第一代瑞尖療法的技術、程序與臨床運用。記憶裡，我前往了離辦公室一街之遙的一棟大樓，那是我生平首次進入一座等級100的無塵實驗室，一位實驗室技術人員帶我參觀實驗室，並且引導我進行了完整的瑞尖療法血清程序。但更令我驚奇的是，瑞尖療法血清的製造程序必須在嚴格的條件要求下進行，如此才能確保程序可以在全球各地複製無誤。

2003~2004 年，自我給藥和臨床研究

隔年夏天，我再度拜訪彼德，並且在我前十字韌帶斷裂的膝關節上接受了瑞尖注射。由於那時我的膝關節並沒有任何症狀，所以治療後只有感覺到我的膝關節既輕且鬆。這也確實是大多數沒有症狀患者的實際反應，通常這些患者的抱怨都是「我的膝關節很沉重，不順或是卡卡的」。

又隔一年的夏天，我在亞洲施行了第一例的臨床研究。經過兩年的施行，我的研究顯示瑞尖療法約有70%的有效率，而這個結果和其他的臨床研究相近。後來我持續紀錄患者結果，發現近乎七成對瑞尖療法有反應，且四成患者甚至有超過十年沒有再出現過任何症狀。

關節回春 02 瑞尖再生骨科抗老醫學

瑞尖細胞激素療法（Regenokine Regenerative Therapy or「Kobe」Therapy）

為有效降低退化性關節炎對高齡長者造成之行動不便及生活困擾，本中心作為骨科醫學之先驅，在2009年更引進經過醫學驗證、具革命性的關節炎療法「瑞尖自體白血球細胞激素療法」，也成為亞洲唯一與發明者Wehling醫師（職籃巨星Kobe的治療醫師）合作的再生骨科中心。瑞尖細胞激素療法完全採用自己身體所提供的白血球細胞激素（及其他的再生因子）來進行治療，其功效可抑制軟骨壞死，在壓迫、壞死之神經也有明顯效果，避免開刀需求。

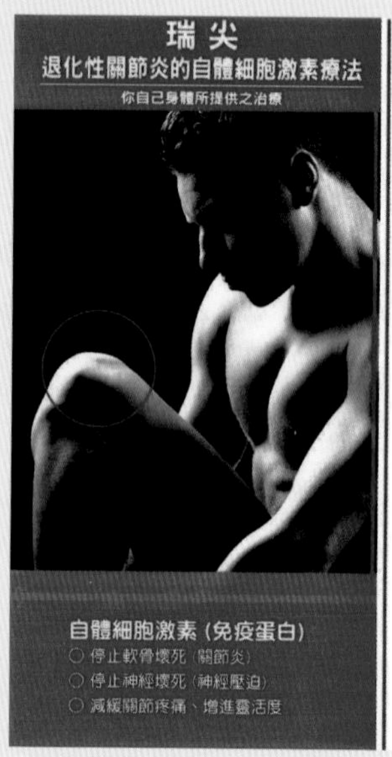

瑞尖自體細胞激素療法是一個經過科學驗證的關節炎及神經壓迫、壞死的療法。造成退化性關節炎及神經壓迫的原因很多，除了先天的體質、肥胖，以及工作或運動的過度負荷外，年齡扮演著很重要的角色。退化性關節炎是隨著年齡增加而發生的關節疼痛及軟骨壞死；而椎間盤突出或骨刺所造成的神經壓迫則會導致疼痛及神經壞死。一個名為「白血球間質-1」的免疫蛋白在整個退化性關節炎及神經壓迫的發展過程中扮演著決定性的角色。「白血球間質-1」會破壞軟骨及神經，而現今研究已證明，在關節中聚集高濃度的「白血球間質-1受體抗體」，可以有效減輕關節疼痛並停止軟骨壞死。此外，將「白血球間質-1受體抗體」注射回患者的脊椎，可以阻止疼痛及神經壞死，且研究也證明白血球間質抗體有促進全身健康及全身抗衰老的功能。

法幫助這些名人！
Regenokine Helped These Celebrities！
「瑞尖療法讓我的膝蓋產生極大的改善，
若沒有達到100%，也至少恢復了95%。」
"It made a huge difference for me.
It is about 95%, if not to say 100%."
Kobe, said after Lakers & Knicks game
你的療法來自於上帝。」
醫生，我可以再次跪在主的面前了！」
"Your treatment comes from God."
"Doctor, I can kneel again."
「羅德里格斯現在的狀況是百分之百，
春季訓練開始後不會有什麼問題！」
"Rodriguez is 100% right now and that there are "no red flags" going into spring training!"
Yankees GM, Cashman, said in ESPN
瑞尖
Regenokine
別讓退化性關節炎
影響你的生活品質
ANTI-AGING
REGENERATIVE MEDICINE
Telephone: +886-2-28881154
Website: DHAARO.com E-mail: antiaging@dhaaro.com

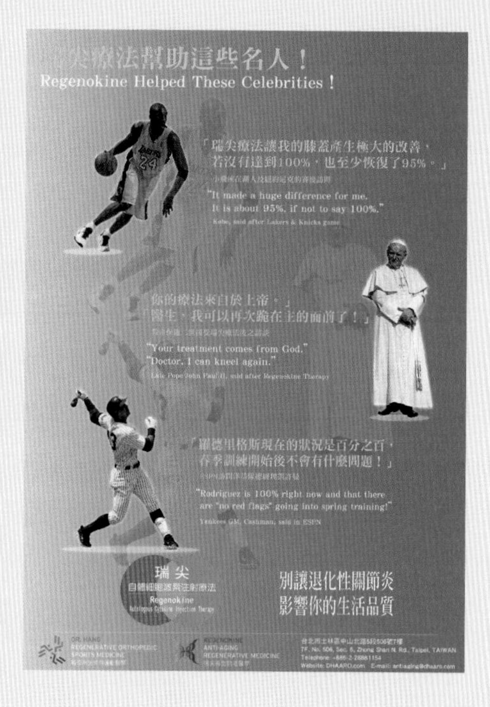

瑞尖與其他治療方式不同的地方是：

1. 完全採用病患自己所提供的細胞激素（白血球）進行治療。
2. 現有的治療（如葡萄糖胺、玻尿酸注射、血小板PRP等等）只有消炎止痛的功能，而瑞尖療法可以避免軟骨及神經的壞死，且越早治療能保護越多的軟骨及神經。

美國職籃巨星Kobe Bryant接受瑞尖療法後，因其治療後進展神速，使他成為瑞尖療法中非常有名的個案。且瑞尖療法也有效治療知名人士教宗保羅二世、空中美語彭蒙惠、影帝哈威爾巴登等（甚至稱之為教宗療法）。而本人（韓偉教授）是亞洲唯一具有臨床經驗的瑞尖療法權威，除了進行亞洲第一次的瑞尖療法臨床研究，也在過去快20年中，成功替亞洲患者進行瑞尖療法。

由於軟骨及神經的再生有限，因此透過瑞尖療法停止軟骨或神經死亡，是治療關節炎及神經壓迫最具科學化、有效方法。而經過這10年的研究及開發，新一代瑞尖療法（Next Gen Regenokine）也驗證了細胞激素可以促發軟骨及神經的再生。

艾凱再生因子療法（I-Kine Regenerative Therapy）

在2016年，韓醫師透過研究發展出全球新一代的自體療法「艾凱再生因子療法」，治療肌腱、肌肉、韌帶受傷。此療法使用病患自己的細胞激素終止老化（自體細胞激素停止組織壞死）、加速再生（自體細胞再生因子激化組織再生），及更重要是達到預防受傷（更年輕強化的組織）的功能。這項革命性的療法適合銀髮退化族、運動挑戰族、家事族及上班族，而威靈教授的成功患者也包含國際影星喬治克魯尼、世界網球冠軍莎拉波娃等。

- 停止肌腱、肌肉、韌帶組織壞死（細胞激素）：加快組織恢復時間。
- 增加細胞和組織增生（細胞再生因子）：更年輕強化的組織。

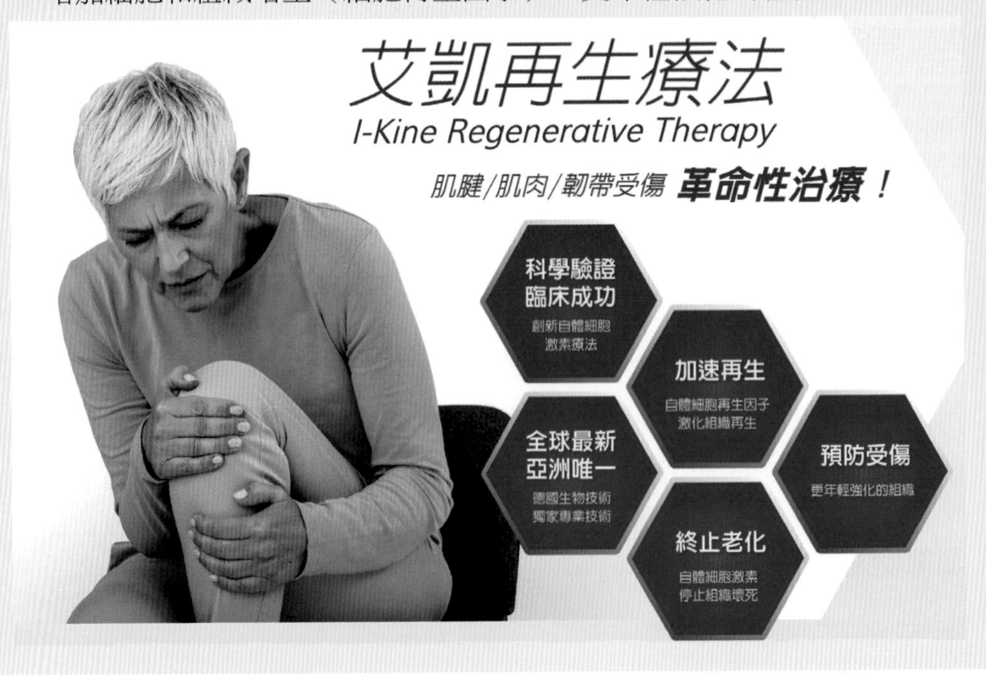

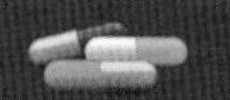

銳凱再生療法（Stem-Kine Regenerative Therapy）

2020年，本中心與義大利骨科再生醫療公司合作，提供革命性的組織再生療法「銳凱再生療法」（自體脂肪基質血管結構組織或AD-SVF）。

脂肪組織在第一次世界大戰期間，首次用於促進士兵傷口的癒合。一個世紀後，科學家發現人體組織中的脂肪含有豐富的間質幹細胞，具有軟骨修復再生潛力。自體AD-SVF是透過無創傷性（全新的專有技術）收集，達到減少細胞的刺激壓力，因此不會損害其營養，以及抗發炎和再生的活性。且完整的脂肪基質（細胞外）能夠提高細胞活力並促進組織再生。SVF可以分化為特定的細胞，但更重要的是，它們可以釋放再生分子，例如生長因子和細胞激素，以促進癒合。

由於細胞老化死亡是持續性的過程，因此停止細胞死亡才是更重要的任務，而銳凱療法也結合瑞尖細胞激素療法，以達到停止軟骨壞死的功能。透過瑞尖細胞激素療法停止軟骨死亡加上SVF細胞再生，是治療關節炎及退化性疾病的科學化、有效方法。

關節回春

03 瑞尖再生抗老醫美醫學

蝴蝶再生抗老細胞激素療法（Papillon Anti-Aging Rejuvenation Serum Therapy or AARS）

蝴蝶再生抗老細胞激素療法是源自德國最新，且最有效的自體血液細胞激素療法。藉由自體細胞活化激素終止肌膚老化、自體肌膚再生因子激化肌膚再生，雙管齊下替肌膚注入無限美麗因子。

造成肌膚老化的原因眾多（年齡、陽光中的紫外線、空氣汙染或是熬夜、錯誤的飲食習慣），而根據研究顯示，上述老化誘因將導致肌膚細胞製造「破壞性」基質金屬蛋白酶（MMP），使其分解並破壞肌膚原有的膠原蛋白、彈性蛋白、蛋白多醣、透明質酸（玻尿酸）和其他肌膚組織，以及抑制肌膚製造新的膠原蛋白。導致肌膚遭受不可逆的破壞，造成肌膚缺水、乾澀、彈性降低以及產生皺紋，使肌膚無法恢復正常、健康的狀態，造成老化問題更加嚴重。

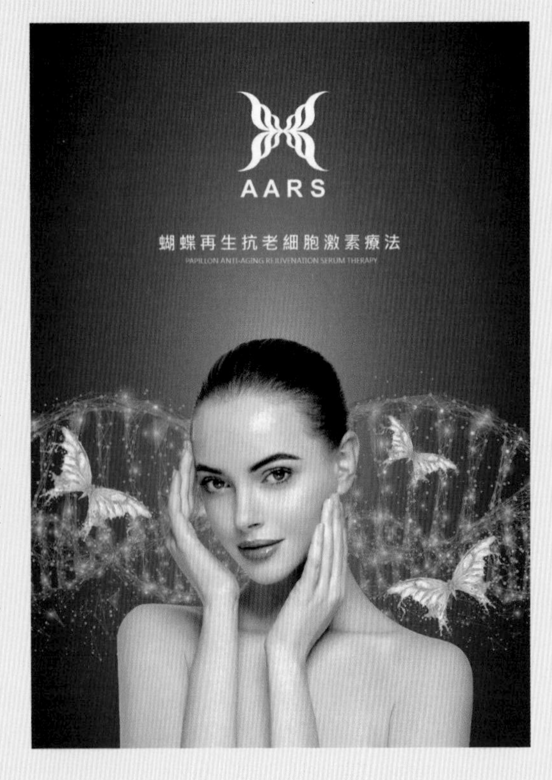

蝴蝶再生抗老細胞激素療法，即是將人體血液樣本中的白血球細胞經過專業技術刺激，使其產生白血球細胞活化激素（白血球間質族群）以及多種肌膚再生因子的一項療法。

白血球細胞活化激素可以有效終止肌膚繼續遭受「破壞性」基質金屬蛋白酶（MMP）的侵害，另外加上多種優質的肌膚再生因子，能夠有效幫助肌膚製造膠原蛋白、彈性蛋白、蛋白多醣、透明質酸（玻尿酸），對於肌膚皺紋、粗糙、乾澀、鬆弛下垂等老化問題有極大的改善效果，並使肌膚組織活化、修復能力大增，讓肌膚維持在美麗且健康的狀態。同時，注射白血球細胞活化激素不僅能達到有效的抗衰老效用，全身的發炎指數也會明顯降低，進一步促成全身性的抗老保養療效。

瑞德再生抗老療法（Dermokine AS Anti-Aging Therapy）

2020年，本中心與義大利骨科再生醫療公司合作，成為第一個提供最具革命性的組織再生療法「瑞德再生抗老療法」（自體脂肪基質血管結構組織或AD-SVF）的機構。脂肪組織在第一次世界大戰期間，首次用於促進士兵傷口的癒合。一個世紀後，科學家發現人體組織中的脂肪含有豐富的間質幹細胞，具有肌膚修復再生潛力。自體AD-SVF是透過無創傷性（全新的專有技術）收集，達到減少細胞的刺激壓力，因此不會損害其營養，以及抗發炎和再生的活性。且完整的脂肪基質（細胞外圍組織）能夠提高細胞活力並促進組織再生。SVF可以分化為特定的細胞，但更重要的是，它們可以釋放再生分子，例如生長因子和抗發炎細胞激素，以促進癒合。透過蝴蝶再生抗老細胞激素療法停止肌膚死亡加上SVF肌膚細胞再生，是最科學化、最有效方法。

患者感言和經驗

小飛俠（Kobe Bryant）在湖人隊及紐約尼克隊的賽後訪問：「瑞尖療法讓我的膝蓋產生極大的改善，若沒有達到100%，也至少恢復95%。」

教宗保羅二世接受瑞尖療法後之訪談：「你的療法來自於上帝。」「醫生，我可以再次跪在主的面前了！」

洋基總經理卡什曼在接受ESPN採訪時說：「羅德里奎茲（A-Rod）現在的狀態是百分之百，春季訓練開始後不會有什麼問題！」

患者經驗（摘自《遠離疼痛》中文版）

1.奧運金牌選手

「韓醫師，一間中國的醫院想要轉薦患者來接受瑞尖療法，他們預計明天就會抵達。」我的助理告訴我這件事。而當他們出現在我的辦公室時，比原先約診的兩名患者多來了四位。這種情形其實經常發生，許多約診的患者都會由聽過瑞尖療法的朋友陪伴而來，而他們通常也希望能夠接受治療。這幾位來自中國的運動選手有世界冠軍、奧運金牌和銀牌選手，近一半的人都問到：「我僵硬的腳踝和膝關節會鬆開嗎？」在聽完我對瑞尖療法的介紹後，他們全部都選擇接受這個療法。我們都知道運動選手們為了無止盡的追求成功，卻長期苦於這些慢性的症狀，其中一位運動選手的雙膝和兩個腳踝都接受了瑞尖療法，兩位選手治療了肩部肌腱炎；一位為了治療椎間盤突出，在腰椎接受了注射；一位在雙側膝關節；還有一位注射在髖部上。由於中國奧運金牌選手無法自由進出台灣（礙於持續的政治僵局），我再也沒有見過他們，不過我偶爾會在電視上看到他們出賽。

2. 商業大亨

「李先生（來自中南半島某小國）會晚一小時到！」櫃檯接待通知我說。李先生是經由我的一個患者介紹來的，這位患者深受慢性膝關節疼痛和腫脹之苦，但在接受瑞尖療法之後症狀已全然消失。李先生走進我的辦公室，操著海外華人口音對我陳述他的問題：「我的膝關節一直困惱著我，而且我已經看過許多新加坡和韓國的醫生。」李先生不僅罹患了第二級的退化性關節炎，同時患有髕骨股骨疼痛症候群。他是該國最成功與最具影響力的商業人士之一，他的成功除了來自努力之外，更得自於幸運女神的許多眷顧。他的人生就像一部冒險電影：從共黨政權逃離，艱辛跋涉穿過百病傳播的叢林，卻錯過難民船而再被送進難民營，並在難民營關閉後被遣送回國。這時他開始了走私日常必需用品的創業之路，經過和海盜在公海搏鬥，勉強逃過中南半島黑幫的暗殺後，終於打造了一個幾乎含蓋生活所有層面的商業帝國。

他飛來台灣五天接受瑞尖療法的治療。一開始，他稍微有點失望，因為我告訴他要治癒髕骨股骨疼痛可能需要長一點的時間，而且瑞尖療法對髕骨股骨疼痛的治療可能沒那麼有效。不過三個星期之後，我接到他的來電，告訴我說他在打高爾夫球時已經沒有那麼痛了。對他來說，打高爾夫球可以說是他生活裡的一個重心，他每天都要去球場報到。四星期後，他再度回診，這時候的他基本上已經可以說是沒有任何疼痛了。同樣地，由於我治好了他的病痛，他也介紹了許多這個新興小國的患者（副總理、國會議長等）來我這裡就醫。

3. 亞洲電影明星

這個患者幾年前來找我。「我正在為下一部戲做訓練，可是當我做迴旋側踢時，我的膝關節怪怪的。我接下來幾個月又要導一部戲，我的身體狀況必須更好才可以。」雖然他是亞洲少數不用替身動作的頂尖功夫電影明星，身上也幸運地沒有受什麼傷。不過，在一次動作演出時，雙膝出現了疼痛，這個疼痛困擾了他幾乎一整年。他也嘗試了他知道的所有藥物、注射，甚至所有聽聞過的中醫療法，但都未能見效。儘管多年來的武術訓練和電影特技表演嚴重過操雙膝，但他的X光片並未呈現退化性關節炎的症狀。經過瑞尖療法的治療，加上針對髕骨股骨問題的例行性治療方法後，我讓他恢復了訓練。剛開始，當他在做迴旋躍踢的時候，他的膝關節前端仍然會感到些微不適，但不久後就可以完全回復他全部的訓練。幾個月後，他打電話抱怨訓練時膝關節前端會痛，不過稍事休息及使用消炎藥後就可消除疼痛。目前這位巨星仍活躍在電影界取悅全球的影迷。

4. 亞洲專業藝人

康先生（藝名），亞洲的一位頂尖流行歌手、藝人，十五年前因為打籃球造成前十字韌帶斷裂來找我。他接受了前十字韌帶重建手術，以及將近七個月的復健之後，重新站上舞台表演，也恢復了打籃球。四年後，他在一場演唱會上再度撕裂前十字韌帶，我再度為他做了前十字韌帶重建手術，他也繼續回到他所愛的籃球和表演。但是不幸地，一年後在打籃球時前十字韌帶再度撕裂，但這次是另一個膝關節。替他看診時，照射的X光發現之前重建的膝關節顯示出第二級的退化性關節炎。「幾個星期後我有一個巡迴演唱會，重建是否可以延後一些日子？」他關切地詢問著，「我另外一個膝關節怎麼樣了？我的退化性關節炎怎麼辦？」由於數年前他做重建手術時還沒有瑞尖療法，這次看診我就建議他接受此療法。那時（2011

年）正是全球沸沸揚揚地討論柯比·布萊恩（Kobe Bryant）的膝關節施行了瑞尖療法，讓他可以重返NBA繼續表現的時候。「這就是柯比接受的治療，是嗎?」康先生問我。身為柯比的好友，他毫不猶豫地接受在前十字韌帶重建的膝關節施行瑞尖療法；至於尚未重建的膝關節，也以瑞尖療法預防軟骨破壞，直到他找出重建手術的適合時間。

5.美國教師、傳教師

這位病患大約十七年前來我這裡尋求幫助。她是亞洲和中國最具知名度，也是最有影響力的英文教師，她在亞洲教授英文及從事基督傳教工作已經超過六十多年，她的英文教學透過電台、電視，以及網際網路傳授給成千上萬的中文母語人士。台灣五十歲以上的人口，有八、九成都是聽她的英文教學長大的。

她是由於無止盡的慢性膝關節疼痛而來找我，儘管她有接受非類固醇消炎藥物和定期的類固醇注射，疼痛依然未能消失。而且她患有嚴重的第四級外側和第三級內側膝關節損傷，有醫生建議她開刀處理，但由於她的其他醫療問題，使得她否決了這個提議。「你可以幫助我嗎?」她問我。我向她解說由於她的退化性關節炎是最末期，因此除了用類固醇注射來緩和症狀和物理治療外（由於她並未從事任何治療性運動與復健），我也沒有其他的方法了。那時正值我準備開始第一代臨床瑞尖療法研究之際，於是我徵詢她是否願意嘗試這項來自德國的新療法。她立刻就回答:「是的，任何能幫我的都好。」因此，她就接受了第一代的瑞尖療法治療。雖然她的症狀並未隨著治療而完全消失，但已經可以讓她繼續演講，以及往來全球各地演唱及演說，並且在過去的十七年持續授課。她一直保持著良好狀況，直到七年後再回來接受每年一次的注射。去年，她也針對椎管狹窄引發的下背痛毛病，在脊椎接受了瑞尖療法。她十分感激瑞尖療法幫她解除了下背痛，使她得以繼續每天的例行工作和公開的活動行程。

6.時尚產業企業家

「韓醫師，王醫師介紹來使用瑞尖療法治療膝關節的林小姐，今天下午會來看診。」林小姐是時尚產業非常成功且知名的企業家，當我見到她時，她看起來像一位僅三十出頭的年輕女性，一點也不像是五十多歲且有兩個孫兒的祖母。她非常有健康意識，保持良好的睡眠習慣、調適得宜的心理幸福感以及均衡的飲食。

幾年前，她發現當自己爬樓梯的次數增加時，會出現輕微的前膝疼痛，但隨後就會消失。她來找我尋問她的膝關節是否有任何的問題，還有她的關節是否需要任何預防性的（或抗老化）療法。她的X光片顯示膝關節內側有第二級退化性關節炎，膝外側則是正常，並無髕骨脫位或傾斜現象。在經過我解說瑞尖療法的科學根據後，她毫不猶豫地決定接受治療。

「如果瑞尖療法能夠停止或延緩破壞，那我每年都來接受注射，我就不會經歷漸進性軟骨退化的痛苦了，是嗎？我注射後會有什麼感覺呢？」她問。我告訴她我已經開始為一組患者，針對軟骨退化實施預防性治療。而他們最通常的反應是膝關節感覺較鬆、較輕或比較強壯，不僅可以走更長更久的路，爬樓梯的感覺也更有力。對我來說，這些都是關節發炎降低的跡象。就和這群抗老化組患者的反應一樣，在接受瑞尖療法之後，她也感覺到相同的結果。然後，林小姐也像其他患者一樣，每年定期回來接受治療，至今未再出現任何症狀。

7.抗老化

在我的瑞尖療法治療患者裡，約有30~40%的患者會定期繼續接受瑞尖療法，以預防進一步的軟骨退化。這個針對軟骨壞死（或老化）治療的適用，開始於數年前我的一位朋友來找我討論採用瑞尖療法抗老化的可能好處。他成功地經營亞洲第一家抗老化診所，他認為瑞尖療法是停止軟骨老化最科學也是最有效的方法。在他所有的抗老化技術中，瑞尖療法無疑是停止軟骨老化唯一具有科學實證的，他的患者也是我最初幾位因為抗老化而接受瑞尖療法的患者。

過去二十年，我發現由於對老化議題的關切日增，有越來越多的瑞尖療法抗老化案例出現。由於較為健康的飲食、每日的運動、定期的健檢、適當的用藥，加上基因篩檢，這是一個人類有較長壽命的時代，所以抗老化診所在亞洲各地如雨後春筍般湧現。目前，我們也針對 X 光片顯示有退化性關節炎但沒有症狀的患者，以一年為期施行瑞尖療法的治療。

8. 術後或傷後適應症

為運動醫療的術後或傷後病患施行瑞尖療法，已經成為我主要的臨床工作。由於我執業領域的性質，見過許多需要開刀重建受傷關節的職業運動選手，包括來自中國和外蒙古的奧運金牌選手們。我在臨床發現，這些接受瑞尖療法的患者，相較沒有接受療法的患者，不僅恢復速度較快，腫脹也比較輕微。

我在為病患施行前十字韌帶重建手術和肩部韌帶重建手術之後，就會立即執行瑞尖療法。 此外，我也對前十字韌帶重建手術患者做了比較性的臨床研究，出乎我的意料，我發現瑞尖療法組的患者有較好的功能性結果，而且是統計學有意義（經過統計分析結果的科學證實）的結果。這些公認的手術是被證實的治療黃金標準，可以讓幾乎所有病患回復到受傷前的狀況。這樣的結果在施行關節鏡肩部重建手術的患者上特別顯著，這些患者幾乎不需要任何術後疼痛用藥，而且術後復原時間也顯著地較短。

9. 銀髮運動員：在柯比和佛雷德・卡普斯（Fred Couples）的訪問後

2011 年，在柯比接受瑞尖療法見諸媒體後，瑞尖療法就有了一個新的名稱「柯比療法」（Kobe Therapy）。那一年有許多報章嘗試去解釋什麼是瑞尖療法和它的效果，但是其中部分的文章甚至電視訪問都未能正確報導。後來，由於網際網路的普及，加上新聞的宣導，有越來愈多病人來到我的診所詢問瑞尖療法。

「韓醫師，我打了20年的籃球，我的膝關節並沒有太大問題，但柯比療法可以幫助我打更久嗎？」一位40歲的病人問我。於是我開始有了一群較年輕的患者，特別是籃球選手來尋求瑞尖療法，而非傳統的運動傷害診察。

這一群患者最在意的是，當他們到了五、六十歲時，是否還可以繼續打球，而且可以打得很好。由於這些患者在變老的過程中，維持著比較健康且活躍的狀況，他們期望可以藉由私人教練、更好的飲食和良好的睡眠習慣，來維持相同（甚至更高）強度的表現。他們唯一擔心的是如何保有可以達到高水準表現的健康關節，瑞尖療法就是套入公式的解答。這群患者對療法的反應都相當正面，從「我能打更久了」到「運動後不會有腫脹和緊緊的感覺了」。

另外一群患者則是受下背痛折磨的高爾夫球選手。高爾夫球是許多40歲以上台灣人喜愛的運動，不過由於打高爾夫球通常只在週末，在這些週末勇士身上我們看到了許多傷害。由於這類的患者通常都患有輕微脊椎疾病，週末的努力揮桿會讓他們的毛病更加惡化。不過，在給予肌肉、肌腱問題適當的治療，加上以瑞尖療法針對根本的神經問題加以解決後，幾乎所有患者都反應不會不舒服了。而這群患者會知道瑞尖療法，是因為佛雷德・卡普斯（Fred Couples）贏得2012年長青英國公開賽的賽後電視訪問，他在訪問時公開感謝威靈教授使用瑞尖療法為他注射腰椎神經，幫助他獲得了冠軍榮耀。

10.PRP注射後症狀未見改善的患者

「韓醫師，你是說高濃度血小板血漿治療（PRP）和瑞尖療法不一樣？」這是我最近不斷從患者那裡聽到的問題。「電視上報導PRP就是柯比療法，我的醫生也告訴我PRP和來自德國的療法是一樣的！」這是這群患者的共同說法。「根本不一樣，難怪沒效！」他們說道。

在過去的兩年中，高濃度血小板血漿（PRP），在台灣和中國某些區域相當盛行用於退化性關節炎的治療。透過媒體的宣傳報導，加上醫師的爭相採用，使得自體療法受到大家的注目。不過，媒體上卻充斥著錯誤訊息，不論是有意還是無意地，都在推銷PRP等同瑞尖療法。

瑞尖療法和高濃度血小板血漿治療，在許多方面是不相同的。首先，PRP的有效成分是血小板（細胞），而非白血球間質-1受體抗體（或IL-1Ra，一種信息傳遞蛋白）和其他特殊的生長因子。白血球間質-1（IL-1）是一種身體內自然形成的免疫蛋白，能引發軟骨和神經細胞的破壞。相反地，IL-1Ra能夠抵消IL-1對軟骨和神經細胞的破壞。其次，瑞尖療法需要24小時的血液培養（在一個控制的環境），以促進IL-1Ra的製造；而PRP則只是將血小板從血液中分離。此外瑞尖療法有一致含量的其他生長因子，其功能在於促進肌肉、肌腱和韌帶的治癒；而PRP的生長因子含量，會因不同供應商而有極大的差異。

我發現接受PRP注射後症狀未見改善的患者，正是後來最大力推薦瑞尖療法的那一群人，他們不但非常滿意瑞尖療法，更是透過推薦給更多人來廣傳這個療法。

關節回春

05 韓偉再生骨科運動醫學

本中心成立於2001年8月1日，是首座引進美國醫療標準的再生骨科運動醫學醫療中心。除了注重一般骨科疾病、骨折、關節炎、運動傷害、組織再生治療，更以關節鏡手術與高齡社群極需之人工關節重建微創手術為強勢專精。同時本中心於2007年率先成為台灣唯一的SMART認證中心，並與衛生署、中華奧會、世界運動禁藥組織和國際醫療器材公司密切合作。不僅為台灣創設了骨科醫療的標準，更致力提供全球最先進和最現代化的骨科治療及再生醫學。

帶給病患領先的全方位美國骨科醫療照護：

1. 美國骨科教授評估與精確診斷（美國骨科醫學會標準）
2. 美國運動醫學原理（美國UCLA運動醫學專業標準）

為達成全方位再生骨科中心之目標，本中心更引進多項最先進、有效的高科技治療，如：美國Oxyhealth高壓氧療法、歐洲紅繩懸吊運動療法、脈衝音波激活療法（Radial Pressure Pulse Activation Therapy）、美國AlignMed脊椎防護治療衣、美國Richmar鐳射療法、德國瑞尖再生醫學療程（Regenokine Program）等，走在國際醫學潮流之先。

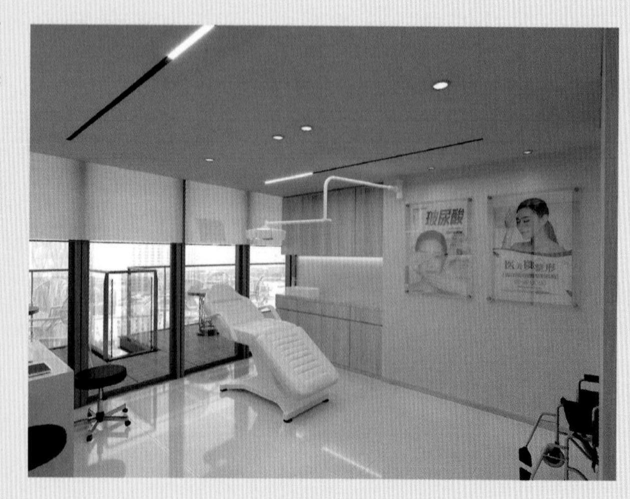

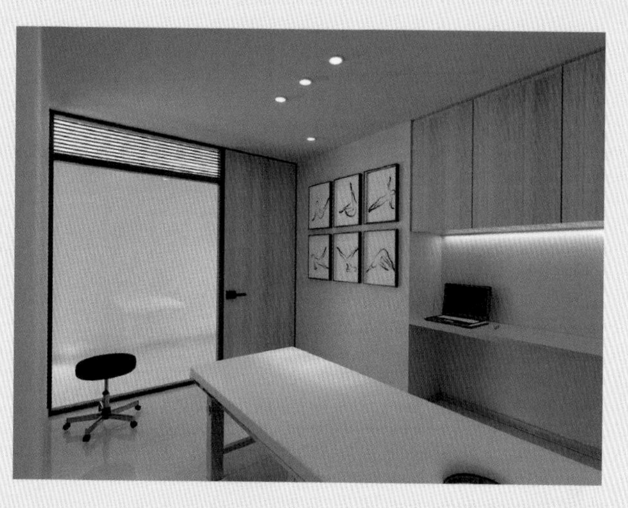

本中心的物理治療師團隊在韓偉醫師（美國加州大學洛杉磯分校骨科教授）的指導下，成為台灣第一個提供一對一貴賓式物理治療的再生骨科運動醫學醫療中心（完全以美國醫界標準規格）。

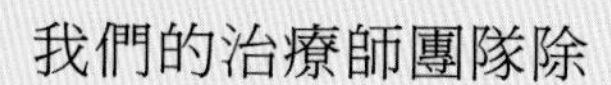

我們的治療師團隊除了擁有美國和歐洲的高學歷及訓練，更重要的是他們在骨科疾病的治療和預防方面擁有豐富的臨床經驗。而本中心更強調對來賓的教育；藉由韓醫師所指導的個人化運動及對病患的衛教等實證療法，帶給病患領先世界的骨科醫療照護。我們除了注重運動傷害、職業傷害以及全身疼痛的康復計劃，更重要的是，我們提供受傷復原後的健康維護計劃、身心健康維護計劃以及預防運動和職業傷害的計劃。

自2004年以來，也開始提供再生治療技術，使用自體細胞激素（病患自己的免疫蛋白）治療關節炎和壓迫神經，並且持續成為再生醫學領域的先驅。我們的細胞激素技術不僅治療關節炎和神經受傷，也使用在軟組織（肌腱，韌帶，肌肉和肌膚）的再生治療領域，今年開始更與義大利再生技術醫療中心合作使用先進的SVF再生療法。我們的自體細胞激素也成功治療奧運金牌得主（羽毛球、摔跤、拳擊等）、職業運動員（NBA籃球隊、MLB棒球隊、NFL美式足球隊、世界羽毛球冠軍、世界排名第一高爾夫球選手、UFC終極格鬥冠軍等）、國際名人（亞洲影星、歌星、好萊塢巨星等）和外國政府高官（非洲女王、南美副總統、亞洲副總理、歐美大使等）。

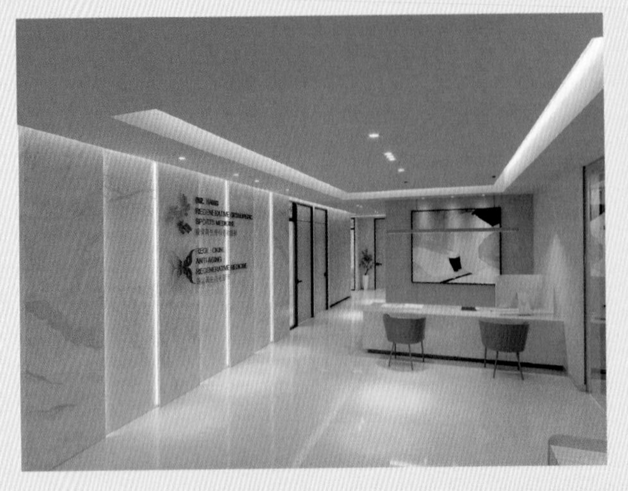

有鑒於台灣即將邁入高齡化社會及一般社會大眾對精確醫療成效之需求，本中心除了有現代化設備，也特別注重舒服的環境、優雅的氣氛和親切的服務，且本中心門禁森嚴，有完整的安全設備和隱密性。

韓偉再生骨科醫學中心創設了台灣骨科運動醫學醫療標準，更致力提供全球最先進和最現代化的骨科治療及再生醫學療法

- 成立於 2001 年 8 月 1 日。
- 首座美國醫療標準的骨科運動醫學醫療中心。
- 注重一般骨科疾病、骨折、關節炎、運動傷害、關節鏡手術與人工關節重建微創手術，更以組織再生治療為強勢專精。
- 2004 開始提供組織再生治療：使用自體細胞激素（自己的免疫蛋白）治療關節炎、神經壓迫和軟組織受傷（肌腱、韌帶、肌肉和皮膚）。
- 帶給病患領先世界的全方位美國骨科醫療照護：
  1. 美國骨科教授評估與精確診斷（美國骨科醫學會標準）。
  2. 美國運動醫學原理（美國 UCLA 運動醫學專業標準）。
  3. 強調對來賓的教育：韓偉教授指導的個人化運動及對病患的衛教等實證療法。
  4. 注重運動傷害、職業傷害以及全身疼痛的康復計劃。
  5. 提供受傷復原後的健康維護計劃、身心健康維護計劃以及預防運動和職業傷害的計劃。

- 全方位再生骨科之目標：先進療法
  1. 美國Oxyhealth高壓氧療法
  2. 歐洲紅繩懸吊運動療法
  3. 脈衝音波激活療法（Radial Pressure Pulse Activation Therapy）
  4. 美國AlignMed脊椎防護治療衣
  5. 美國Richmar鐳射療法
  6. 德國瑞尖再生醫學療程（Regenokine Program）
- 2007 年本中心率先成為台灣唯一的 SMART 認證中心。
- 本中心也與衛生署、中華奧會、世界運動禁藥組織和國際醫療器材公司密切合作。
- 2020 年，與義大利再生技術醫療中心合作使用先進的自體組織再生技術。
- 治療患者包括奧運金牌得主（羽毛球、摔跤、拳擊等）、職業運動員（NBA 籃球隊、MLB 棒球隊、NFL 美式足球隊、世界羽毛球冠軍、世界排名第一高爾夫球選手、UFC 終極格鬥冠軍等）、國際名人（亞洲影星、歌星、好萊塢巨星等）和外國政府高官（非洲女王、南美副總統、亞洲副總理、歐美大使等）。

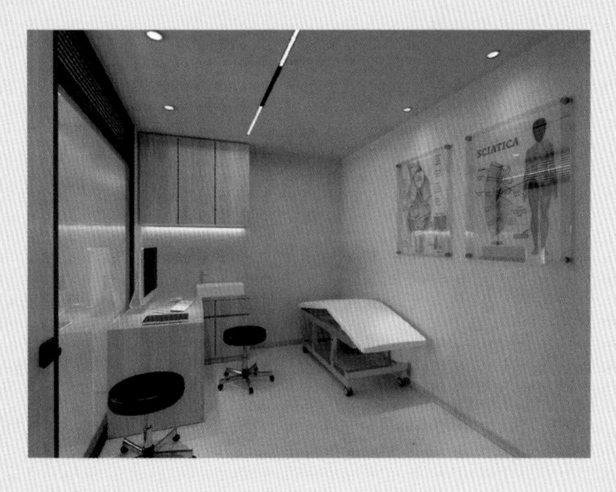

Chapter 2

從關節看出你的年齡

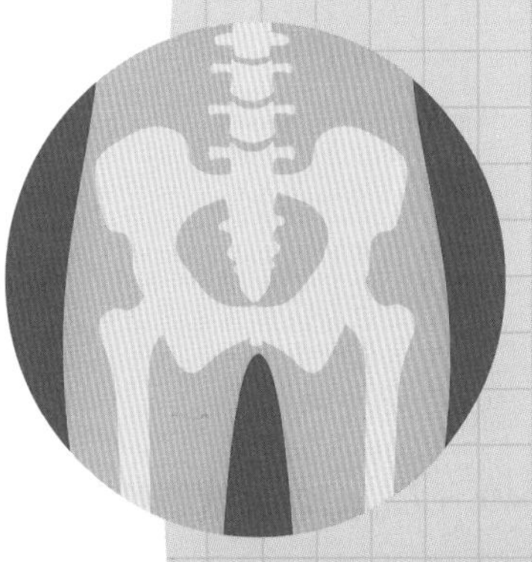

關節回春

01 關節為什麼常常受傷？

人體的關節構造十分複雜，是由多種組織構成的，為了幫助大家了解，通常會將關節組織區分為兩大類，包括骨頭、軟骨在內的硬組織；以及以肌腱、韌帶、肌肉、神經為主的軟組織。形成關節的組織非常複雜，而這也正是因為它對人體的重要性非比尋常。

關節總是在受傷

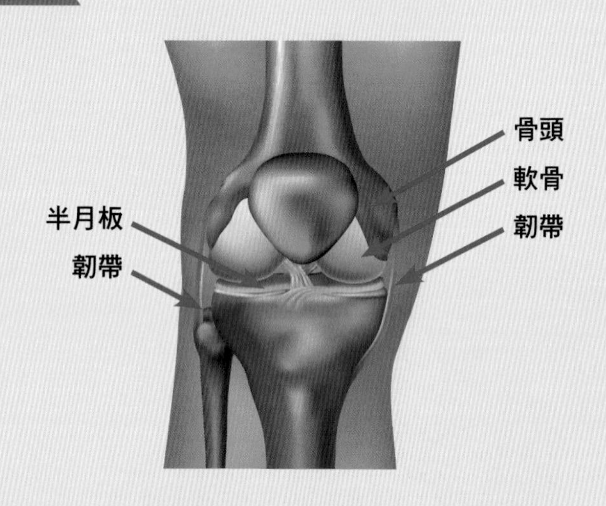

關節有多重要呢？從生物演化的角度來說，人類因為多了一根大拇指，增加了關節運用的可能性，從此和猩猩走上完全不同的演化之路。而在從平常的日常生活中也不難發現，許多我們習以為常的動作，例如抓、握、甩、拋、接等等，都需要仰賴健康、無異常的關節。如果沒有了關節，我們就沒辦法順利無礙地正常生活。

關節的功能是將兩個骨頭固定在一起，讓人類得以活動。所謂健康、無異常的關節，包括彈性、柔軟度、伸展度、滑動度、支撐力量等正常運作。一旦關節因為受傷、退化而產生異常，平常輕輕鬆鬆就能做出的動作，也會逐漸變得困難，造成日常生活中的許多不便。

但是，關節很容易受傷。因為它總是處於「動」的狀態裡，再加上許多不當使用習慣的推波助瀾，受傷的機率自然比其他不太需要活動的部位高。例如，打棒球時，揮出一支全壘打，拉傷！搬家拿取重物時，力量不夠，拉傷！蹲在地上綁鞋帶，站直的瞬間，肌肉承受太多力量，拉傷！坐高鐵把行李放到高處的置物櫃，拉傷！

最容易受傷的兩個部位

在臨床上，背部和腰部受傷的患者最多，總共就佔了八成。更重要的是，其實兩者的受傷比例差不多，並非像一般人猜想的以為腰部受傷的人居多。

人體的背部有三大肌肉，包括斜方肌（Trapezius）、長斜方肌（Rhomboid）與上提肩胛骨肌（Levator scapula），如果將這三條肌肉切下來，就等於切掉了整隻手臂。人類動手頻繁，這使得這三條肌肉無時無刻都在動作，滑手機、騎機車、洗澡、吃飯等等，不停伸、縮、伸、縮，只要手一動，這三條大肌肉都要動，所以導致背部很容易疲勞、受傷。

以久坐辦公室造成的肌肉傷害為例，坐在電腦前一小時，背部就受傷了，而腰部則要四小時才會受傷。這是因為，腰部肌肉只需黏著在脊椎上，不必像背部三大肌肉需要連接上臂和身體，腰部肌肉受連動力量的影響較小；另一方面則是，腰部肌肉是在撐住身體或轉動身體時才會用到，但背部肌肉卻一直都在使用。

總而言之，背部受傷的比例很高，而且多半是慢性形成，並不一定是搬重物或劇烈運動瞬間所造成的。光是長時間使用電腦、姿勢不良或維持固定姿勢過久，就有可能受傷。比較起來，腰部受的傷常是急性扭傷、拉傷，因為要讓腰部肌肉受傷，需要比較大的力量，一次大約100公斤，也因為如此，需要比較久的時間才能復原。

如果是平常沒有運動習慣的人，容易產生的背部、腰部疼痛，大多是姿勢不對所引起的。這類疼痛問題幾乎每個人都曾碰到，而九成以上是肌肉肌腱拉傷造成。有時候背、腰部的疼痛伴隨著手麻、小腿麻，讓許多人先入為主地以為自己一定是神經受傷，開始緊張焦慮。其實這不一定代表神經受傷，有可能只是肌肉、韌帶受傷而已，因為肌肉、韌帶受傷也會造成手麻的感覺，所以一定要由專科醫師判斷。

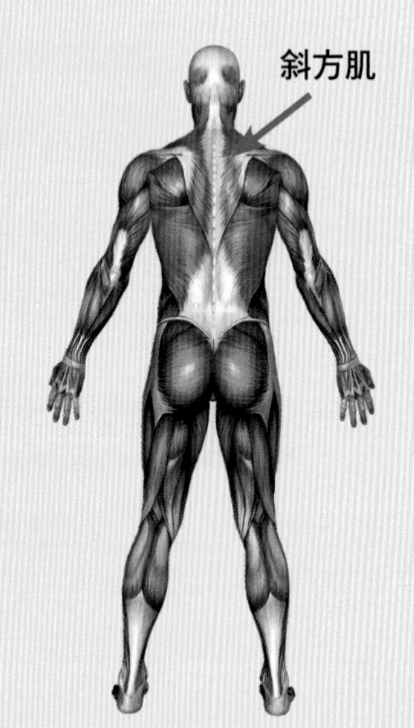

麻痺感不等於神經壓迫

在門診時常碰到這類擔心的患者：「醫師，為何我腰痛，屁股也痛痛麻麻的？人家說我神經被壓到，要開刀，是真的嗎？」

肌肉受傷也可能讓後大腿痛、麻，不能因為臀部不適就認為是神經受到壓迫。神經有沒有被壓到，一定要做檢查才能確定，不能妄下判斷。例如臀大肌受傷，會影響到後大腿肌，肌肉受傷有時會有痛、痠、麻、腫脹的不適感，但出現麻的感覺不一定就是神經受傷。

有個病人林先生便是如此，他聽到要開刀後擔心自己的病情很嚴重，很害怕，轉看我的門診尋求第二意見，我看他的狀況是傾向肌肉拉傷，於是給予適當的因應與建議。另一位劉小姐，狀況疑似神經受壓迫，我就建議她做核磁共振，並在等報告的過程中，先安排她做腰部伸展和復健動作，做了三天後，她的症狀也確實得到了改善。

與其讓病人一直憂慮自己是否要開刀，什麼事也不做地拖下去；還不如把握黃金時期，先教病人一些可以改善症狀的姿勢訓練與動作，可能 2 ～ 3 週後病況就會逐漸轉好，奠定一個好的開始。一種做法是，讓病人聽到「退化」兩個字就自暴自棄、消極靠吃藥，拖個一年半年依舊如故；我傾向另一種做法，告訴病人『你沒問題，趕快做復健、重量訓練』，可能2～3週就會在病人身上看到明顯的改變。醫師的判斷是否適宜，會讓病人過著完全不同的生活。

而在臨床上，真正神經受到壓迫的病人其實算少，大約只佔一成，其他八、九成都是肌肉、肌腱、韌帶受傷。因此，專科醫師的判斷與建議，真的十分重要。

受傷的罪魁禍首

除了運動之外，為什麼在日常生活中，許多簡單的動作也會造成傷害呢？甚至連蹲下起立的姿勢不對也可能造成問題！主因就出在一般人的肌力不足。因此我們很重視姿勢訓練，如果能再搭配重量訓練，強化肌力，更能發揮預防保健的最佳效益。

透過重量訓練，就可以讓肌肉練得更有力。我們強調有「力」的肌肉，這和有「耐力」、有「彈性」的肌肉，是不一樣的。肌肉的彈性不好，或是肌肉沒力，哪一個比較嚴重？當然是肌肉沒力。假設肌肉能夠承受的重量最多只有80公斤，卻承受了100公斤的力量，自然就容易受傷。如果能夠把肌肉練到足以承受100公斤的力量，就能避免受到傷害。

這也是為什麼對一般人來說，重量訓練比伸展訓練重要的原因。因為一般人的肌肉時時都需要分擔支撐身體的重量，少有機會做超大幅度、超彈性的伸展。相比之下，運動選手就需要較多的伸展訓練，例如投手為了投出更快或更刁鑽的球，從轉動肩膀的幅度到用手腕、手指控球的角度，伸展的程度遠高於日常活動，如果關節肌肉很緊、彈性不夠，就可能受傷，因此選手們才會著重伸展訓練，以預防運動傷害。

不是運動員的一般大眾，關節受傷的主要原因多半是肌肉無力，而非肢體僵硬。我們不斷提醒大家強化肌力的必要性，把肌肉練得更有力，在運動醫學中是很重要的一環。例如舉重，20公斤舉5次是強化，5公斤舉20次是練耐力，哪一個比較好呢？就預防關節受傷來說，強化比耐力重要，耐力佳、肌力弱，一次搬100公斤很可能就會受傷；但如果肌肉有力，一次搬100公斤也不見得會受傷。

脊椎歪斜更需要肌力支撐

骨頭之間有韌帶相黏，而韌帶外側是肌肉，肌肉則是能夠讓骨頭轉動。但脊椎部分的骨頭比較不同，多了兩個非常重要的任務，一是必須保護神經系統，人類透過神經系統維持全身正常機能；二是讓我們能夠站立，支撐起身體的重量，這是我們和其他無脊椎動物的差別。

為什麼脊椎歪斜的人容易受傷？因為他的肌肉必須幫忙分擔骨頭承受的重量。因為有骨頭，脊椎可以承受100公斤的力量，肌肉只要用30公斤的力量幫忙挺住；如果脊椎歪了，加上不良姿勢影響，肌肉可能就要多承擔一些重量，負重提高，受傷的機會就會一併增加。而脊椎又是靠肌肉幫忙撐起的，所以肌肉一旦受傷，脊椎也很容易出問題，形成惡性循環。

所以，再次提醒大家，平時應多留意坐、走、站的姿勢，避免脊椎承受過度壓力而歪斜！

關節回春

02 關節受傷為什麼不容易痊癒？

在一般人的印象中，關節受傷以後，似乎不太容易痊癒，就算感覺好了，也無法好得很徹底，尤其是軟骨受傷、神經受傷、半月板破裂這類傷害更是明顯。那為什麼這些傷不容易痊癒呢？

肌肉萎縮

肌肉的受傷萎縮是另一種棘手的情況，因為肌肉萎縮就會變小、無力，以致於無法使用關節提重，例如買菜、搬家等等，甚至連走路也會受到影響。這是因為肌肉是由肌纖維所構成，每個肌纖維都是一個穩定的細胞，不會再分裂出新的細胞。人類出生後，隨著年紀增加或受傷，肌纖維也會跟著遞減。假設原有100條肌纖維，構成一個大肌肉，就像100條小草繩結成一條大繩子一樣，受傷後，因為萎縮了，只剩下90條，這90條肌纖維不會再變成100條，因為肌肉萎縮就像骨質疏鬆一樣不可逆。而肌肉纖維的傷口經過母細胞修復後會成為纖維組織，這些纖維組織也會降低肌肉的彈性與肌力。

肌肉的退化相似於骨質疏鬆，指的是骨頭的退化。因此，鍛鍊肌肉並不是為了讓肌纖維增加，而是讓現有的肌纖維變粗，比方說經過重量訓練以後，每條肌纖維都增加5～10%，這使得整條大肌肉的厚度增加，而變粗的肌肉所能承受的力道自然也會一併提高，遇到傷害時，就能夠盡可能降低肌肉纖維受損的程度。

比較肌肉及肌纖維

	肌肉	肌纖維
構造	由肌纖維組成	由肌原纖維組成
收縮	✓	✓
變短	✓	✓

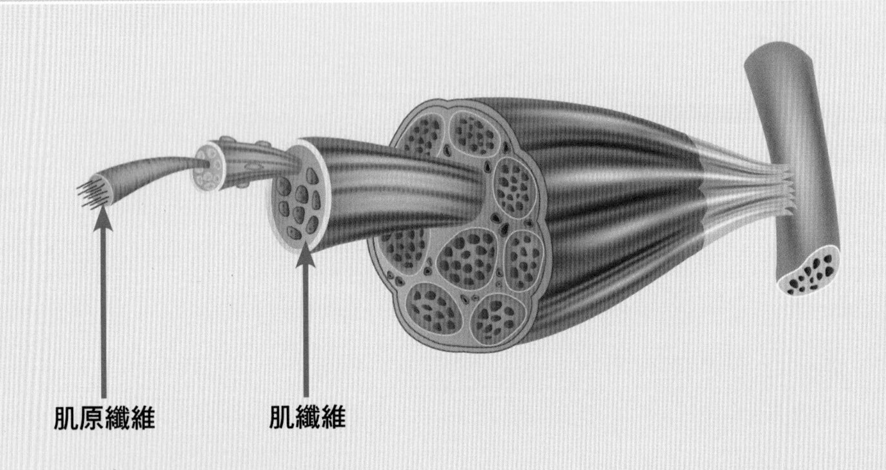

肌腱拉傷

相較於其他情況，肌腱拉傷算是比較幸運的。正常的肌腱具有極佳的彈性，可以拉到一定的程度；肌腱受傷萎縮時，它的伸展性就會直線下降，本來關節

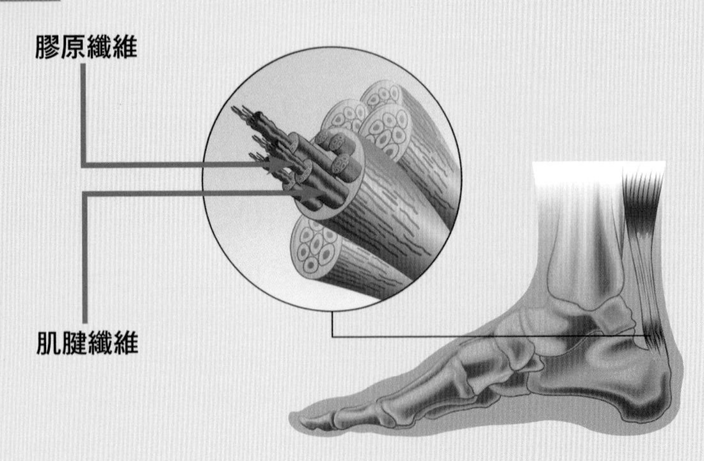

部位具備的彎曲、伸直度就會大幅減少，造成行動不便。幸好和肌肉相比，肌腱比較不會萎縮，它的纖維組織和肌肉纖維不一樣，具有再生能力，經過適當的休養就會再長出來。儘管如此，還是要提醒大家記得，不管受了哪種傷，都需要要好好復健。因為受傷的肌腱沒有得到妥善的治療與照顧，一樣無法痊癒。

韌帶斷裂

先以十分常見的韌帶受傷來說。膝關節最怕的就是脫臼，因為膝關節本是一個很堅固、強韌的關節，要讓膝關節脫臼，需要很大的力量或高速才能造成，那就表示膝關節受到很大的衝擊，先是韌帶斷裂，然後膝蓋脫臼。韌帶斷裂除了會造成患者無法行走之外，也會導致韌帶本身的萎縮、僵硬，韌帶一旦萎縮，就很難再度拉長，膝蓋能夠彎曲、伸直的程度也會減少。因此韌帶斷裂後需要馬上復健，以加速復原。但如果是膝前十字韌帶斷裂，則不容易痊癒，必須移植一條新的韌帶取代前十字韌帶。

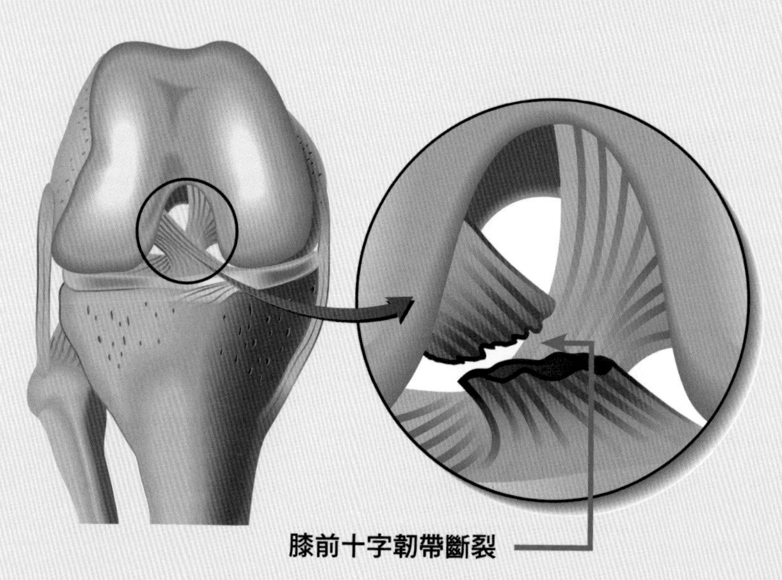

半月板受傷

作為人體活動必須的重要組織、軟骨的好夥伴——半月板的重要性也不遑多讓。半月板的作用是保護軟骨，等於在海綿中又加了一塊防護。半月板能承受重量負荷，也是吸收、緩衝力量的重要構造。如果沒有半月板的話，軟骨將快速耗損。舉例來說，假設籃球選手做跳躍動作時，他的軟骨要承受100公斤的力量，但因為有半月板存在，他的軟骨只需要承接80公斤的摩擦力，另外20公斤則由半月板承受。

所以受到傷害時，半月板自然是首當其衝，而半月板受傷的嚴重程度則依受創的位置決定。因為半月板大部分的組織都沒有血流經過，內側2/3是無血區，外側1/3才是有血液循環的供血區。如果破裂發生在供血區，還有機會癒合或修補；發生在無血區的破裂，不易自行修復，每次只要受傷部位一有動作，破裂的部分就會刮到軟骨；如果破裂的部分較大，身體動作的時候就會卡住關節，造成疼痛。因此半月板破裂常必須切除，一旦切除，骨頭間的直接摩擦難以避免，之後就很容易演變成退化性關節炎，加速膝關節退化。

神經受傷

神經損傷好發於愛好運動的人群或體力勞動者，當然也可能發生在姿勢不良的人身上。如果只是神經挫傷或拉扯傷害，神經通常會在幾週內恢復；如果有神經損傷（或神經死亡），可能需要長達6個月的時間才能恢復，因為雖然神經確實具有再生的潛力，但是速度非常緩慢。

而如果神經損傷源於受壓迫的神經（繼發於椎間盤突出或脊柱「骨刺」），那麼神經破壞就是持續的，會導致疼痛、麻木，最終出現不可逆轉的損傷（神經死亡），進而喪失運動神經而無法行動（癱瘓）。因此，如果出現麻木或無力，建議馬上尋求醫療幫助和治療。

骨骼受傷

骨骼是保持我們身體直立的結構，沒有骨頭，我們將無法站立或坐直。骨骼還能透過由脊柱和肋骨形成的空腔，來保護我們的重要器官（將器官容納在胸腔及腹腔）。骨骼也是我們製造血液細胞和儲存礦物質的地方，沒有健康的骨骼，我們將無法移動、舉起或搬運物品，因此我們需要強壯、健康的骨骼。而維持骨骼健康需要運動（快走、慢跑、重訓等抗阻力運動）、充足的陽光和良好的飲食。

軟骨受傷

在關節傷害之中，最麻煩的是軟骨（Cartilage）受傷，光滑、健康的軟骨對人類的重要性非比尋常。位在骨頭尖端的軟骨，可說是最佳的海綿，除了能夠承受壓力之外，還能夠吸收壓力。軟骨透過關節液，不斷發揮緩衝潤滑的作用，就像擁有獨立的生命一般，是人體活動時的有力幫手。

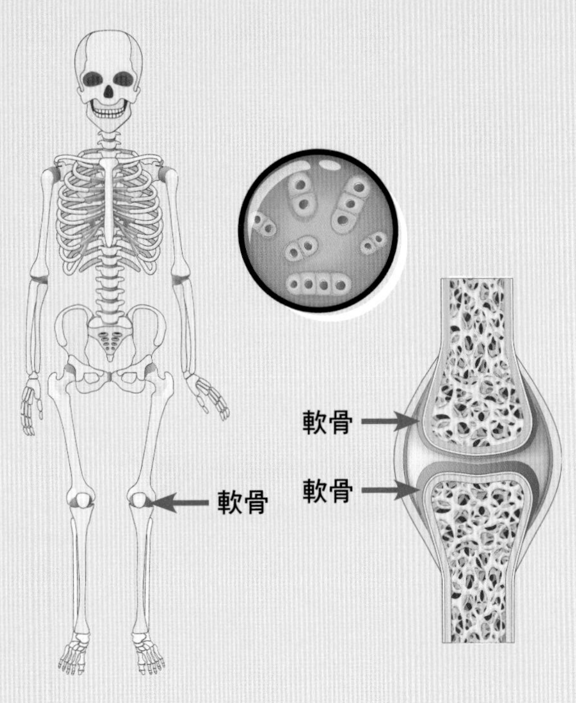

軟骨的細胞稱為軟骨細胞（Chondrocyte），受傷之後，會慢慢壞死而失去原本的作用，一旦骨頭與骨頭之間少了正常軟骨的緩衝功能，活動時就等於骨頭與骨頭直

接摩擦，這種情況，跟像把骨頭跟石頭直接相互摩擦一樣，光是想像就讓人痛得受不了！因此，軟骨的死亡可以說是最嚴重的關節受傷。

預防勝於治療

正因為關節受傷不容易好，因此從小就要重視，預防勝於治療。包括做好各種預防受傷對策，養成進行伸展與重量訓練的習慣。如果受傷，立刻把握治療黃金期，透過正確的診斷，適當處理，絕不拖延。

不少青少年病人拖了十年才來找我，跟我說：「韓醫師，我都沒辦法跑步，因為我的腳怪怪的，我媽一直怪我，為什麼我不跟同學出去運動，整天只會躲在家裡打電動！我說我的腳怪怪的，她都不信，只會說『上次醫生說你沒事啊』，還怪我不喜歡上體育課，以後長不高……」但是經過檢查，病人的腳確實有問題，從小韌帶就斷了，當然沒辦法正常使用。

這類極端的例子其實還蠻多的，偏差的觀念加上誤診，讓不少患者平白受了不少苦。有位病人洗澡時滑倒，去大型醫院照X光檢查，急診室一次、骨科門診一次，照了2次X光，院方都說骨頭沒事，做一做復健就行了。但病人依循醫囑進行後，疼痛並未減輕。後來病人來找我，光看外表，就能看出手部腫脹，經過X光檢查，確認為骨折。骨折還復健？那當然很痛了！我為病人包上石膏，休息六週復原後再進行復健。這是很明顯的誤診！如果我後來沒照那張X光，依循先前兩位醫師的診斷，再開3週的復健治療，那病人還得繼續受罪。

如何照顧自己？

肌腱和肌肉受傷的話，就沒辦法動，因此一定要好好照顧。如何照顧肌腱？想辦法讓它拉長！如何照顧肌肉？想辦法讓它變粗！但是韌帶比較沒辦法好好照顧，只好把重點放在「避免受傷」。軟骨如何照顧？因為軟骨退化（死亡）是透過基因決定，因此最重要的就是避免軟骨受傷。一旦軟骨因受傷後開始死亡，就只能透過現有的再生技術（瑞尖白血球細胞激素或銳凱療法）停止軟骨死亡及觸發軟骨重生。

關節回春

03 關節發出的訊號

任何人不分年齡，每四人便有一人患有膝關節的問題。而超過55歲的族群中，80%的人會開始出現程度不等的退化性關節炎，在這80%中，可能有65%很輕微，10%是中期，5%屬於嚴重。隨著年紀的增長，退化的情形也會日漸加重，例如原先65%症狀輕微者，可能到70歲時變成中期。更重要的是，關節炎是關節傷害中最嚴重的問題，因為軟骨無法重生，受損後無法治癒，軟骨受損到某種程度，失去原有功能，關節就容易卡住，出現痠、痛等症狀，最後只能以更換人工關節的方式加以改善。

關節的求救訊號

1.腫脹：韌帶斷裂、半月板破裂、骨折流血、關節炎關節積水引起

造成關節腫脹的原因，以韌帶斷裂、半月板破裂、骨折引起的流血，以及關節炎患者關節積水為主。而肌肉、肌腱受傷，則是因為它們位於關節外側，較不會引起腫脹的症狀。

2.卡塞：軟骨碎骨、骨刺、半月板破裂引起

軟骨受傷後掉落的碎骨、骨刺與破裂的半月板，是造成關節卡塞、不能動彈的主因。平時運動不小心扭到膝關節，而半月板受到劇烈撞擊破裂，除了引起劇痛，也可能跟著出現卡塞的症狀。

3. 僵硬：韌帶斷裂萎縮、退化性關節炎引起

韌帶的斷裂萎縮是造成關節僵硬的主要原因。韌帶負責連結臨近的骨頭，如果斷裂，會使骨頭之間的間縫變大，造成脫臼與關節移位。如果韌帶受傷後無正常復原，韌帶則會從1公分萎縮為0.5公分，關節就會變得很僵硬，不容易彎曲，使活動範圍縮小。

至於退化性關節炎，因為活動時少了正常軟骨的潤滑作用，為了避免動作時骨頭互相摩擦引起的疼痛，病人通常會降低活動頻率，但越是不敢動，關節越容易縮在一起，反而變得更僵硬。

4. 摩擦有聲音：髕骨軟骨發炎、肌肉萎縮、退化性關節炎引起

一旦軟骨因為壞死而開始消失，那軟骨下面的骨頭就會因此互相摩擦產生聲音。但當股四頭肌萎縮時，髕骨和股骨之間的空隙縮小，也有可能產生聲音。只要這些咔噠聲沒有伴隨疼痛，就不必過度憂慮。

關節受傷訊號

	腫脹	卡塞	僵硬	摩擦有聲音
韌帶斷裂	✓			
韌帶斷裂攣縮			✓	
半月板破裂	✓	✓		
骨折	✓			
關節炎	✓		✓	
骨刺		✓		
碎骨		✓		
退化性關節炎	✓		✓	✓
髕骨軟骨發炎		✓		✓
肌肉萎縮			✓	

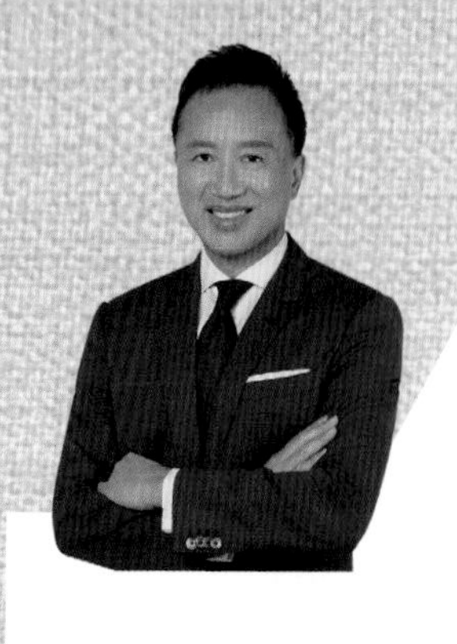

3分鐘認識骨質疏鬆

原因

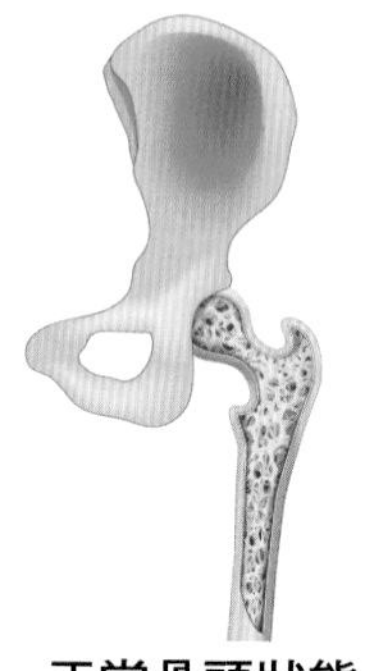

正常骨頭狀態

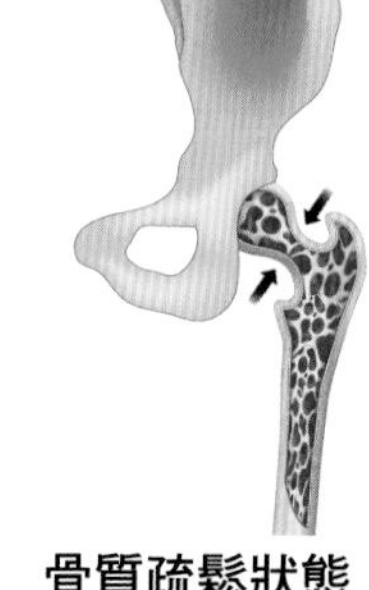

骨質疏鬆狀態

什麼是骨質疏鬆？骨質疏鬆症是骨骼的破壞流失，會使骨骼脆弱且更容易斷裂。即使是輕微的壓力，例如彎腰或咳嗽，也會導致骨折。它會在幾年內緩慢發展，通常僅在跌倒或突然撞擊導致骨骼斷裂（骨折）時才被診斷出來。

骨骼是不斷被分解和替換的活組織，當新骨骼的產生跟不上舊骨骼的流失時，就會發生骨質疏鬆症。骨質疏鬆症與關節炎有很大不同，關節炎是軟骨的破壞（軟骨死亡），而骨質疏鬆症是骨骼的破壞（或骨骼流失）。

當身體年輕時，生成新骨骼的速度比分解舊骨骼的速度更快，骨骼量當然會增加。但在20歲後，這個過程會逐漸減慢，而大多數人在30歲時達到骨骼量巔峰值。隨著年齡的增長，骨骼流失的速度遠比創造的速度更快。

症狀

早期骨質疏鬆無任何症狀，而嚴重時，骨折是最常見的併發症（最常見於脊柱、髖部、腕部）：

1. 脊柱骨折：骨折或塌陷的椎骨可以在沒有跌倒或受傷的情況下發生。這會導致背痛，長期塌陷的椎骨則會造成身高減低、身體往前傾（彎腰姿勢）。

2. 髖部骨折：這是最複雜也是最危險的問題，因為髖部骨折會增加受傷後第一年死亡的風險。

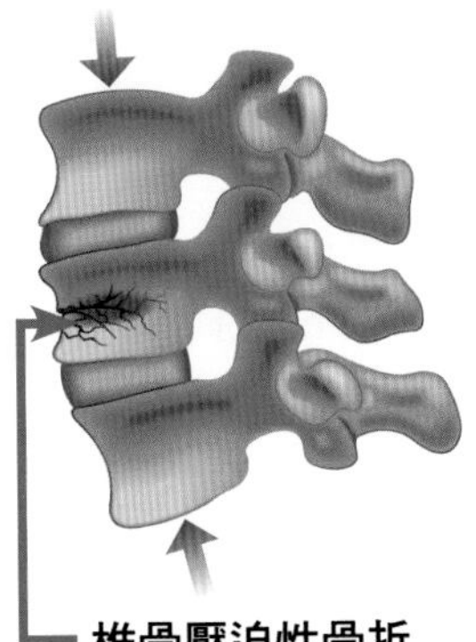

好發族群

女性、老年、白人或亞洲人、有骨質疏鬆病史的家庭成員、身材矮小、性激素（雌激素或睪酮）減少、甲狀腺激素增加、飲食因素（鈣攝入量低或體重不足）。

長期類固醇使用（超過六個月口服）、醫療問題（炎症性腸病、腎臟或肝臟疾病、癌症、多發性骨髓瘤、類風濕性關節炎）、生活方式選擇（久坐的生活方式、過度飲酒、煙草使用）

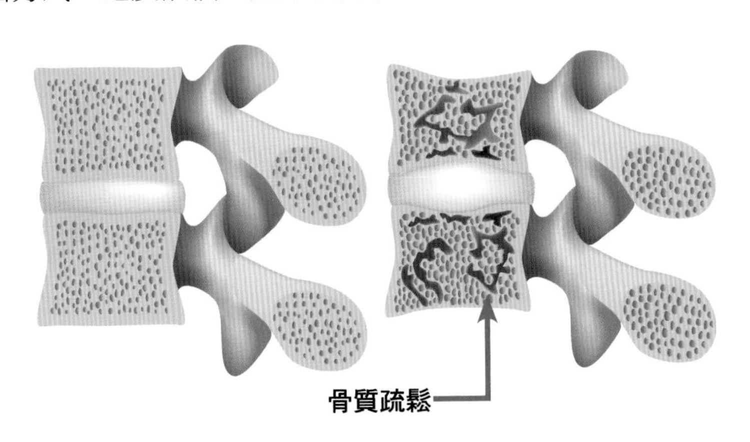

治療方式

1. 鈣

18歲到50歲：每天1,000毫克。

50歲以後的女性和70歲以後的男性：每天1,200毫克。

2. 維生素D

每天600國際單位（IU）的維生素D（70歲之後，每天增加到800IU）。

3. 運動

幫助您強健骨骼，減緩骨質流失。無論您何時開始鍛鍊，鍛鍊都會對您的骨骼有益，但如果您在年輕時就開始定期鍛鍊並在一生中繼續鍛鍊，您將獲得最大的益處。任何促進平衡和良好姿勢的負重運動和活動都對您的骨骼有益，但步行、跑步、跳躍、跳舞和舉重特別有用。

4. 藥物

雙膦酸鹽（Bisphosphonates）或荷爾蒙。

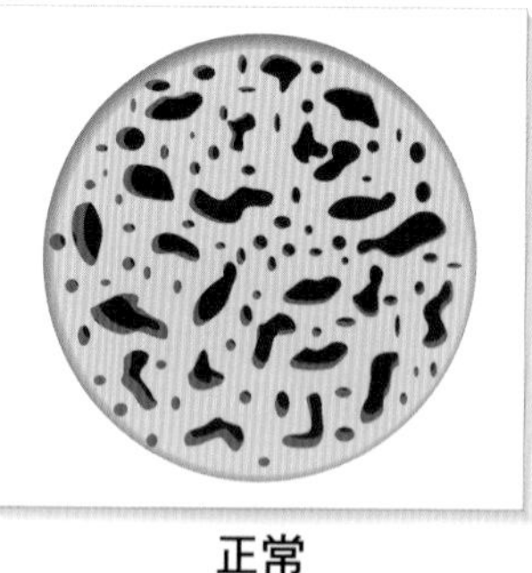

正常

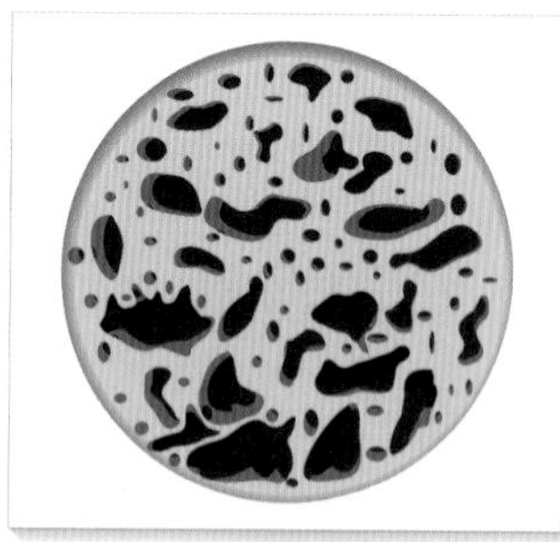

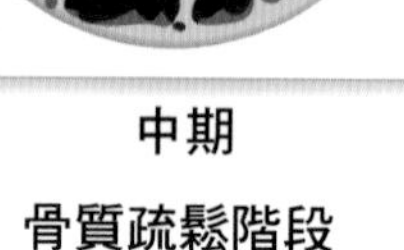

中期

骨質疏鬆階段

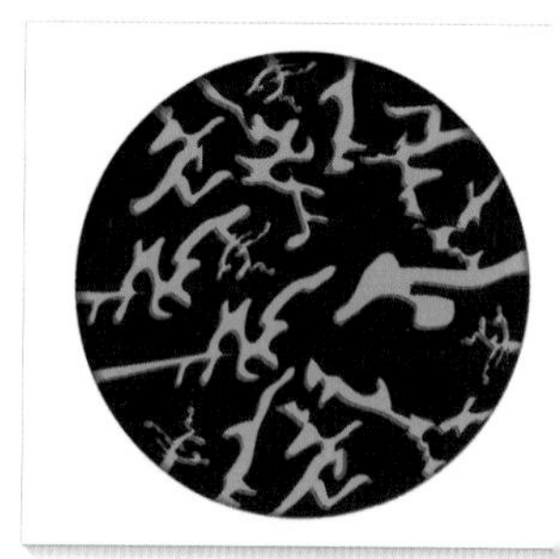

嚴重

Chapter

3

關節受傷很容易

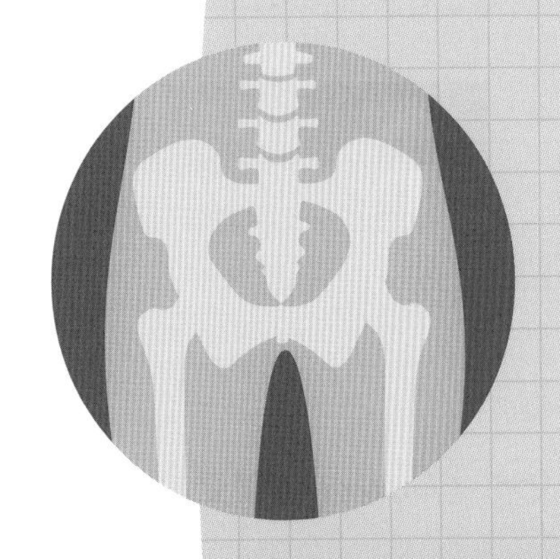

關節回春

01 八類關節易受損的高風險族群

上了年紀的長者

隨著年紀增加，身體機能逐漸老化，加上自行修補的能力遞減與舊傷，便容易產生許多關節疾病，常見的有退化性膝關節炎與椎骨退化。

關節炎有許多種，像是類風濕性關節炎、痛風性關節炎及因感染造成的關節炎。其中，退化性關節炎就佔了80%。退化性關節炎是因為年紀大退化所造成的軟骨死亡，骨頭間失去軟骨緩衝，直接連動摩擦，不僅會引起疼痛，更會加劇關節骨頭的耗損。

老年人的退化性膝蓋關節炎，會引起膝部劇痛與變形，嚴重的還需要進行手術。而肩關節雖然不像膝關節那麼容易耗損，但同樣的力量拉扯之下，發生在年輕人身上可能是肌腱發炎；50歲左右的人可能是肌腱部分裂傷，做復健即可；發生在老年人身上則可能造成肌腱完全斷裂，產生無力、劇痛等症狀，嚴重時需要動手術治療。但是如果肌腱完全斷裂的長者並不會感到疼痛，也不覺得手臂無力對日常生活會造成很大影響，不見得需要開刀。

另外，長者還需要多注意足踝問題，因為年紀大了，感覺退化、比較不靈敏，有時踢到東西指甲流血、受傷沒感覺，應該立即處理與治療，而且平常要做好保養，以免受傷、流血後造成感染或指甲壞死。

沙發馬鈴薯（缺乏運動、活動）

長期不活動的群族會導致肌肉緊繃、萎縮，而引起慢性疼痛。肌肉萎縮後，容易疲勞，也因無法承受壓力而更容易增加傷害（搬運物品、提箱子、長距離行走等簡單的動作都會導致疲勞和受傷）。而不常走路也會造成骨骼萎縮（或骨質疏鬆），這意味著更容易產生骨折（連舉起物品或向前彎腰等簡單的動作也可能發生骨折）。長期不動也會造成肌腱縮緊及關節僵硬（因關節未正常活動），最常見的區域是跟腱（腳跟肌腱），一旦這個肌腱收緊，將無法蹲下，而身體則會向前跌倒。此外，緊繃的肌腱更容易斷裂（即使是走路等簡單動作也會撕裂緊繃、退化的肌腱）。所幸，只要做簡單的伸展運動及活動（走路等）就能避免後遺症。

長期久坐的上班族

坐在電腦前，頸部懶散，頭部向前傾斜會導致頸部、肩部和上背部的慢性肌肉損傷。這個動作會造成肌肉收縮，形成疼痛和緊繃。長期下來，肌肉會萎縮並導致慢性疲勞。另外，久坐也會導致腰部肌肉攣縮，導致與頸部和上半身相同的症狀。在慢性病例中，肌肉攣縮會導致脊柱異常傾斜和收緊，這可能會導致脊柱壓力增加，並形成關節炎或椎間盤突出。因此，上班族需要做的就是伸展運動、加強力量、保持正確的坐姿、多次短暫休息（例如站起來步行幾分鐘），才能避免肌肉攣縮。

假日單車族

騎單車已經成為流行普遍的全民運動，因此騎單車造成的關節傷害也呈直線成長。其實在一般日常生活中的單車代步，雖然天天使用，但由於使用時間短，對膝關節造成的壓力有限。反倒是將單車視為休閒活動，一騎就是一整天的假日單車族，是關節容易受傷的高危險群。

騎乘過久過快，由於膝關節不斷重複性地屈曲、伸直，會造成髕骨軟骨的過度負荷。此外，單車坐墊高低位置不當，則是另一個容易忽略的受傷原因。單車坐墊太低，會讓膝蓋彎曲幅度過大，進而對髕骨軟骨造成壓力，也容易造成小腿跟腱拉傷。

熱愛運動的青年

喜歡追求挑戰、體力無窮的年輕人，從事競爭性強的激烈運動，就跟飲食三餐一樣平常，因此受傷的機會也會比一般人高出許多。這類運動受到的傷害，通常會依受傷或症狀分為急性傷害與慢性傷害。

急性運動傷害是指一次性外力造成的組織破壞，例如被球打到、被人撞倒造成膝關節受傷（包括韌帶與半月板纖維性軟墊），在美式足球、橄欖球、曲棍球等碰撞性的團隊運動中最為常見，高衝力碰撞、快速改變移動方向，都有很高的破壞力；而像籃球、排球等常需要仰頭、手臂高舉過肩用力，也經常反覆衝刺、跑步或跳躍、著地，則容易對肩關節、髖關節、膝關節、踝關節造成很大的壓力，形成「翻船」的問題。翻船即腳踝扭傷的俗稱，而長期性的扭傷會導致關節鬆掉，長此以往，軟骨便容易演變成退化性關節炎、生骨刺。建議可以做本體神經訓練，這種訓練能減少運動帶來的損傷（可參考Chapte 6的運動訓練）。

慢性運動傷害則是日積月累形成的，長期進行網球、壁球、羽球、桌球等持拍類運動的人比較容易碰到，最常聽到的症狀就是網球肘。此外，由於這類運動經常需要瞬間加速、變換方向或用力，對肩關節、膝關節、踝關節都會造成壓力，而且反覆殺球或發球也可能引起上肢疼痛。

另外，處在青春期階段的年輕人，還有一些特殊的關節問題，讓不少家長產生疑慮，例如容易脫臼、腳跟痛、生長痛等等。

關於脫臼，一般人可能會有劇痛、可怕的印象，不過對天生容易脫臼的人來說，其實這與X型腿的狀況一樣，不是什麼大問題。奇人異士的節目上有時會看到表演軟骨、脫逃術的青少年，那是因為他們的韌帶天生就是比較鬆，也沒受傷，不能算是疾病，不會影響到日常生活。因此父母不必過度擔心，更不需要強迫孩子去開刀，平白受罪。

腳跟痛或是腳骨頭痛，有時候是因為腳跟壞死、缺血性的骨頭壞死，除了青少年，也常發生在兒童身上，不過不需要特別擔心，因為兒童缺血性的骨頭壞死，與成人不同，一般14~16歲就會自然痊癒。

生長痛則是我們無法解釋的，其中一種推測是骨頭長得比肌腱快，例如骨頭長1公分，但肌腱只長0.8公分，肌腱硬被骨頭拉扯而感到疼痛，有時候病患會不明原因地疼痛，特別是晚上。對於這類病患，我們通常會照X光，確認沒有骨折、骨頭壞死、癌症即可，其他能做的極有限，建議父母順其自然就好。

跑跳碰的孩童

活力旺盛的小朋友，總是跑跑跳跳動個不停，玩耍時受傷更是司空見慣、防不勝防，讓心疼寶貝的爸媽們提心吊膽。小孩子跌倒、摔倒常會造成肩膀、腳踝關節扭傷，但兒童的復原力很強，扭傷應該兩、三天就會好，而且比起成人，兒童較容易發生骨折，因為兒童的骨頭沒有韌帶強壯。但兒童骨折很容易發生在生長板的地方。如果過了兩天還沒痊癒，就該提高警覺。

要小心的是，我在門診碰到不少小朋友跌倒時造成的骨折，被當成扭傷處理，導致延誤病情、症狀惡化。因為它的症狀不像成人骨折那麼嚴重，會立即腫起、劇痛，單從外表有時看不出來兒童骨折，所以發現孩子疑似扭傷時，最好不要自行判斷，還是交由醫師診療較為安全。

另外，有些父母會為孩子的O型腿、扁平足、兩腳呈內八或外八字的姿勢擔心。實際上，大部分的O型腿都不會影響日常的走路行動，除非狀況越來越嚴重，才需要進一步治療（少數O型腿會因為生長板壞死、病變，需接受骨科治療，每半年照一次X光追蹤檢查，必要時進行開刀治療）。

至於內八字或外八字的狀況，其實二者都不需要過度擔心。不論是內八字或外八字，都是腿骨天生形狀導致，與姿勢無關，也不是透過鞋子就能改變的。腿呈內八字但可以正常走路的人，速度也不會輸給一般人。

還有就是扁平足，有些孩子在兒童期或青春期，會發現天生腳底韌帶比較鬆，足弓較扁，這種情況使用任何鞋墊都沒有用，也不可能開刀。如果孩子原來是扁平族，後來腳不扁了，而他剛好有穿特製鞋墊，那也不是鞋墊的影響，而是成長過程中腳底韌帶變緊，足弓隆起的一般現象。我們發現就算沒有進行鞋墊矯正等特殊治療，不少人在14、15歲時，足弓也會自然隆起。

較為肥胖的人

肥胖是造成膝關節損傷的一個重要原因，體重每增加1磅（約454克），進行跑步、跳躍等動作時，對膝關節造成的壓力就會提升10倍。而在蹲馬步的時候，膝關節產生的疼痛，也是負重過大的警訊，因為膝蓋此時承受了原來身體7倍的力量。

體脂肪指數BMI是另一項測量是否過重的指標，BMI主要是讓我們知道是否超重，如果超重，對膝關節的負荷較大，軟骨比較容易受傷死亡，因此也可以視為警戒關節受傷的參考。BMI超過25，關節就有可能比較容易受傷，但BMI終究無法預測一個人的肌腱或肌肉是否容易受傷。

懷孕時體重增加過多的女性

體重增加過多的孕婦，通常胎兒也比較大一點，壓到孕婦血管，血液循環就會比較不好，容易水腫，增加關節的負擔。但只要水腫改善、減少，情況自然會改善，不必太過憂慮。

關節回春

02 關節其實很受傷

除了突發性的外力會讓關節受傷之外，其實在日常生活中，也有許多危險動作，可能會對關節造成負荷，一起來檢查看看吧！

任何一項動作，都會造成關節多餘的負荷，打勾的選項愈多，對關節的耗損也就愈嚴重。若想要改善這種不利的狀況，就必須從養成正確的姿勢著手。

耗損關節的行為

- ☐ 拉行李用力過猛。
- ☐ 久久做一次劇烈或長時間的運動。
- ☐ 長時間跪著擦地板或蹲著做家事。
- ☐ 搬地面上的東西，不蹲下去搬，站著直接彎腰搬取。
- ☐ 熱愛編織毛線或DIY，一低頭就是幾小時。
- ☐ 常常站著騎車，身體離開坐墊騎行。
- ☐ 騎乘單車過久或太快，膝蓋過度使用。
- ☐ 坐在椅子上伸長腰背、手臂拿取放在高處的物品。
- ☐ 通勤時，持續低頭使用手機等電子產品。
- ☐ 長時間連續開車。
- ☐ 習慣在床上低頭閱讀書籍。
- ☐ 運動時，反覆進行高過頭的揮擊或猛烈的揮拍動作，例如殺球或發球。
- ☐ 新手爸爸或媽媽或祖父母，抱嬰兒都是「虎口」用力。
- ☐ 習慣用肩膀與臉頰夾住聽筒講電話，邊講話邊做事。

- [ ] **用電腦用到後來，頭都快貼到螢幕了，頭部總是往前傾、習慣聳肩駝背。**
- [ ] **踮腳拿取放在高處的重物。**
- [ ] **單車坐墊太低。**
- [ ] **總是用單肩背很重的包包或提袋。**
- [ ] **盤腿坐床上，使用筆記型電腦。**
- [ ] **久久一次大掃除，突然從蹲下的姿勢站起身。**

美好生活的活力來源

日常生活中，我們最常用的姿勢就是站姿、坐姿、躺姿。因為最常被使用，也最容易被忽略，進而養成不良的習慣。以站姿來說，彎腰駝背、三七步等輕鬆的樣子最該避免，抬頭挺胸永遠是第一正確守則。坐的時候不要翹腳，兩腳自然平放於地面，挺直背部靠緊椅背，腰背處可擺上小枕頭，以腰椎適當往前彎曲的狀態最佳。至於就寢時，仰睡能放鬆腿、背部肌肉，側睡時以身體膝蓋彎曲，脊椎呈弓型的姿勢，也能使肌肉放鬆、減輕腰背壓力。

繁忙工作的良好姿勢

大多數人的工作時間幾乎佔了每天的3成以上，更有不少上班族在電腦前一坐就是好幾個小時，因此適當的姿勢更為重要。在電腦桌前，除了落實基本坐姿，還要留意別讓手臂懸空，建議使用手靠墊，盡可能讓滑鼠靠近身體，以免罹患腕隧道症候群。螢幕最好與頭部保持一個手臂的距離，兩眼水平略高於螢幕最上方。

如果需要長時間連續開車，調整座椅角度，讓椅背直立，盡量使背部緊靠，並在椅背與腰部間置放小靠枕。另外，最好每小時休息一下，休息時可以多做伸展身體四肢的體操。

日常家務的正確動作

關節在做家事時很容易受傷，因為家具擺設的位置不同，常需要反覆改變高度，增加許多彎腰的機會。因此需要彎腰時，最好挺直上身、採取彎曲雙膝、慢慢蹲下的姿勢，取代直接彎腰的動作；站立時，不要突然起身，以單腳跪立姿勢站起，能避免腰椎受傷。建議使用長柄清潔用具，減少彎腰次數。

如果需要抬搬重物，不要直接下彎上半身取物，要蹲下身體，以腹部用力，透過腰膝力量，用兩手緩緩抬起物品；假如要拿的是高處的物品，千萬別圖一時方便直接伸長腰背、手臂或踮起腳尖硬拿，應該以其他矮凳墊高高度，站在凳子上拿，若能使用家用短梯更理想。

當身體熟悉動作的節奏後，最重要的就是持之以恆、養成習慣，平常不論是工作用電腦、日常做家事、休閒看電視時，最好也能每半小時就起來動一動，做5~10分鐘簡易的伸展體操或動作，變更姿勢伸展筋骨，讓身體各部位都能紓壓一下。關節才能好好用、用久久。

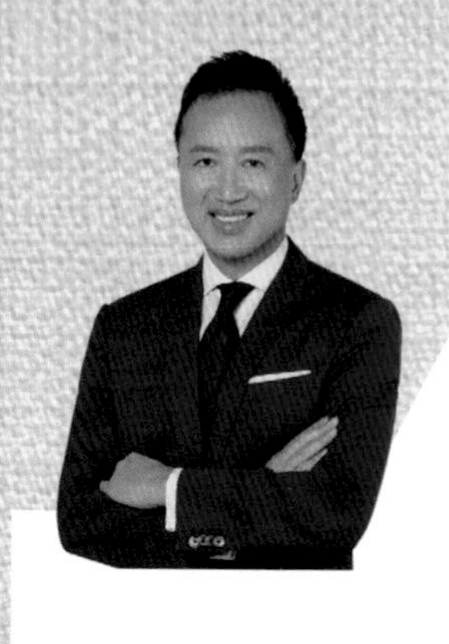

3分鐘認識退化性關節炎

原因

關節炎一般分為退化性關節炎與風濕性關節炎，約有7成以上的關節炎患者，屬於退化性關節炎。好發的部位多為膝關節、髖關節、手關節，手部則以遠端指關節為最常見，但也可能出現在腰椎、頸椎等部位。

隨著年齡增加、身體機能衰退，關節部分的軟骨細胞會不斷壞死累積，逐漸就會形成退化性關節炎。年紀愈大，關節退化的程度會越來越高，65歲以上的長輩，大多數都有程度不一的退化性關節炎。

而先天的體質、肥胖，或工作、運動時關節過度負荷，則會加快退化的速度。例如運動員的韌帶或半月板受傷後，會因膝關節不穩定而傷害到軟骨，造成軟骨壞死。由於軟骨無法重生，即使當下治癒不再疼痛，也無法阻止關節提早退化，因此不少運動員在膝蓋受創後10~15年，就會逐漸出現退化性關節炎的各種症狀。

退化性關節炎幾乎每個人都會碰到，平時適當的保養關節，能降低退化的速度與程度。而風濕性關節炎，是人體內白血球攻擊膝關節膜的免疫系統疾病，需要積極治療，才能有效控制病況、避免快速惡化。

症狀

早期出現疼痛與腫脹，而後形成關節僵硬與變形，最終引起劇痛，讓患者無法睡眠與行走。

1. 髖關節部分：最明顯的症狀是劇烈的疼痛，通常比膝關節的關節炎還要痛。這種疼痛除了在髖部、鼠蹊部發作，有時候還會往下放射到膝蓋內側，所以常被誤診為膝蓋有問題，會有跛行現象，有時還得靠手杖才能走路。

2. 肩關節部分：骨刺卡住軟骨，患者肩關節產生僵硬、疼痛、腫脹或變形，有些患者甚至無法完全彎曲或伸直肩膀。

3. 手肘關節炎：有骨刺時，手肘無法完成關節的活動。有游離物時，手肘無法自然活動，病患手肘僵硬，無法完全伸直。

好發族群

中老年人、體重過重者、運動員、關節曾經受傷者。

發生部位

膝關節、髖關節、肩關節、手肘關節最常見，腰椎、頸椎也可能出現。

治療方式

1. 避免會加重症狀之動作（跳躍或跑步等）。

2. 徒手物理治療，減輕疼痛與僵硬。

3. 使用助行器，減輕軟骨壓力。
4. 利用肌肉強化與伸展運動，提高治療效果。
5. 抬高同時冰敷膝關節，消除腫脹。
6. 抽吸關節液止痛。
7. 使用玻尿酸消炎（具有 30% 的「安慰劑」效力，進入人體 7 天後就會消失）。
8. 使用葡萄糖胺消炎（維骨力）或軟骨素（具有 30% 的「安慰劑」效力）。
9. 使用血小板（PRP）注射（具有 30% 的「安慰劑」效力）。
10. 使用消炎藥物（具有 70% 的止痛效力，但可能會對肝腎造成負擔）。
11. 透過關節鏡手術清除壞死軟骨，暫時改善症狀。
12. 使用瑞尖自體細胞生長激素注射治療療法（具有 70% 的效力，能阻止軟骨壞死、停止退化性關節炎惡化），且 30% 的患者在治療後也顯示不同程度的軟骨再生。
13. 經過各種治療，病況無明顯改善，需透過開刀手術置換人工關節。

韓醫師私房叮嚀

一旦軟骨細胞全部壞死，只能置換人工關節。年紀愈大進行手術的風險愈大，建議盡量將首次置換關節的時間延後到70歲以後，避免二次手術。

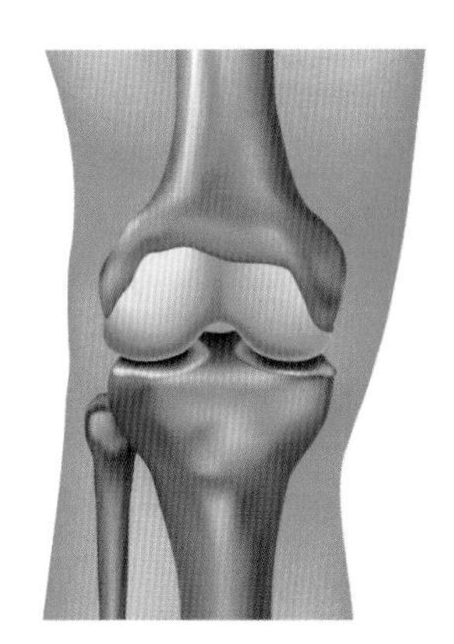

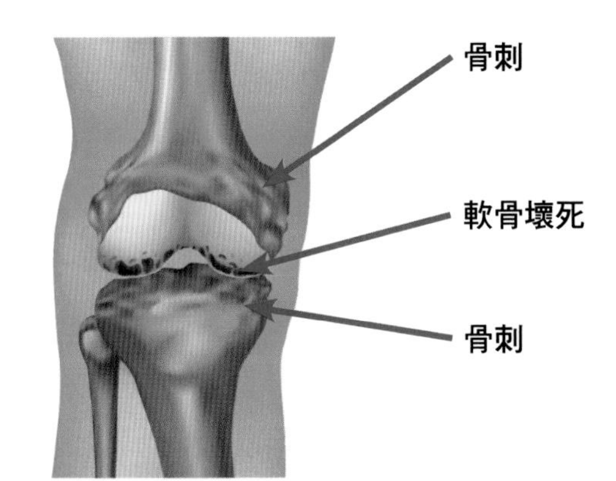

退化性關節炎

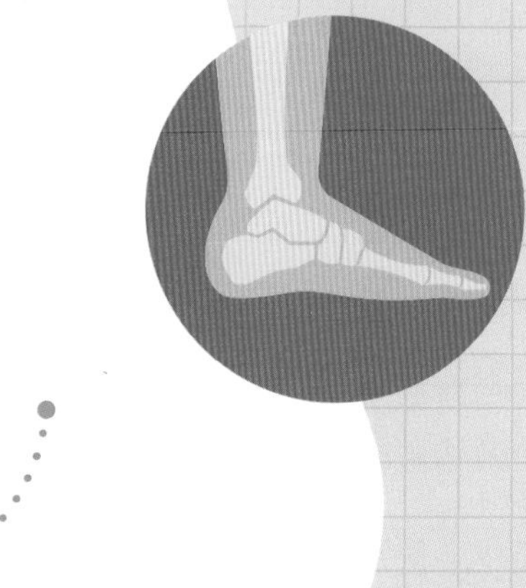

Chapter 4

關節問題大診斷

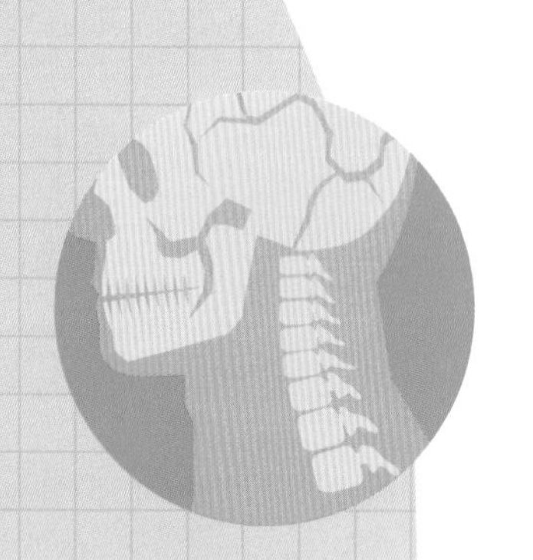

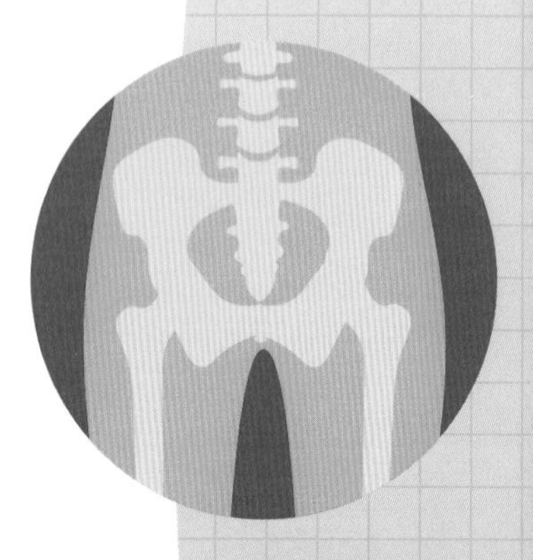

[頸、背與腰部常見問題]

頸、背與腰部構成人體的主軀幹，除了肌肉、韌帶之外，由脊椎貫穿其中。強健的肌肉能使脊椎維持適當的曲度，但若姿勢不良、缺乏運動，肌肉便會開始萎縮，容易導致脊椎受傷。若忽略了部位的疼痛訊號，再加上延遲治療，便會發展成慢性疼痛，嚴重者甚至造成神經壓迫。

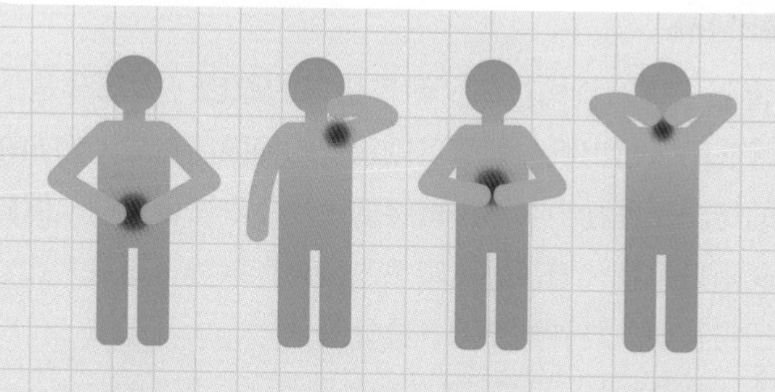

✦ 長期姿勢不良 ✦

頸、背與腰部肌肉拉傷或韌帶扭傷

「啊！」後陽台突然傳來珮珊的一聲慘叫，聽到呼喊的政桓急忙趕去，只見到珮珊動也不動，上半身側向右邊，左手按住腰部，一臉痛苦，政桓試著扶她坐下，反而讓珮珊叫得更大聲。

「妳該不會是想自己把毛毛的狗糧搬起來吧！」看到地板上沈甸甸的一大袋飼料散落一地，政桓問道。

「是啊，我就覺得毛毛的飼料放在這裡，拿取有點不方便，想說搬到前面牠的狗窩旁邊，誰知道這袋那麼重。我就正常彎腰想把它抬起來，突然間，腰就感到一陣劇痛，好像要被人撕成兩段⋯.」珮珊無奈地回答，兩眼還紅紅的。

又心疼又生氣的政桓搖搖頭，轉身到廚房拿了一個冰敷袋。「現在先冰敷，明天妳比較能走，我們就馬上去看醫生。」

原因

造成背部、腰部肌肉拉傷、韌帶扭傷的原因，大部分是不良姿勢，造成背腰不當使用，超出肌肉韌帶可以承受的極限所造成。例如在飛機上彎腰抬起過重的行李、運動中突然扭轉腰部，以及身體維持同一個固定的姿勢過久，像是久坐打電腦、看書然後突然改變動作等等。這些大部分跟脊椎、神經無關，卻常被誤診為神經壓迫、長骨刺。

症狀

背部與腰部疼痛、僵硬、痠麻，身體常常會不自覺歪向一邊，因為受傷的那一邊太痛不敢亂動，無法正常行走。

好發族群

任何人，只要姿勢不良都有可能發生。

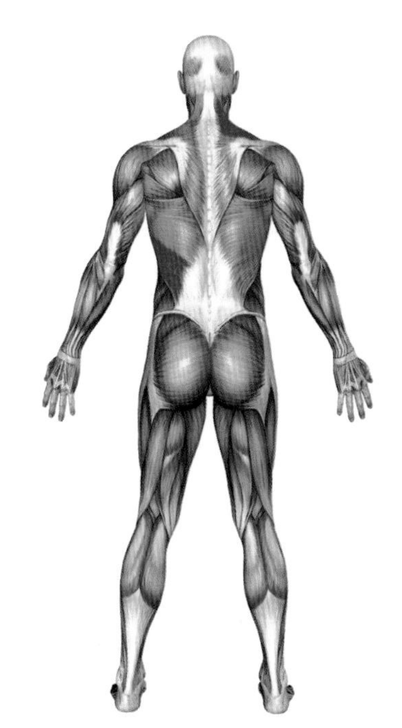

背部、腰肌肉拉傷

治療方式

1. 適當休息，避免會加重症狀的動作。
2. 利用徒手物理治療，加強復健效果。
3. 使用冰敷或超音波，消炎消腫。
4. 利用伸展與強化運動，強化肌力。
5. 使用藥物消炎。
6. 疼痛症狀嚴重時，可注射類固醇止痛。
7. 透過良好姿勢的訓練，避免復發。
8. 使用脈衝音波激活療法。。
9. 使用自體再生細胞激素注射（艾凱再生因子療法）。
10. 如果疼痛過於劇烈，就需要注射麻醉藥物並住院治療。

韓醫師私房叮嚀

背腰部疼痛大半是肌肉肌腱拉傷造成，X光檢查也只能觀察到骨頭是否受損移位。神經是否受到壓迫，需透過核磁共振的檢查才能確認。

✦ 椎間盤突出 ✦

神經壓迫

子貞身為一個體育系的大學生，為了多賺一些零用錢，經常在搬家公司打工。雖然工作辛苦，但幸好老闆人還算不錯，每次只要子貞上工，都會多結算一點打工費給他。

這個週末，子貞剛結束了今年的旺季，結算了一大筆打工費，打算買一份禮物給生日的女友。而為了與男友子貞一起慶祝生日，婉君還決定親手下廚，請子貞到家裡飽餐一頓。沒想到子貞竟是一拐一拐拖著左腳，一臉倦容慢慢走進來。

「你怎麼了？腳受傷了？是不是發生了什麼意外？」婉君擔心地問道。「沒有發生意外啦！只是上週打完工後沒多久，背就開始痛了起來，而且還從大腿後面一直往下痛到腳底…」子貞說。

「怎麼沒早點說？看你的黑眼圈這麼深，這兩天應該都沒睡好吧！」婉君心疼地說。

子貞點了點頭，「想說休息兩天就會好了，不想讓妳操心，誰知道愈來愈嚴重，睡覺時翻來覆去，根本沒睡幾個小時。」

原因

椎間盤是脊椎骨間的緩衝墊，每個椎間盤都有一層硬殼包著中間的軟核，如果脊椎受到過大力量的擠壓，像是搬抬重物、從高處跌落、受到強力外力撞擊，就容易造成椎間盤外殼破裂，擠壓出內核，被擠出的內部組織會壓迫到神經，造成發炎、麻痛等症狀。

症狀

背部產生疼痛、麻木的症狀，這種疼痛會放射到腿部，從大腿、小腿至腳底，通常發生在單側。如果症狀持續惡化，有可能造成肌肉萎縮，甚至使肌力越來越弱。

好發族群

常常需要彎腰搬抬重物的人、老年人、運動選手。

治療方式

1. 透過適當休息，避免會加重症狀的動作。
2. 利用徒手物理治療，加強復健效果。
3. 使用冰敷或超音波，消炎消腫。
4. 使用消炎藥物消炎。
5. 疼痛症狀嚴重時，可注射類固醇止痛。
6. 利用伸展與強化運動，強化肌力。
7. 透過良好姿勢的訓練，避免復發。
8. 如果疼痛過於劇烈，就需要注射麻醉藥住院治療。
9. 使用自體神經再生細胞激素注射（瑞尖細胞激素療法）。
10. 使用自體神經再生脂肪基質細胞注射（銳凱脂肪基質細胞再生療法）。
11. 如果保守的治療無法減輕症狀，就要進行外科神經降壓手術，解除神經壓迫。

韓醫師私房叮嚀

1. 椎間盤突出不一定會壓迫到神經，不少沒有背痛症狀的正常人，也有椎間盤突出的現象。一般來說，會先以保守治療改善神經壓迫造成的種種症狀，通常會在患部神經死亡2成以上，導致肌肉萎縮無力時，才需要開刀。當肌肉萎縮、無力時，一定要開刀，否則持續壓迫神經，會更加惡化。

2. 椎間盤突出就像牙膏擠出來後不可能復位一樣，切勿輕易聽信誇大不實的民間療法。

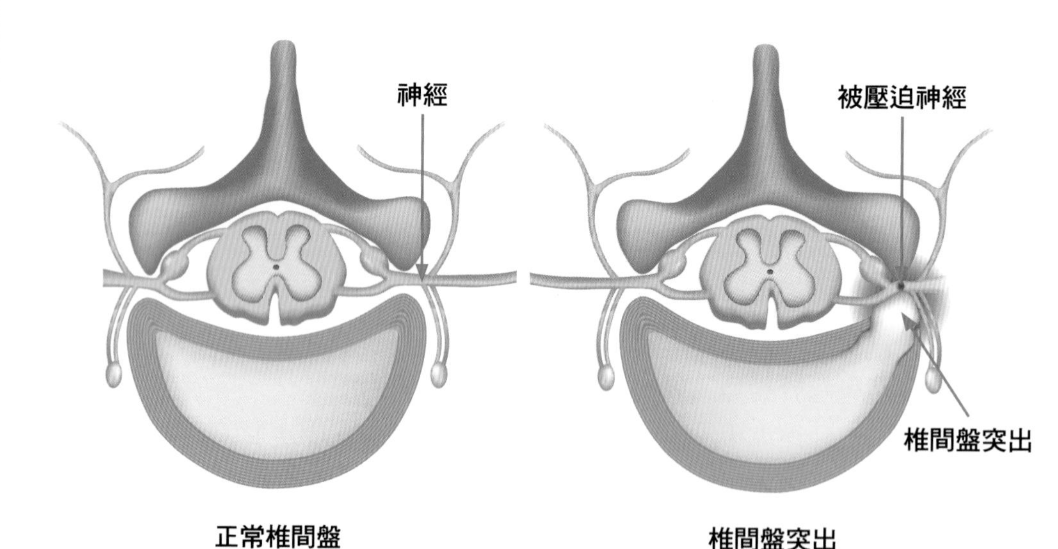

正常椎間盤　　椎間盤突出

脊髓壓迫（脊椎狹窄）

下個月，幸福里就要舉辦一年一度的公益園遊會了，身為婦女會的成員，惠白準備到辦公室和大家一起討論當天要賣什麼好。她才剛走到巷口，就看到林太太正坐在家門前的椅子上，她興沖沖地走過去，想邀林太太一起。「林太太，準備一下，我們去討論園遊會要賣什麼吧！」惠白開心地打招呼。

「謝謝啦，不過…今天我就不過去了。」林太太瞇著眼睛，聲音有些虛弱。

「怎麼了，林太太，看你好像很虛弱的樣子，今天身體不舒服嗎？」惠白擔心地說。

「真的老了，走不動了，這陣子我的背和尾椎都很不舒服，常常感覺會痛會麻，所以哪都沒去了……」

「這些症狀，怎麼聽起來那麼耳熟…」之前惠白騎腳踏車摔倒之後，也出現過背腰痛麻的症狀，醫生說傷到脊椎，好一陣子才復原，聽林太太這麼一說，惠白不自覺緊張了起來，「林太太，妳最近有跌倒嗎？還是去醫生那裡看一看，比較保險啦！」

原因

位於脊椎管內的脊髓，會因結痂組織過度發育或受到椎間盤突出的壓迫而緊縮，進而產生發炎症狀。這種疾病好發於椎間盤退化的老年人或脊髓受過重大創傷者身上。

症狀

背部與臀部感到疼痛與麻木。脊髓受壓迫嚴重的時候，還可能出現大小便失禁的情況。

好發族群

老年人。

治療方式

1. 透過適當休息，避免會加重症狀的動作。
2. 利用徒手物理治療，加強復健效果。
3. 使用冰敷或超音波，消炎消腫。
4. 使用藥物消炎。
5. 疼痛症狀嚴重時，可注射類固醇止痛。
6. 利用伸展與強化運動，強化肌力。
7. 透過良好姿勢的訓練，避免復發。
8. 如果疼痛過於劇烈，就需要注射麻醉藥住院治療。
9. 使用自體神經再生細胞激素注射（瑞尖細胞激素療法）。
10. 使用自體神經再生脂肪基質細胞注射（銳凱脂肪基質細胞再生療法）。
11. 如果保守的治療無法減輕症狀，就需要進行脊髓的減壓手術，解除神經壓迫。
12. 如果大小便失禁狀況劇烈，就需要進行緊急外科手術，除去壓迫源。

韓醫師私房叮嚀

脊髓壓迫產生的疼痛、麻木，一般人無法辨別與神經壓迫、椎間盤滑脫產生的症狀有何差異，當發現異狀時，建議儘早諮詢專科醫師，以免延誤病情。

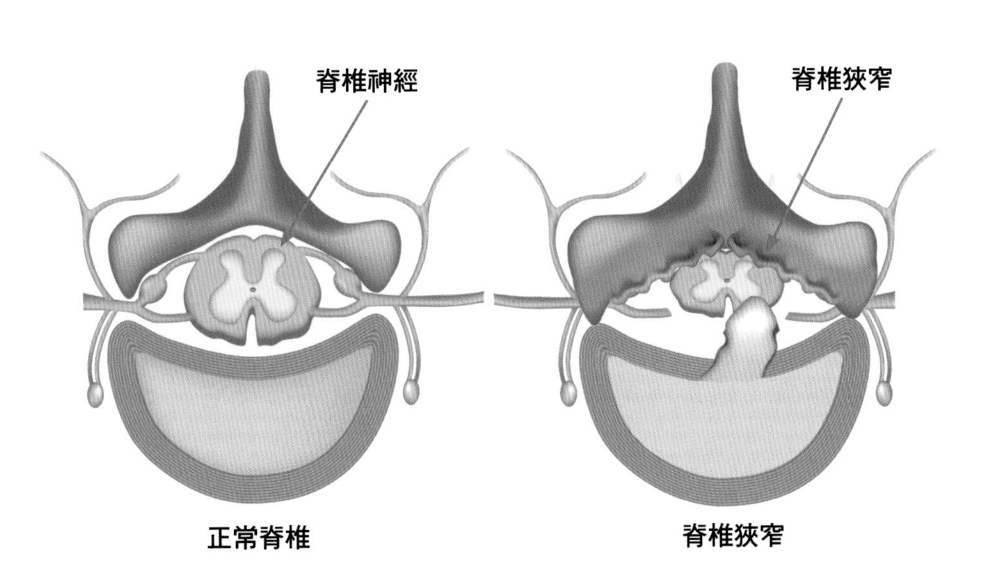

◆ 腰椎問題 ◆

脊椎滑脫（脊椎骨移位）

就在今年的夏天，舒涵終於下定決心辭職，換到一個離家近一點的公司上班。之前的上班地點通勤至少要一個小時起跳，現在的公司只要騎個機車就可以前往，這讓舒涵覺得非常開心。

下班時間，機、汽車逐漸開始多了起來。前方綠燈一亮，舒涵也跟著往前，沒想到從旁而過的另一台機車，卻在前面一個急轉彎，嚇得舒涵緊急剎車，這一個急停，就讓舒涵連人帶車向旁邊倒下，一瞬間跌坐在地上。

雖然意外發生的時候，舒涵感到臀部一陣悶痛，但幸好並沒有其他嚴重的外傷，舒涵拍了拍了身上的塵土，活動了一下四肢，口裡碎念了幾聲，慢慢地往家的方向前進。

週末起床以後，舒涵照例前往附近的公園慢跑，邊跑邊感到背部與臀部穩穩作痛，她猜測是昨天摔車的影響，就不去管它，心想過幾天就會好了。

結果天不從人願，第三天、第四天，症狀非但沒有消失，而且每次舒涵上身向後、雙手朝天伸展的時候，還會痛得更厲害……。

原因

人的背部由一個一個的脊椎骨與椎間盤相接，當椎間盤因為年齡或創傷而退化，鄰近的脊椎骨容易變得不穩定，而前後滑動。這種脊椎正常排列的改變，也會引起神經壓迫，引起神經傳布區域的不適症狀。

症狀

脊椎滑脫大部分發生於腰椎，因為神經受到壓迫，會引起背部和臀部區域的疼痛與麻木感。疼痛會跟著身體後仰而加劇，前傾而減輕，時間久了，還會造成肌力減弱與無力。

好發族群

老年人、遺傳、脊髓受過傷的人。

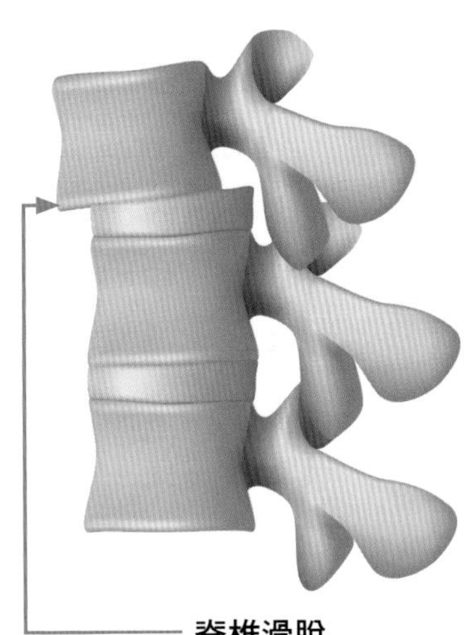

治療方式

1. 透過適當休息，避免會加重症狀的動作。
2. 利用徒手物理治療，加強復健效果。
3. 使用冰敷或超音波，消炎消腫。
4. 使用藥物消炎。
5. 疼痛症狀嚴重時，可注射類固醇止痛。
6. 利用伸展與強化運動，強化肌力。
7. 透過良好姿勢的訓練，避免復發。
8. 如果疼痛過於劇烈，就需要注射麻醉藥住院治療。
9. 使用自體神經再生細胞激素注射（瑞尖細胞激素療法）。
10. 使用自體神經再生脂肪基質細胞注射（銳凱脂肪基質細胞再生療法）。
11. 如果保守的治療無法減輕症狀，就要進行脊椎復位手術，解除神經壓迫。

韓醫師私房叮嚀

大部分的脊椎滑脫患者都不需進行手術，通常只有在滑脫程度超過正常範圍40%以上，背、臀部痛麻超過2、3個月，經保守治療無效，才需要開慮開刀治療。

✦好發於年長者✦

骨折

郭伯伯平常非常注重養生保健，過了六十歲以後，對身體的保養更是注意，也早在幾年前就已經養成定期測血壓、量骨質密度的習慣。這天，一聽到里長廣播活動中心有提供簡易健檢的服務，郭伯伯當天下午就馬上去報到了。

「郭伯伯，你的骨質密度偏低，不過，依你的年紀能維持這樣已經算不錯了，但平常還是要多留意，別跌倒了哦……」負責檢測的護理師仔細叮嚀。

「雖然算不錯，但還是在下降，有什麼好方法可以增加骨質密度呢？」郭伯伯一邊走一邊專心想著剛剛的叮嚀。沒想到因為太入神，竟踩空最後一個階梯，他的身體瞬間失去重心，幸好右手直覺拉住扶手，這才沒往前撲倒，不過還是跌坐在階梯上。郭伯伯邊撫著胸口邊喘氣，半是驚恐半是欣慰，「這要是跌下去還得了！」站起來的郭伯伯感覺到尾椎隱隱作痛，但覺得應該是跌倒的關係，便沒在意。

當天晚上，郭伯伯被下背部的疼痛驚醒，他發現只要一翻身就會痛。「該不會是下午造成的吧？力量也不大，也沒感覺很痛啊，怎麼辦才好？」郭伯伯直盯著天花板，覺得這一夜既慢且長。

原因

脊椎骨的構造會因劇烈創傷而斷裂，但脊椎骨折與四肢長骨的骨折不同，並不會斷成兩截，最常見的脊椎骨折包括脊椎主體。當脊椎骨沒辦法承受體重從上而下施加的力量時，就會被壓扁或者壓碎，這類骨折也稱為「壓迫性骨折」。年輕人骨質佳，一般是受到強大外力或從高處墜下時才會造成脊椎骨折，而且在脊柱的不同部分都有可能；但是骨質疏鬆的老年人，有時候只要受到輕微的外力，例如輕輕跌坐於地，或者打個大噴嚏，就可能造成脊椎主體斷裂而擠壓脊髓。

症狀

下背部異常疼痛，翻身或站立時疼痛加劇。

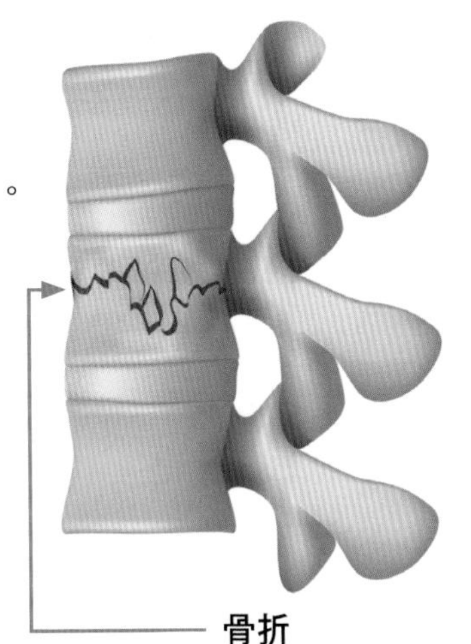

好發族群

老年人。

治療方式

1. 透過適當休息，減少患部壓力。
2. 骨折程度低於 30% 時，使用固定支架治療。
3. 使用藥物消炎。
4. 如果是移位性骨折，需開刀治療。

韓醫師私房叮嚀

一般因為骨質疏鬆導致的脊椎骨折，只要骨折程度低於30%，採用保守治療即可。只有在碎裂的脊椎壓到神經，使其萎縮時，才有必要進行開刀手術。

✦ 好發於泌尿感染治療後 ✦

椎間盤感染

平時在公司擔任主管的任慈，工作非常盡心負責，不輕易請假；但她也懂得適當休息，假日的時候喜歡帶著家人去山間露營，享受美好的鄉村生活。

原本任慈計劃下週末要預訂一個非常搶手的露營區，沒想到這兩天卻因為尿道感染掛了病號，雖然不是什麼大問題，但醫生還是叮囑她這陣子多休息，露營必須延後，也要請假在家休息。

儘管週末在家哪裡也沒去，但是自從週一去上班以後，任慈就開始覺得懶懶累累的，還覺得腰部疼痛。

「明明休息了兩天，怎麼還這麼累，難道是感冒了？」平常仗著身體好，一般的小感冒，任慈根本不理它，也沒想到要去看醫生。然而幾天過去了，任慈的症狀愈來愈嚴重，吃止痛藥也沒有效，最慘的時候，還會痛到臉色發白。

老公不顧任慈的反對送她去醫院。「沒事啦，不用大驚小怪！」躺在病床上的任慈仍然嘴硬。

「還逞強，剛剛護理師量體溫，不是還發燒了！前面的檢查都找不出原因，要是沒問題，醫生會說要安排核磁共振嗎？」

原因

椎間盤感染並不常見，比較可能的急性感染是發生於泌尿或婦科方面的感染或治療之後。當微生物透過血管進入椎間盤時，就可能使得椎間盤受到感染。

症狀

臀部、鼠蹊或下腹部感到疼痛難耐，這種疼痛即使休息也無法減輕，並有發燒、發冷、不舒服等症狀。若感染進入脊椎管造成膿瘍，且發生在頸椎及胸椎時，甚至可能會造成下半身麻痺或四肢麻痺。

好發族群

長期服用抗生素、泌尿感染或治療、手術、免疫力低下、營養不良者。

治療方式

1. 先注射抗生素改善急性症狀。
2. 如果感染依舊存在，則必須使用外科手術移除感染源。

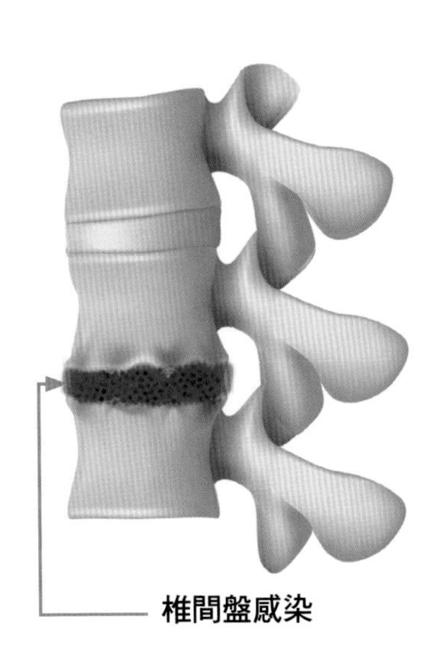

✦危害生命✦

腫瘤

「一年多沒見，子純你怎麼看起來那麼憔悴，是因為你老公生病的關係嗎？」看到許多不曾露臉的熟面孔，君旭不禁回想起陪伴子純多年的老公志成。去年，志成被診斷出癌症，大家還陪著子純掉了不少眼淚。後來聽說已經治好了，只是不知為什麼就沒有人再看過子純來參加活動。

君旭過去詢問近況，這才知道子純的老公已經過世了。

子純說，「其實，之前的癌症是治好了，不知道為什麼後來一直腰痛，當時我們想，筋骨問題就找整脊師處理就好，就這樣治了半年，藥也吃了不少，可是也沒什麼起色，志成還愈來愈瘦……」

君旭納悶：「當時你們沒想說要去看看別科嗎？畢竟也有一點時間了吧……」

「自然是有這麼想過，但是整脊師說用其他治療，會影響他們的療效，連X光也不建議去照……早知道不管他就好了……」子純感嘆地說，「最後，還是那間診所其中一名整脊師看情況不對勁，私底下要我們去照X光再檢查一次，這才讓問題浮現出來。」

君旭問道：「X光片有照出什麼嗎？」

「我們拿去給主要負責的整脊師看，他看不出有什麼問題，但是志成的身體還是每況愈下……後來，我聽朋友說既然是腰酸背痛，還是去看看骨科比較好，就推薦了醫師給我們，那位醫師看了片子之後，要我們去腫瘤科再做詳細的檢查，結果，竟然是癌症轉移到脊髓……」子純神情哀戚地說著。

原因

影響到脊椎骨的腫瘤大部分是轉移性腫瘤，脊椎的脊椎骨或骨髓被腫瘤組織侵蝕之後，脊椎骨會因為難以承受身體的重量而造成壓迫性骨折，如果沒有經過適當的處理，會造成神經壓迫，導致疼痛、癱瘓，甚至危害生命。

症狀

初期幾乎感覺不到有任何症狀，之後可能會出現久久不癒的背痛。

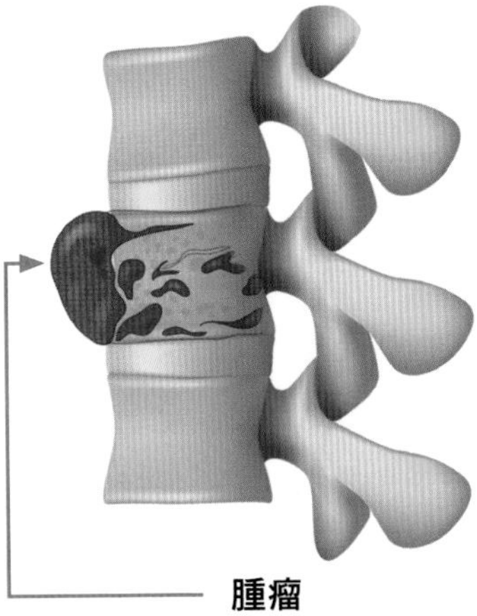

腫瘤

治療方式

以腫瘤型態決定治療方式：

1. 使用化學治療、放射線治療。
2. 使用外科移除手術進行治療。

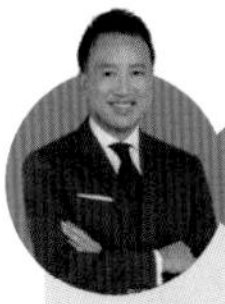

韓醫師私房叮嚀

原因不明的腰背疼痛，不宜冒然接受民俗療法，建議儘早接受專業的醫師診斷，透過X光、核磁共振等精密檢查，確認原因、對症治療，避免延誤病情。

✦ 心理狀態微恙時 ✦

心理引起的背部疼痛

「李教授，你怎麼了？背又痛了哦！」身為研究生的季奇看著表情痛苦的李教授，關心地問道。

「老毛病了，可能是手邊的工作太多，最近又一直坐在研究室裡面，坐太久了啦！」李教授平常除了要教導這些研究生課業之外，還要負責自己研究室的作業，而且最近又因為好友拜託，在外面接了一系列的講座活動，導致工作量突然大增。

「是哦！上次學長介紹教授去做的復健沒有用嗎？您常會腰痠背痛，復健師怎麼說？」季奇說。

「很好啊，每次背痛我都會去，他們說是肌肉太僵硬，拉一拉是有比較好，不過有一次痛得太厲害，我還去找了骨科醫生做檢查。」李教授無奈地接著說，「只是檢查不出什麼問題，吃了些止痛藥以後，症狀就消失了，不過總是斷不了根，實在麻煩。」

「李教授，你有沒有發現，你的背痛好像都是在工作量大增的時候發作，我在想會不會是壓力造成的啊？」季奇問。

「好像也有這個可能，上次骨科醫生也說過，反覆發作的慢性背痛，不排除是心理因素造成，他有建議我轉診去看心理科。只是，我一直覺得自己心理狀態很正常，就沒有去了……」

「現在有很多人都有這種身心症狀啦，不必忌諱，您這麼忙，我這就幫您掛號，明天就去看診！」季奇邊搜尋著醫院電話，邊說道。

原因

長時間或過度的情緒沮喪與憂鬱，是引起心理性下背疼痛最常見的病源。一般來說，醫師需要詳細研究患者的病史，才能確切判斷是否為心因性的背痛。

症狀

背與腰部感到疼痛、僵硬，透過復健或藥物治療就能恢復，但會反覆發作。

好發族群

任何人、心理壓力大者。

治療方式

透過復健或藥物治療便能改善症狀，如果醫師判斷是心理因素造成，建議轉診身心科，才能根治。

✦ 任何人都有可能發作 ✦

脊椎退化性關節炎（軟骨壞死）

原因

在關節傷害之中，最麻煩的就是軟骨（Cartilage）受傷。光滑、健康的軟骨對身體的重要性非比尋常。位在骨頭尖端的軟骨，可說是最佳的海綿，除了能夠承受壓力之外，還能夠吸收壓力。但是，軟骨會慢慢壞死而失去原本的作用，一旦骨頭與骨頭之間少了正常軟骨的緩衝功能，活動時就等於骨頭與骨頭直接摩擦。且因為軟骨重生是非常有限的，受損後無法治癒，因此，軟骨的死亡可以說是最嚴重的關節受傷！

症狀

初期關節炎（軟骨壞死10%）只有運動過多會疼痛腫脹或僵硬；中期關節炎時（軟骨壞死30%）連一般日常活動也會有上述症狀；而更嚴重時（軟骨壞死超過30%）連晚上睡覺也會疼痛。

好發族群

任何人都有可能，且受過傷的病患會加速變化成後期關節炎。

治療方式

1. 使用消炎藥物消炎。
2. 透過冰敷消炎。
3. 避免加重症狀的動作。
4. 徒手物理治療改善脊椎組織的延展性。
5. 強化背部肌肉運動。
6. 使用自體軟骨再生細胞激素注射（瑞尖細胞激素療法）。
7. 使用自體軟骨再生脂肪基質細胞注射（銳凱脂肪基質細胞再生療法）。
8. 開刀（只有物理、藥物療法失效時才使用），通常是復健持續 1 年以上沒有改善才會考慮進行。

正常脊椎

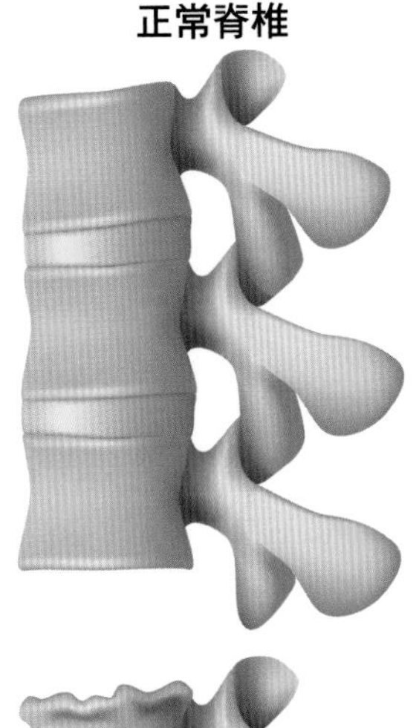

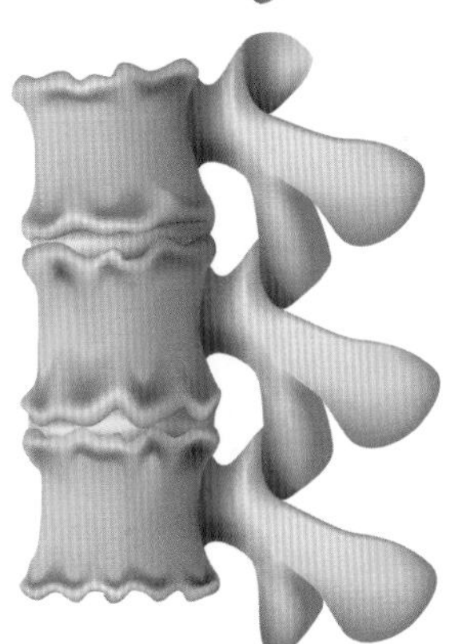

退化性關節炎

韓醫師私房叮嚀

先使用自體再生療法加上肌肉、肌腱強化及徒手治療後無效，才考慮建議接受人工關節置換手術。盡量避免手術，以免增加不必要的感染風險。椎間盤死亡是持續性的且只會越來越嚴重，越早使用再生技術注射才能避免手術，且能夠繼續您的日常活動，包括運動。

除了開刀你還能做什麼？
韓偉醫師的肌肉、皮膚、
神經、軟骨再生密碼

[肩關節常見問題]

肩關節是人體最靈活的關節，但靈活度也增加了受傷的可能性，而且肩關節疼痛常被忽視，延誤診療可能導致肩關節慢性症狀，或其他併發症（如肌腱完全裂傷或關節炎），進而需要手術，早期診斷、及時藥物治療與物理治療可預防此類併發症。

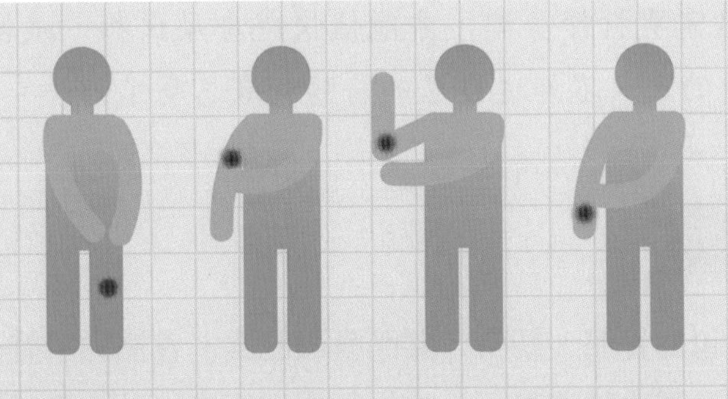

◆ 長時間高舉手臂 ◆

滑囊發炎

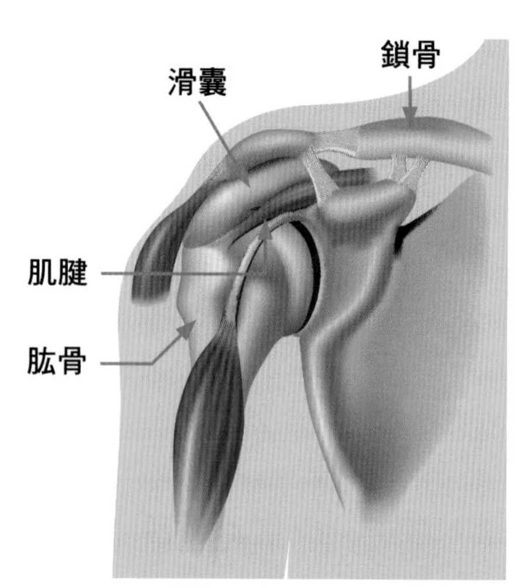

肩關節骨骼、肌肉介紹

崇其和妻子最近好事成雙，不但迎來了兩人的第二個寶寶，還為了兩個孩子，果斷決定換了一間更大的房子，只為了孩子長大之後能夠住在更寬敞舒適的環境，也讓孩子可以距離學校近一些。而舊有的房子，崇其和妻子決定要自己油漆一番，然後出租給其他人，多少貼補一些房貸壓力。

週末六日，崇其拜託好友跟他一起前往舊房子油漆，兩人已經連續趕工好幾天了，就是希望可以趕在這個禮拜完成工作。這一天，崇其覺得自己的肩膀使用起來格外吃力，每一個動作都覺得肩膀卡卡的，還有一點發酸發痛，手舉超過肩膀高度時更加明顯。崇其猶豫著要不要先休息一下，但是就只差一點點就可以完成油漆的工作了，除了油漆之外，還需要打掃房間，才能儘快將房屋出租，減輕房貸的壓力，更令人煩躁的是，不知道自己的肩膀到底怎麼了……。

原因

肩關節包括骨骼、韌帶、關節囊與肌腱。骨骼與肌腱互相接觸的結構之間，含有一種「黏液囊」，作用類似緩衝墊。黏液囊裡含有一些油狀的液體，主要能減輕肌腱與骨骼在活動時產生的摩擦，讓肩膀彎曲、伸展和轉動時能正常動作。

當黏液囊受到重複刺激或急性外傷時，會產生許多液體來保護受傷的關節，而過量的黏液聚集，會造成黏液囊腫大發炎，導致關節腫脹與疼痛。重複性地將手臂抬舉過肩膀高度，例如打高爾夫球、打網球、投球、塗油漆、提行李或駕車時，肌腱與黏液囊會不斷受到上方的骨肩峰擠壓，是造成肩部黏液囊發炎最常見的原因。

此外，有些人天生骨骼與肌腱之間的縫隙較狹窄，或是骨骼下方骨刺往下突出，也容易使黏液囊受刺激而發炎。

症狀

肩關節上方感到疼痛、卡卡的感覺，無法舉高，轉動手臂與肩周時隱隱作痛。應讓肩膀多休息，停止動作時，肩關節僵硬與疼痛便會消失。如果不經適當治療，肩關節會愈來愈僵硬，甚至影響日常生活行動。

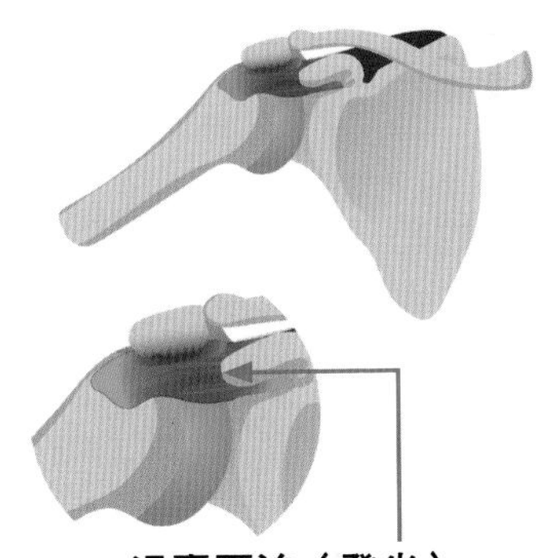

滑囊壓迫（發炎）

好發族群

油漆工、農夫，打高爾夫球、打網球、投球、提行李者或長時間駕車的駕駛者。

治療方式

1. 避免將手臂抬舉過肩膀高度，避免加重發炎症狀。
2. 利用冰敷消炎消腫。

3. 患部盡量休息或固定。
4. 利用徒手物理治療減輕活動發炎的關節，避免關節僵硬。
5. 使用脈衝音波激活療法。
6. 利用超音波物理治療減輕黏液囊發炎的症狀。
7. 可注射類固醇治療，但以三次為限。
8. 變成慢性發炎時，透過關節鏡手術，將黏液囊完全清除。

韓醫師私房叮嚀

抬舉肩膀感到不適的時候，應適當休息。手舉高過肩膀的時間不宜超過30分鐘。

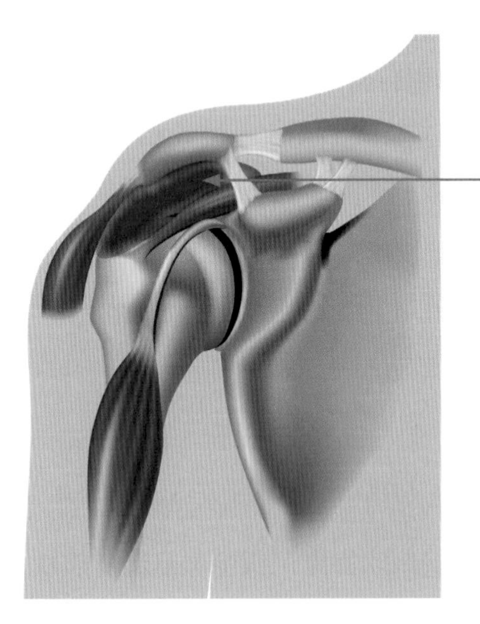

✦ 慢性發炎 ✦

肌腱炎（肌腱鈣化）

這個週末的天氣風和日麗，正啟帶著家人一起到山間露營了兩日。美好的時光總是過得特別快，露營結束後正啟剛想把營帳收起來時，右手才抬高便感到一陣疼痛。「怎麼又來了？」正啟的妻子看到，關心地說。其實就在露營前一個禮拜，正啟手一抬高就出問題，當時覺得肩膀怪怪的，他跟妻子抱怨了一下。但只是卡住了一下，正啟覺得應該是太累，休息一下就好，並沒有放在心上。沒想到結果越來越嚴重，現在只要一抬高肩膀就會痛，連收營帳也是忍痛才完成。

妻子覺得蠻嚴重的，建議正啟趕快去看醫生。在醫師仔細的問診下，正啟才想到，原來肩膀越來越嚴重的原因，源自於半年前出差時，在開車途中老闆突然打電話給他，他急著伸手拿手機，在急轉的瞬間，肩膀肌腱就拉傷了。

原因

肩膀的肌腱有時候會因為損傷或其他不明原因，造成肌腱慢性發炎，引起鈣化物的沉澱。堆積的鈣化物會刺穿肌腱，造成肌腱部分斷裂，引起疼痛症狀。

症狀

抬舉肩膀時感到痠痛是鈣化肌腱炎的主要症狀，患者通常無法明確指出哪裡最痛，但是在肩膀抬轉到特定角度時會產生劇烈的疼痛。有些患者活動肩膀時感到卡卡的、使不上力；也有患者抬肩膀抬到一半會覺得被卡住，但還是可以繼續往上抬。

好發族群

家庭主婦，打高爾夫球、打網球、投球者，油漆工等常需要舉抬肩膀的人。

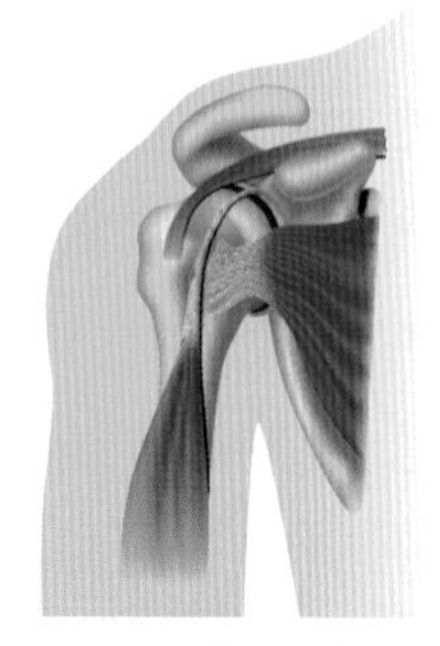
正常肌腱

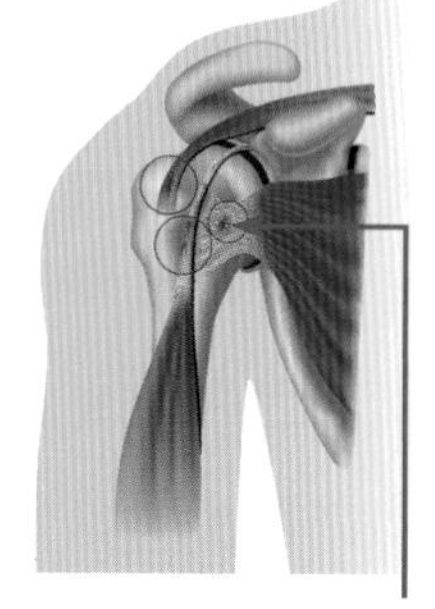
肌腱發炎

治療方式

1. 利用伸展運動，避免關節僵硬。
2. 使用超音波、冰敷消炎消腫。
3. 利用徒手物理治療，加強復健效果。
4. 使用脈衝音波激活療法。
5. 可注射類固醇治療，但以 2 次為限，避免肌腱脆化。
6. 使用自體再生細胞激素注射（艾凱再生因子療法）。
7. 如果鈣化引起的不適症狀持續 2 年，且上述治療皆失敗，才考慮動手術切除鈣化部位。

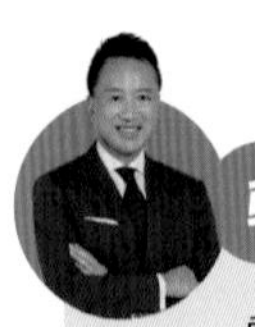

韓醫師私房叮嚀

震波治療對鈣化效果有限。

◆ 老年人的隱形殺手 ◆

旋轉肌腱全斷裂

袁奶奶的孫女在北部打拼事業，每天都加班到三更半夜，非常辛苦。前幾天，孫女跟袁奶奶說自己好不容易有幾天的假期，希望袁奶奶可以來北部住幾天，要帶袁奶奶在北部好好玩一玩。袁奶奶非常開心，馬上準備了好多孫女愛吃的東西，把空蕩蕩的行李箱塞得滿滿的，希望孫女可以吃到自己做的食物。

幸好在高鐵上，有非常熱心的工作人員幫袁奶奶提行李，但問題就出在離開高鐵之後的一小段路上，袁奶奶原本覺得自己可以慢慢拉行李箱，沒想到才拉了一下，就覺得右邊肩膀不妙！接下來整條手臂突然間像消了氣的氣球，完全使不上力，動是還能動，但就是沒力，試了好幾次，就是拉不動行李……「怎麼回事？用力不對嗎？怎麼沒有力氣？」袁奶奶越想心裡越慌張。

原因

擠壓、退化、長期慢性發炎、急性創傷而導致旋轉肌腱慢性發炎，進而引起肌腱部分或全部斷裂。一般來說，由於肌腱退化，年紀愈大的患者，愈容易發生肌腱完全斷裂的情況，特別是常見於60歲以上老人因跌倒、拉東西、搬重物而發生。

症狀

患部感到疼痛、肌力減弱、肩膀無力、肩膀喪失正常的活動度，也有的年長者不一定會感到疼痛。

好發族群

老年人、運動選手。

治療方式

1. 利用伸展運動，避免關節僵硬。
2. 使用超音波、冰敷消炎消腫。
3. 利用徒手物理治療，加強復健效果。
4. 可注射類固醇治療，但以 2 次為限，避免肌腱更脆化。
5. 如果上述治療皆失敗，才考慮動手術。

Dr. 韓骨科小教室

五十肩

俗稱的五十肩，即為旋轉肌腱疾病的統稱，範圍函蓋了黏液囊發炎、肌腱鈣化、肌腱完全斷裂等多種肩部疼痛疾病。並非50歲以上的人才會有五十肩，年輕人也有可能發生。

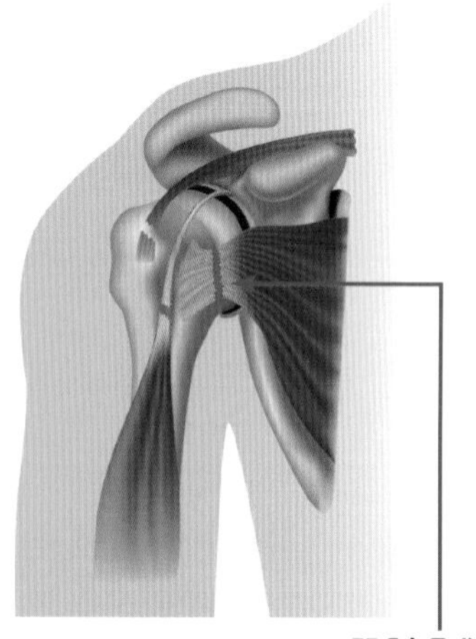

✦ 容易二次傷害 ✦

肩關節脫臼（肱關節）

俊穎扶著一臉痛苦的家揚衝進醫院急診室，邊跑邊大喊：「醫生！你趕快過來看看，他的手斷掉了啦！」

「別急，發生了什麼事？」一旁的護理師走過來詢問。

家揚虛弱地回答：「剛才我們正在打排球比賽，我在網下守著，希望可以接住對方的殺球，沒想到對手的塊頭非常大，殺球也非常強勁，但我還是想要阻擋。沒想到重心一個不穩，眼看就要跌倒，直覺用手撐地，想穩住身體，結果……」

俊穎不等家揚講完就插話：「結果他突然大叫，整個右肩都動不了，一碰就叫痛！他是不是要開刀啊？」

原因

肩關節是由關節囊、韌帶、與關節盂緣等組織所固定。當這些組織因為過度拉扯受傷而斷裂時，肱骨頭就會向關節盂的前方或下方「彈脫」出來，造成肩關節脫臼。而外傷所引起的肩關節脫臼，很容易形成重複性的肩關節脫臼。

症狀

肱骨被卡在肩胛骨前方或後方無法活動，即使是小小的動作，也會導致患部產生劇烈疼痛，不能移動肩膀。且肩關節無法正常活動，有明顯變形，變得平平的。

好發族群

運動選手、籃球選手、摔角選手、跌倒者、工人，特別是從事危險性工作者，例如蓋房子、修電線。

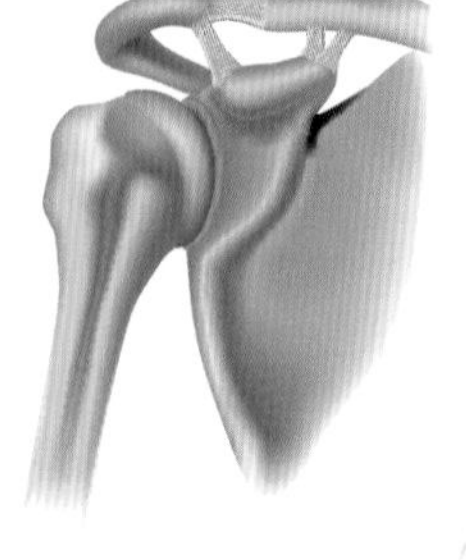
正常肩關節

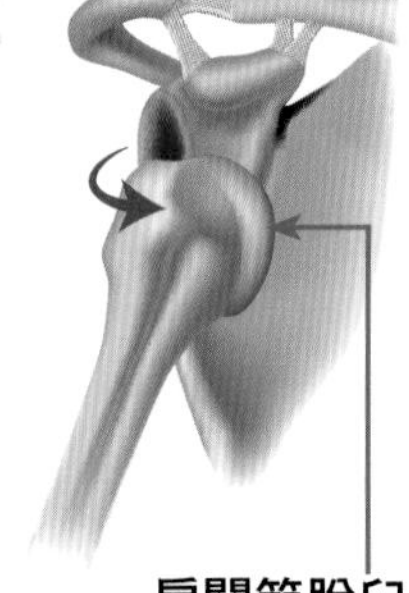
肩關節脫臼

治療方式

1. 立即復位。
2. 使用冰敷消炎。
3. 使用固定器 2 個月，促進軟組織癒合。
4. 使用藥物消炎。
5. 4 週後，開始肌肉強化運動復健。
6. 利用徒手物理治療強化復健效果。
7. 重複性脫臼 2 次以上，可使用關節鏡關節固定手術，預防再度受傷。

韓醫師私房叮嚀

外傷很容易造成重複性肩關節脫臼，治療能減少脫臼的機率，但是一旦肩關節再次受到強力或不正常動作的衝擊，肩關節很容易就會再次脫臼。這是因為首次脫臼時，肩關節韌帶和關節盂已經被過度拉扯撕裂。這種撕裂不易經由物理治療達到完全癒合，因而讓脫臼反複發生，成為重複性肩關節脫臼。此時建議患者進行關節鏡關節固定手術，以穩定關節，防止再度受傷或脫臼。

有時脫臼會伴隨骨折，如果不注意可能更麻煩。若在郊區時脫臼，有時同行者會嘗試幫患者復位，若試一、二次都沒效，就不該再試，不然除了脫臼外還可能骨折，應該要照 X 光確定，以免造成二次傷害。

✦ 跌倒要注意 ✦

肩峰鎖骨關節脫臼

這個禮拜週末，家嘉打算邀請三五好友前來家裡聚餐，因為其中一個好友準備要結婚了，大家都非常開心，希望幫他打造一個完美的婚禮，也趁著這個機會讓大家聚在一起。

因為聚餐的人數眾多，家嘉決定騎車前往超市採買一番，準備大展身手，讓好友們嚐嚐自己的拿手料理。家嘉正騎在前往超市的路上，心中盤算著等一下要買蔬菜、牛肉，可能還要買一些漂亮的蛋糕慶祝……就在這個時候，一輛汽車突然疾速迎面而來，家嘉匆忙之中使盡全力避開，機車一失衡，往路旁的行道樹衝去，家嘉身體的一側也撞了上去！

路邊的熱心民眾急忙扶起家嘉察看傷勢，家嘉右肩上端有明顯的出血與腫脹，輕輕觸碰患部就會引起劇痛，還在家嘉肩峰鎖骨關節處摸到凹陷，鎖骨位置變形明顯。家嘉覺得很害怕，忍不住喃喃自語道：「不會是脫臼吧！」

原因

肩峰鎖骨關節可能因為外力傷害而造成不同程度的扭傷。輕度扭傷時，可能只有輕微的腫痛；韌帶撕裂的二級扭傷時，可能會摸到關節處的凹陷；最嚴重的三級扭傷，則會造成韌帶斷裂，並使肩峰與鎖骨分離而脫臼。

症狀

稍微移動或觸碰就會感到劇痛，無法移動肩膀，鎖骨關節有明顯變形，可以摸到凹陷。

好發族群

各種年齡、族群，只要跌倒都有可能發生，尤以單車族、機車騎士、老年人最為常見。

治療方式

1. 使用冰敷消炎。
2. 固定患部休息至少四週。
3. 使用藥物消炎。
4. 休息四週後，利用旋轉肌肉強化運動，強化肌肉。
3. 透過徒手物理治療，提高復健效果。

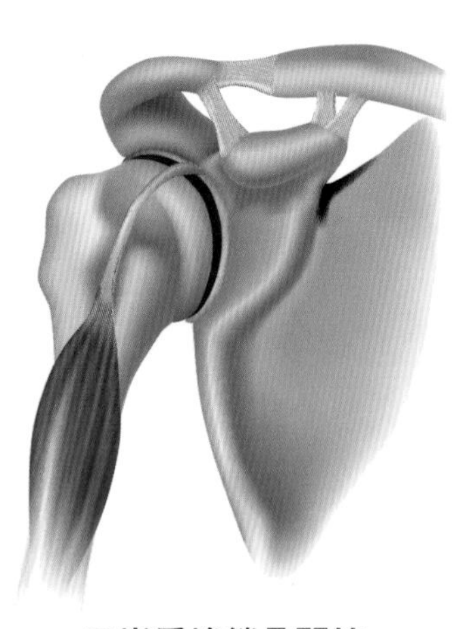
正常肩峰鎖骨關節

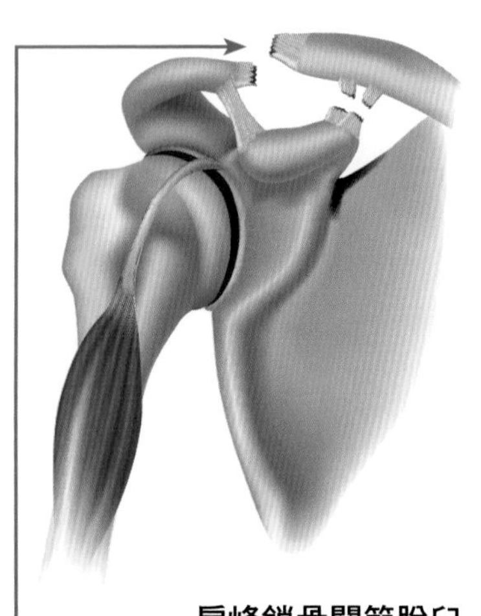
肩峰鎖骨關節脫臼

◆ 外力衝擊 ◆

鎖骨骨折

駿水爺爺雖然已經70多歲了，可是身體還是十分勇健，平常總愛騎著單車四處逛。這一天，是駿水爺爺老伴的忌日。每年的這個日子，駿水爺爺總是格外沉默，他會默默地在一大早出門，騎著那台當年他載著妻子一起出遊的單車，前往附近的菜市場買幾樣妻子愛吃的小菜，然後再坐車到墓園裡為妻子掃墓。

今年的駿水爺爺一如往常，準備前往菜市場買幾樣小菜，路程雖不遠，但剛好遇到週末車潮，駿水爺爺一沒注意就與汽車擦撞摔倒。雖然只是擦撞，但駿水爺爺重心不穩，跌倒時身體右邊先著地，造成臉上及右半邊手腳多處擦傷，右肩部疼痛不已，也沒力舉起手臂。醫生經X光檢查確認是肩部鎖骨中段骨折，駿水爺爺一邊摸著被固定器包住的右肩，一邊說：「還好不用開刀，真是不幸中的大幸……」

原因

鎖骨是連接手臂與身體間的骨性支架，由於位於皮下，容易因為外力作用發生骨折，由高處跌下、跌倒或直接撞擊是造成鎖骨骨折的主要原因。

症狀

受傷的部位感到劇烈疼痛，進而無法移動手臂，受創部位附近會有明顯的腫脹，勉強移動肩膀關節時，有時會聽到鎖骨骨頭的摩擦聲響。

好發族群

各種年齡、族群，只要跌倒都有可能發生，尤以單車族、機車騎士、老年人最為常見。

治療方式

1. 使用藥物止痛消炎。
2. 使用固定器固定患部至少 2 個月。

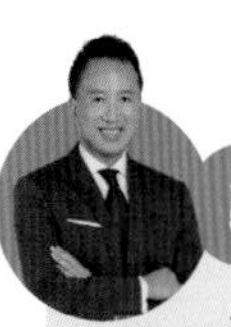

韓醫師私房叮嚀

這類骨折通常會自行癒合，也不會產生其他併發症，不需要開刀。

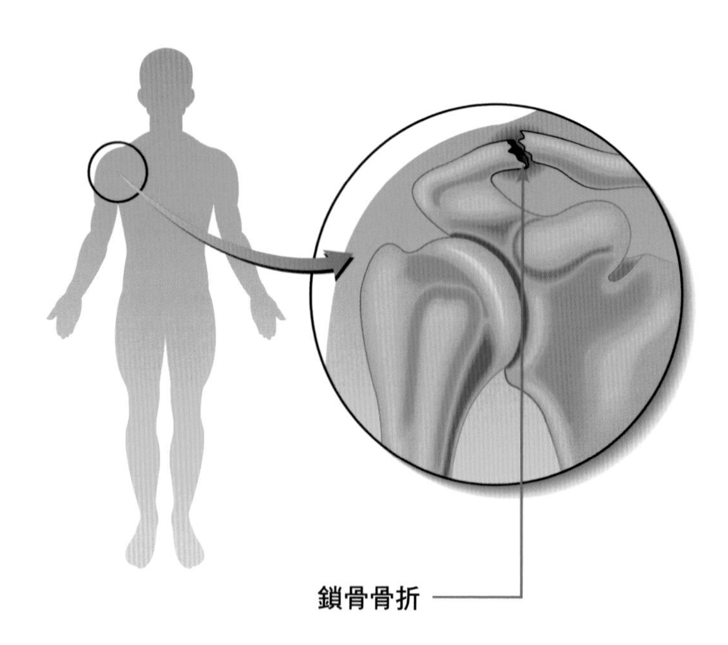

✦ 手掌著地的時候 ✦

肱骨骨折

大考將近，高三的嘉琪每天都埋頭在書海當中，希望可以把握高三最後的黃金衝刺期，為自己拚出一個好將來。這一天雖然是週末假日，但用功的嘉琪還是決定前往學校附近的圖書館，她跟好友相約在那裡一起讀書，嘉琪也有一些不會的題目想要跟好友討論看看。正準備過馬路時，嘉琪沒注意到紅綠燈號誌的變換，一轉身的瞬間，不小心跟後面的男子撞個正著！

跌倒瞬間，她直覺地以手撐住地面，想避免身體摔倒，結果還是支撐不住，整個人跌坐在地上。路人紛紛圍了過來，嘉琪想站起來，但卻感到左手不對勁，方才跌倒時，從手肘到手上臂的一陣熱辣已經化為明顯的腫痛、發紅，左手非常疼痛，使不上力。嘉琪看著自己的左手，只有指頭能夠微幅動一動，完全沒辦法抓握……。

原因

肱骨位於上臂，又稱上臂骨，肱骨上端呈半球型的肱骨頭與肩胛骨有關節相接，這個部位最容易受到外力衝擊，造成骨折。此種骨折常見於年長者，跌倒時以手掌撐地時就有可能發生。

症狀

患臂腫痛、有明顯的壓痛，手臂無法使力握拳。

好發族群

各種年齡、族群，只要跌倒都有可能發生，尤以單車族、機車騎士、老年人最為常見。

治療方式

1. 用藥物止痛消炎。
2. 如果骨折沒有嚴重離位，可使用固定器、護肩帶固定骨折部位至少 3 個月。
3. 如果是較年輕的患者或是肱骨斷裂成數小段，為了避免固定患部時，肌肉大幅度萎縮，有需要提早開刀治療。

韓醫師私房叮嚀

傷口復原需要消耗掉許多蛋白質，因此要補充肉類等蛋白質，就算傷者是年輕人也一樣要補充。

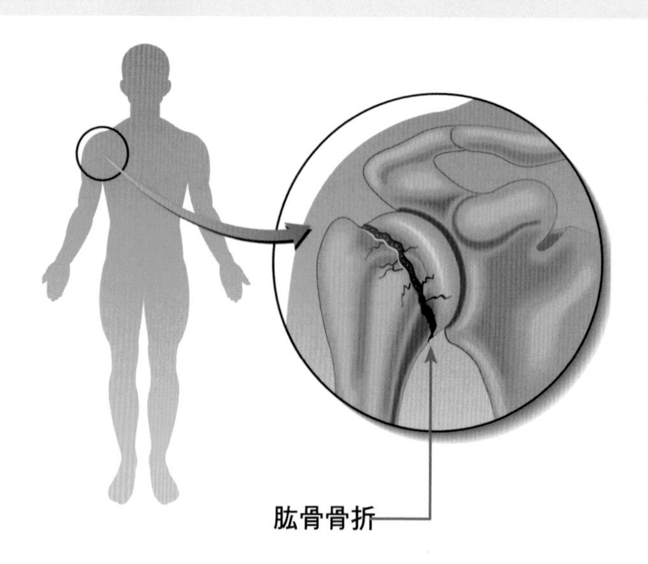

✦ 任何人都有可能發作 ✦

肩部退化性關節炎（軟骨壞死）

原因

在關節傷害之中，最麻煩的就是軟骨（Cartilage）受傷。光滑、健康的軟骨對身體的重要性非比尋常。位在骨頭尖端的軟骨，可說是最佳的海綿，除了能夠承受壓力之外，還能夠吸收壓力。但是，軟骨會慢慢壞死而失去原本的作用，一旦骨頭與骨頭之間少了正常軟骨的緩衝功能，活動時就等於骨頭與骨頭直接摩擦。且因為軟骨重生是非常有限的，受損後無法治癒，因此，軟骨的死亡可以說是最嚴重的關節受傷！

症狀

初期關節炎（軟骨壞死10%）只有運動過多會疼痛腫脹或僵硬；中期關節炎（軟骨壞死30%）連日常活動時也會有上述症狀；而更嚴重時（軟骨壞死超過30%）連晚上睡覺也會疼痛。

好發族群

任何人都有可能，且受過傷的病患會加速變化成後期關節炎。

治療方式

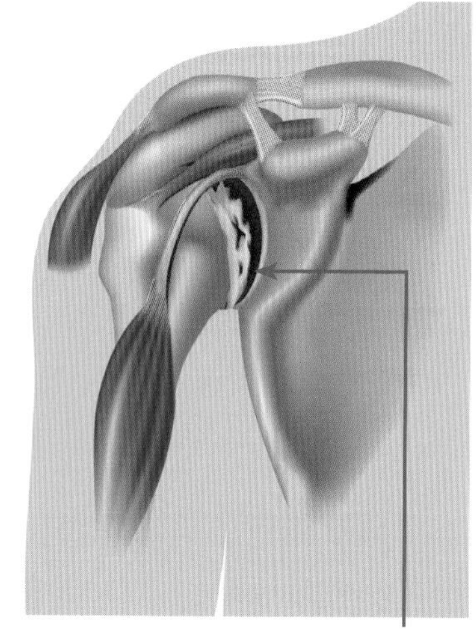

❶ 使用消炎藥物消炎。
❷ 透過冰敷消炎。
❸ 避免加重症狀的動作。
❹ 徒手物理治療改善肩關節的伸展度。
❺ 強化肩前方、後方、外側肌肉。
❻ 使用自體軟骨再生細胞激素注射（瑞尖細胞激素療法）。
❼ 使用自體軟骨再生脂肪基質細胞注射（銳凱脂肪基質細胞再生療法）。
❽ 開刀（只有物理、藥物療法失效時才使用），通常是復健持續 1 年以上沒有改善才會考慮進行。

韓醫師私房叮嚀

先使用自體再生療法加上肌肉、肌腱強化及徒手治療後無效，才考慮建議接受人工關節置換手術。盡量避免手術，以免增加不必要的感染風險，也不建議做所謂的關節鏡滑膜清創（美國骨科醫學協會AAOS認定為暫時性療法，無軟骨再生效果）。

軟骨死亡是持續性的且只會越來越嚴重，越早使用再生技術注射才能避免手術，且能夠繼續您的日常活動，包括運動。

[手肘關節常見問題]

手肘擔負連接肩膀與手臂的重任，可以彎曲旋轉，從事日常活動如開門、飲食或書寫等動作。過度或不正常的壓迫都會傷害手肘關節，若手肘失去功能，可能導致嚴重殘障而影響生活。

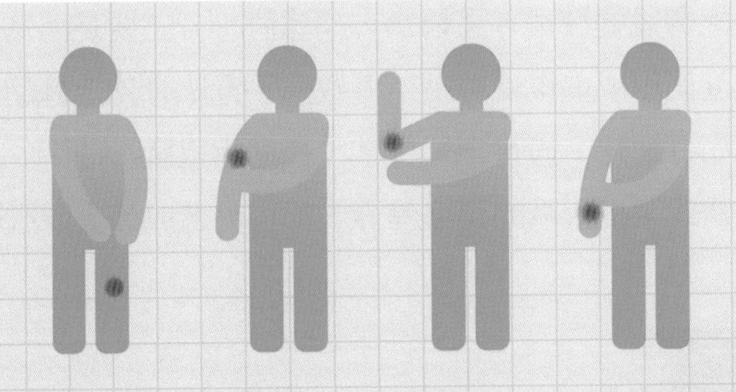

◆ 網球肘 ◆

外上髁肌腱發炎

年關將近，在航運公司擔任會計人員的淑貞，已經連續加班了好幾週，不少同事在電腦前一坐就超過10小時以上，趕著結算作業的淑貞也不例外，有時甚至直接睡在公司。

忙碌的結算工作告一段落後，淑貞請假去看醫師。其實這一陣子，她一直感覺慣用手怪怪的，手肘外側痠痛持續了一段時間，雖然她最近常跑去國術館找師父報到，但疼痛依然持續不斷。

「大概最近真的太累了，右手越來越容易痠痛，程度也越來越嚴重，手肘外側總是感覺熱熱、痛痛的，有點像運動過度，但更痛，更使不上力，連提起L夾都沒力！」淑貞指著腫脹的手肘問醫生：「國術館的師父說這很像網球肘，真的嗎？」

原因

肱骨外上髁肌腱發炎，又稱為「網球肘」。主要是因為手腕伸肌肌群使用不當、過度使用或重複受重壓，導致前手臂肱骨外上髁的肌腱組織受損發炎引起。例如打網球、搬行李、打字、長期用電腦、油漆、長時間抱小孩、反覆搓洗衣物或手提太重的菜籃等等，都容易造成外上髁肌腱發炎。

症狀

手肘外側疼痛腫脹，有明顯壓痛點，甚至會擴散到前臂，在拿重物、擰毛巾時會有明顯痛感。

好發族群

家庭主婦、廚師、長期電腦工作者、長期打字者、持搖桿的電玩玩家、持拍運動者。

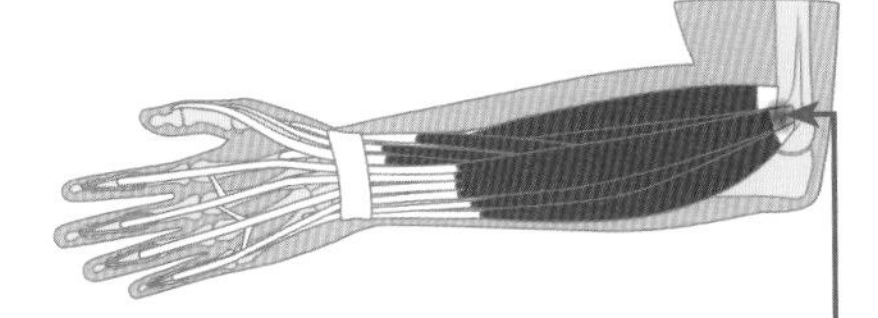

外側肌腱發炎（網球肘）

治療方式

1. 避免會加重症狀的動作。
2. 使用網球肘帶，減少肌腱附著處的壓力。
3. 透過強化、伸展運動，防止肌肉萎縮並減少僵硬、疤痕組織產生。
4. 利用提腕運動，讓關節肌力恢復正常。
5. 利用手腕伸展運動，讓關節活動度恢復正常。
6. 使用消炎性藥物，減輕發炎。
7. 透過徒手物理治療，讓患部獲得舒展。
8. 利用超音波與冰敷，減輕發炎。
9. 症狀嚴重的患者可以注射類固醇減輕發炎，但以 2 次為限，避免肌腱脆化。
10. 使用脈衝音波激活療法。
11. 使用自體再生細胞激素注射（艾凱再生因子療法）。

韓醫師私房叮嚀

正確使用網球肘帶，能有效幫助復原。網球肘患者連開門、開車等日常動作都會加重症狀，只有在睡覺、洗澡時，才能停止使用網球肘帶。

✦ 高爾夫球肘 ✦

內上髁肌腱炎

品然從國中時期就非常愛漂亮，對於美髮、化妝等等可以變化自己外貌的技術非常感興趣，高中時間順利考入心儀的美容美髮科，後來也繼續研究相關的技術。在經過漫長的學習與磨練之後，今年，品然終於完成人生中的一大目標——開一間專屬於自己的美髮店。

雖然開一家屬於自己的店面非常辛苦，從行銷到美髮，全部都要自己來，但品然也終於熬出頭了，讓自己的美髮店逐漸成為附近熟客口耳相傳的店家，每天有剪不完的頭和洗不完的頭。

在過年前的旺季過後，好不容易可以放假的品然感到右手臂內側一直到腕部都隱隱痠痛，手臂似乎還有點腫腫的。品然本來不以為意，直到連抓剪刀都會發抖，手臂一陣痠軟脫力，這才想到是不是最近客人太多，自己一直都在使用手腕。而且昨天晚上拿筷子吃飯的時候也痛得不行……。

原因

症狀類似網球肘的肱骨內上髁炎，又稱為「高爾夫球肘」。主要是因為手腕屈肌、旋前肌使用不當或過度使用，導致前手臂肱骨內上髁的肌腱組織受損發炎引起。由於肌腱附著於肘部內側，所以手肘與肌腱連接的部位容易產生疼痛的症狀。

打高爾夫球時揮桿過猛、投球、殺球，或是從事需要反覆使用前臂及手腕的活動，都容易引發症狀。

症狀

手肘之內側疼痛腫脹，有明顯壓痛點，手腕用力屈曲、用手抓物品或握拳時會產生痛感加劇，難以施力。

好發族群

木工、美髮師、家庭主婦、廚師、持搖桿的電玩玩家及熱愛高爾夫球、羽球、網球、保齡球等運動者。

治療方式

1. 避免會加重症狀的動作。
2. 使用網球肘帶，減少肌腱附著處的壓力。
3. 透過強化、伸展運動，防止肌肉萎縮並減少僵硬、疤痕組織產生。
4. 利用曲腕運動，讓關節肌力恢復正常。
5. 利用手腕伸展運動，讓關節活動度恢復正常。
6. 使用消炎性藥物，減輕發炎。
7. 透過徒手物理治療，讓患部獲得舒展。
8. 利用超音波與冰敷，減輕發炎。
9. 症狀嚴重的患者可以注射類固醇減輕發炎，但以 2 次為限，避免肌腱脆化。
10. 使用脈衝音波激活療法。
11. 使用自體再生細胞激素注射（艾凱再生因子療法）。

韓醫師私房叮嚀

正確使用網球肘帶，能有效幫助復原。高爾夫球肘與網球肘類似，患者連開門、開車等日常動作都會加重症狀，只有在睡覺、洗澡時，才能停止使用網球肘帶。

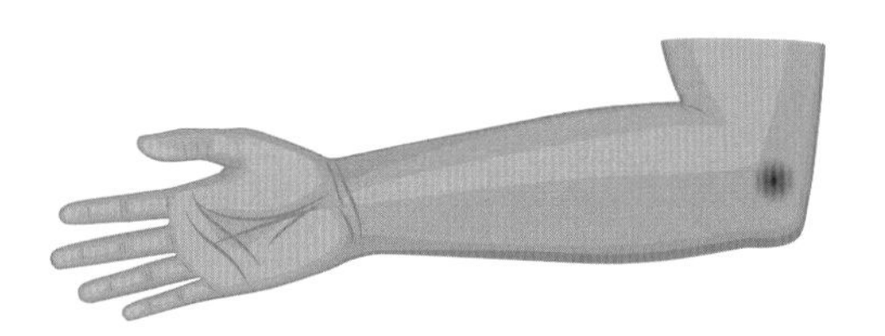

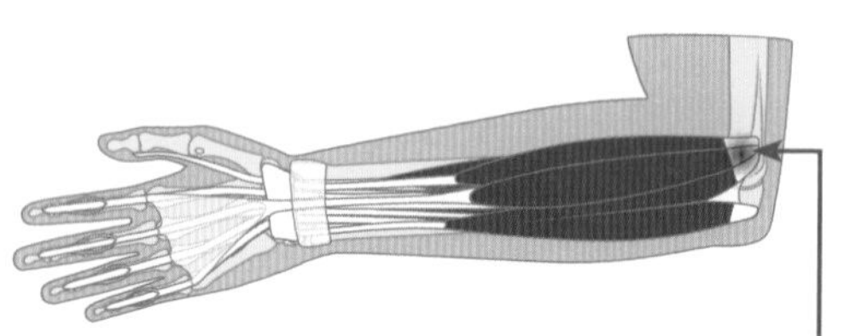

內側肌腱發炎（高爾夫球肘）

◆學生肘◆

鷹嘴突滑囊炎

這個週末假日，柏成要去參加高中的同學會。跟同學們已經有二十多年沒有見面了，柏成的心情是既期待又怕受傷害。到了同學會的現場，柏成遠遠看到以前的一位老友，興奮地走過去打招呼，兩人相談甚歡，閒聊起自己的工作。柏成提到自己現在是一位高中老師，好友瞥見柏成手肘關節後方有個圓形的突起物，有乒乓球那麼大。

「柏成，你手肘上有個突起的腫脹，你知道嗎？」好友關心地問。

「你說這個啊，好久了哦，反正不會痛，我也就沒管它，你看，它還會跑來跑去，還會變大變小呢！」柏成邊說，還邊以手指壓按腫脹示範，隨即想到剛剛好友說自己是護理師，看他欲言又止的模樣，柏成這才忍不住擔心了起來。

原因

位於手肘關節後方（尺骨鷹嘴部位）的黏液囊，充滿透明的潤滑液體，它是用來減輕骨骼與皮膚在活動時產生摩擦的緩衝墊，能讓皮膚在關節處滑動，使手肘彎曲、伸展和轉動時正常動作。

如果黏液囊一再受摩擦，例如以手肘頂撞桌面，或是受外傷、細菌感染，就會產生許多的液體，而過量黏液聚集會造成黏液囊腫大發炎，導致關節腫脹與疼痛。

長期性的黏液囊刺激，在囊內會產生疤痕組織和腫大，且可能不會完全消除。尤其是風溼性關節炎與痛風性關節炎的患者，比較容易罹患鷹嘴突黏液囊炎。

症狀

肘尖通常會出現不痛的圓形腫脹，大小不一，腫疱可以移動，壓按會有波動感，感染後會感到紅腫與疼痛，腫疱太大時會影響手肘關節的活動。

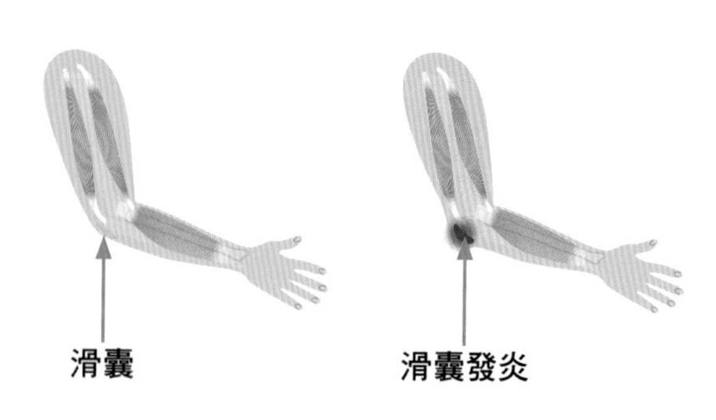

好發族群

文書工作者、老師、學生、匍匐前進的軍人、排球選手、足球守門員等手肘常受到衝撞的人。

治療方式

1. 手肘加上彈性繃帶壓住滑囊，減輕腫脹。
2. 使用保護墊保護手肘患部。
3. 症狀嚴重的患者可以注射類固醇減輕發炎。
4. 使用脈衝音波激活療法。
5. 滑囊炎已演變為慢性時，才考慮抽取黏液囊黏液。
6. 上述各種治療效果不佳或反覆發作時，才考慮以手術完全將黏液囊清除。

韓醫師私房叮嚀

如果持續腫脹，或是一而再、再而三復發時，應找醫師進一步診斷與治療。

✦ 肘隧道症候群 ✦

尺神經炎（尺神經壞死）

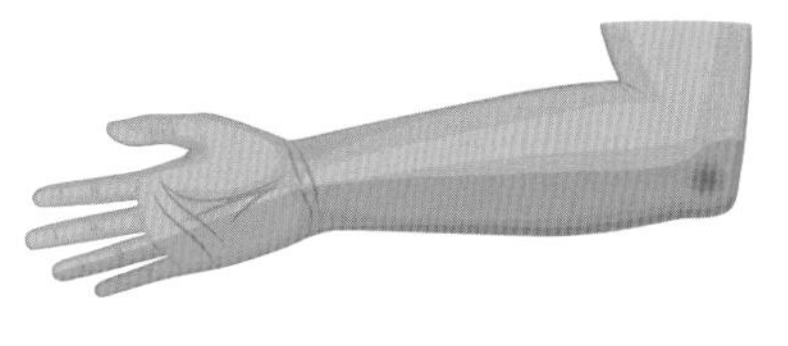

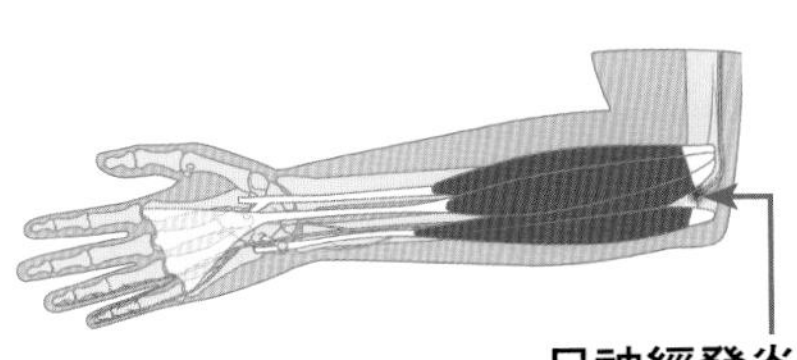

尺神經發炎

「這個軟體應該要重新設計……你應該要先去……」銘士掛斷了一通講了30分鐘的電話，彎曲的手肘終於可以放下休息了。銘士來到公司擔任電腦工程師已經四年了，每天都非常忙碌，最近又有一個大案子要處理，還需要教導新來的組員，工作量暴增，使用手肘的頻率也不斷增加。

下班之後，銘士不自覺地反覆收縮拳頭，一起聚餐的好友隨口一問才知道他的煩惱。「最近常常感覺小指、無名指痠痠麻麻，還帶有微微的刺痛感，有點像是枕著手睡午覺起來後，手臂發麻的狀況。剛開始覺得沒什麼，但已經很久了，症狀都沒有改善，有時候連肩膀、脖子都會有麻麻的感覺……」銘士憂慮地說，「不是說手麻可能是中風的前兆嗎？還是我想太多？但心裡總是感覺怪怪的……」

原因

尺神經炎又稱為肘隧道症候群，是上肢常見的神經壓迫症之一。尺神經位於手肘內側，當神經受到外傷或壓迫時，例如球場上的直接撞擊，或者長期以肘關節做支撐、彎曲手肘時，造成的刺激就有可能形成尺神經發炎。

症狀

首先出現的症狀是小指與無名指感到發麻、刺痛，麻痺的感覺可以往上放射到肩膀或頸部。如果症狀持續惡化，可能造成手掌肌力減弱、萎縮，甚至影響到平常的活動，例如無力擰毛巾或轉動門把困難等等。

好發族群

常接電話的客服人員、上班族、電腦工程師、職業棒球投手。

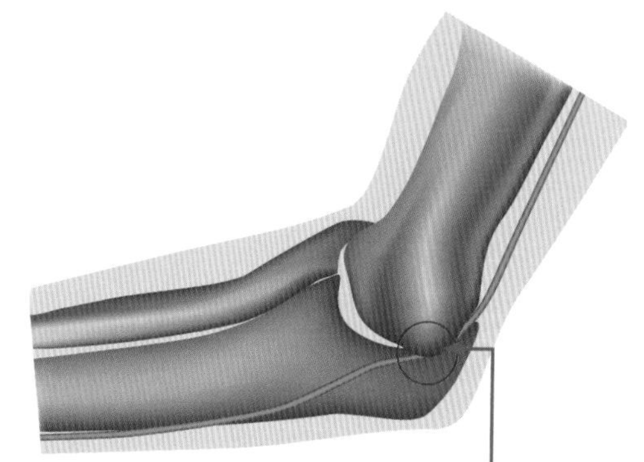

治療方式

1. 利用矯正器使手肘維持伸直狀態，減輕患部承受的壓力。
2. 使用消炎藥物，減輕發炎。
3. 利用徒手物理治療，加強復健效果。
4. 透過超音波與冰敷，減輕發炎。
5. 使用自體再生細胞激素注射（瑞尖神經再生因子療法）。
6. 經過保守治療一年，若症狀未改善或反覆發作，可考慮進行手術治療。

韓醫師私房叮嚀

平時應避免手肘的大量重複運動，並改掉一些不良的習慣，像是講電話時以手肘靠著桌子、開車時將手肘靠在窗框上。如果職業上有需要大量使用手肘的話，除了應有充份的休息，也需要添加一些如護肘、軟墊等防護裝備。

◆ 小孩子受傷 ◆

手肘骨折

今天是剛上幼稚園小班的庭筠非常期待的日子，爸爸媽媽答應，要帶著姐姐和自己前往新開的兒童樂園玩一整天！兒童樂園裡一定有超級好玩的盪鞦韆和溜滑梯，庭筠從昨天晚上就已經興奮到睡不著了。

到了兒童樂園，庭筠跟著姐姐爬上溜滑梯，下滑時的衝刺讓她好開心，姐姐還整個人撲在滑道上往下滑，還好媽媽在遠遠的地方喝咖啡沒看到，不然又得被罵了！

庭筠滑下去之後，沒有看到姐姐的蹤影，「姐姐呢？怎麼沒看到她？她去哪裡了？」就在庭筠四處張望尋找的時候，後方一股衝撞，她被等不及她離開直接從溜滑梯往下滑的小朋友撞到，庭筠身體往前，兩掌著地，隨後撲倒在地上。摩擦地板的灼痛，火辣辣地從手掌向上燃燒，庭筠隨即痛哭了起來。

遠處的爸爸媽媽急忙跑過來將庭筠抱了起來，這才發現庭筠左手臂腫脹，手肘關節的部位更是明顯……。

原因

手肘關節是由肱骨髁、尺骨與橈骨組成，其中又以扁薄的肱骨髁最容易因為跌倒或受到直接撞擊而折斷，這也是造成手肘骨折最主要的原因。

骨頭未完全斷裂或者骨頭斷成兩截但沒有移位的患者，使用矯正器或石膏固定治療即可。但是如果骨頭已經斷成兩截，而且有移位，則需要考慮動手術。特別是生長板還沒閉合的兒童，若有移位性骨折，建議儘早開刀，避免日後手肘外彎變形。

症狀

手肘受傷部位疼痛腫脹，並且有明顯變形。

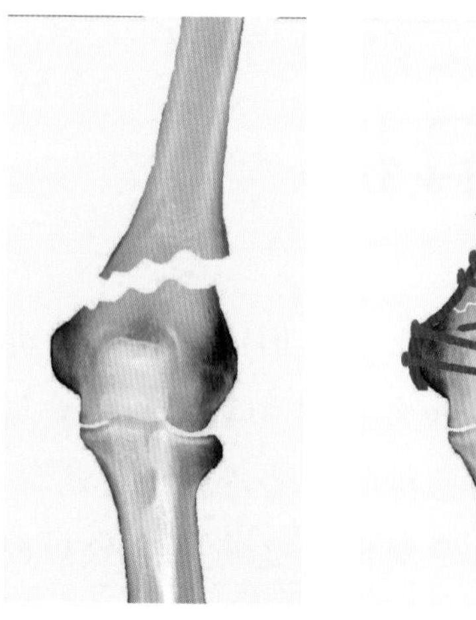

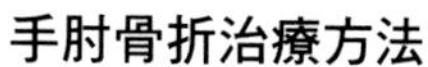

手肘骨折治療方法

好發族群

孩童。

治療方式

1. 使用固定器或石膏固定患部至少 2 個月。
2. 墊高、冰敷患部消炎消腫。
3. 抽吸關節液止痛。
4. 移位性骨折患者，視病況考慮進行手術。

韓醫師私房叮嚀

成人手肘有移位性骨折時，不一定要開刀，若是生長板還未閉合的兒童、少年，通常會開刀，以免日後手肘長歪。

◆ 小孩才會發生 ◆

骨頭缺血性壞死（OCD）

小學六年級的士凱指著自己的右手肘關節，對著媽媽說：「不知道為什麼，我的手這裡會痛耶！」

「你是不是又在學校跟同學打打鬧鬧的時候撞到或跌到了？」士凱非常活潑好動，平常總愛跟同學在走廊奔跑嬉戲，吳媽媽常常接到學校老師打來的關心電話，早已經習慣了。聽士凱這麼說，首先想到的是孩子平常的擦撞傷。

「沒有，完全沒有！就不知道原因啊，這幾天就開始痛，不過也沒有很痛啦！」士凱馬上否認自己的調皮行為。

吳媽媽一邊聽士凱說，一邊輕輕地捏了捏、動了動兒子的手臂、手肘，可以正常地彎曲、伸直，按起來的感覺好像是有點腫，但不是很嚴重，也沒看到其他的外傷或瘀血，這樣子會痛，確實有點奇怪。「這樣吧！如果過兩天還是會痛，我們就去看醫生，搞清楚是怎麼回事，好嗎？」

原因

骨頭缺血性壞死主要發生在手肘關節的肱骨，當這塊軟骨下面的骨骼因缺乏血液循環壞死時，位在上方的肱骨軟骨可能產生碎片而發炎，嚴重時軟骨碎片會脫離，浮游在關節內成為游離物。這種疾病只會發生在孩童身上，有可能是手肘長時間受到傷害撞擊、過度使力造成，但是到目前為止，仍不清楚致病的明確原因。

症狀

早期有腫痛現象，軟骨碎片脫離後，會有手肘被鎖住的感覺。

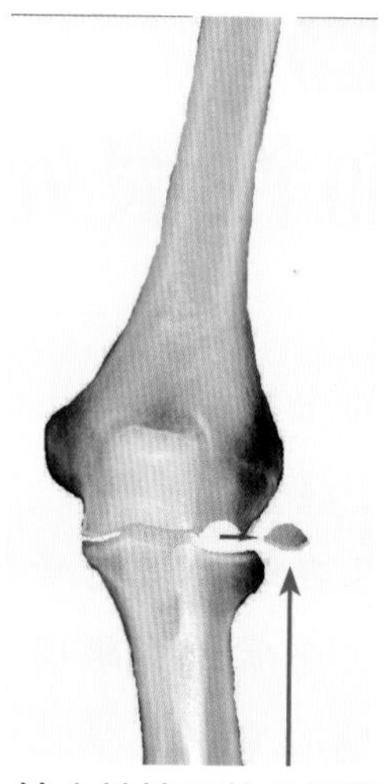

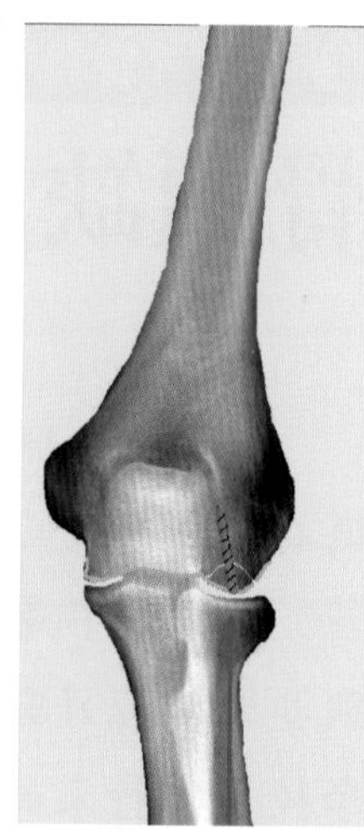

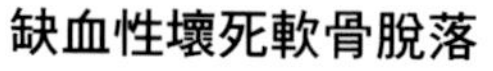

缺血性壞死軟骨脫落　軟骨固定手術

好發族群

兒童。

治療方式

1. 適當的休息。
2. 透過關節鏡手術，修補缺損的軟骨或清除關節中的游離物。

韓醫師私房叮嚀

八成以上的骨頭缺血性壞死患者會自然痊癒。若經過一年的保守治療，症狀仍未改善，才需要開刀。

✦ 手肘關節之老鼠 ✦

游離物體

九局下半，威昆一個漂亮的滑壘，終於為隊上取得這一季的勝利！一陣歡呼響徹全場，球隊的隊友們都興奮地將威昆抬起，這時候有人發現威昆的右手肘泛出了血跡。

「威昆，你的手流血了耶！」

「有點破皮而已，沒什麼感覺，沒關係啦！」

既然威昆這麼講了，隊友也不好再多說什麼。沒想到比賽結束後的三天，威昆竟然連續請了病假。當天訓練結束後，擔心的隊友來到威昆家裡探視，威昆這才說出請假的原因。

「就是從那天比賽完之後，我的慣用手手肘就腫了起來，手臂動作加大時就會痛，每次發作時疼痛部位常不一樣，這兩天更是愈痛愈厲害，有時連手機都拿不起來！而且手肘不時還會突然卡住，不能伸直和屈曲。」威昆一臉擔憂地說。

「這就是你那天滑壘，手肘受傷造成的，你還真是能忍！走走走，現在就跟我去看醫生！」

原因

手肘關節因為關節炎或外傷，造成軟骨、骨頭和其他組織碎片脫落，游離於關節內。游離物體會因為關節活動，改變在關節腔內的位置，就像老鼠一樣在關節裡四處流竄，所以關節內的游離物體又被稱為關節之老鼠。關節鼠可能導致軟骨受損，而當碎片卡在軟骨時，會讓手肘關節卡住，使手肘有時無法完全彎曲或伸直。

症狀

開始時會出現腫痛，一旦碎片脫離，游離物體可能卡於軟骨間，使手肘無法活動。

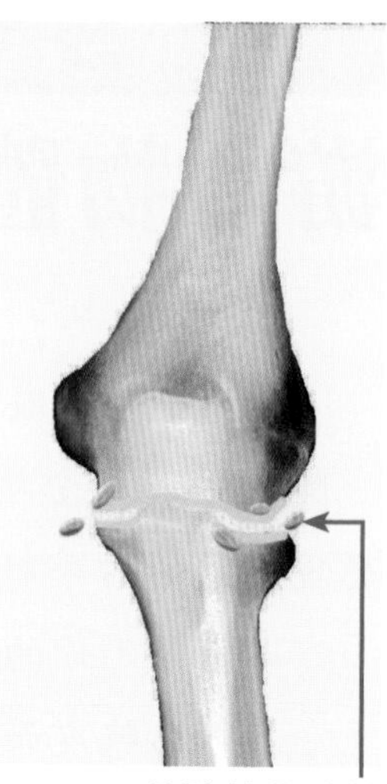

好發族群

棒球投手。

治療方式

❶ 透過關節鏡手術，取出關節內游離碎片。

韓醫師私房叮嚀

棒球投手較容易產生手肘關節鼠，發現類似症狀時，建議儘早就醫治療，越早手術去除游離體，療效越佳，肘部功能恢復越完全。

✦ 任何人都有可能發作 ✦

手肘退化性關節炎（軟骨壞死）

原因

在關節傷害之中，最麻煩的就是軟骨（Cartilage）受傷。光滑、健康的軟骨對身體的重要性非比尋常。位在骨頭尖端的軟骨，可說是最佳的海綿，除了能夠承受壓力之外，還能夠吸收壓力。但是，軟骨會慢慢壞死而失去原本的作用，一旦骨頭與骨頭之間少了正常軟骨的緩衝功能，活動時就等於骨頭與骨頭直接摩擦。且因為軟骨重生是非常有限的，受損後無法治癒，因此，軟骨的死亡可以說是最嚴重的關節受傷！

症狀

初期關節炎（軟骨壞死10%）只有運動過多會疼痛腫脹或僵硬；中期關節炎（軟骨壞死30%）連日常活動時也會有上述症狀；而更嚴重時（軟骨壞死超過30%）連晚上睡覺也會疼痛。

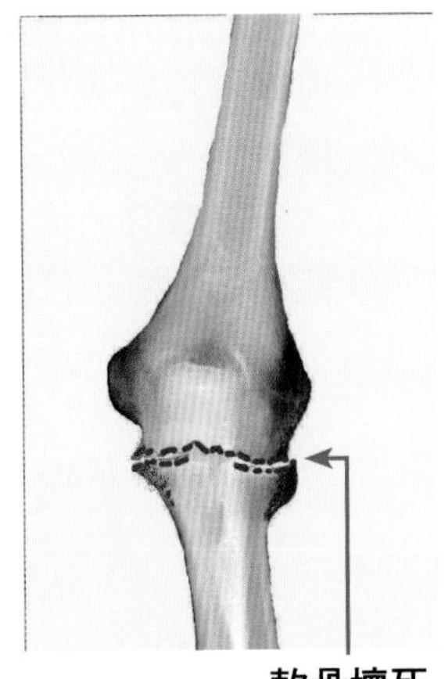

好發族群

任何人都有可能，且受過傷的病患會加速變化成後期關節炎。

治療方式

❶ 使用消炎藥物消炎。
❷ 透過冰敷消炎。
❸ 避免加重症狀的動作。
❹ 徒手物理治療改善手肘關節的伸展度。
❺ 強化手肘前、後、內、外側肌肉。
❻ 使用自體軟骨再生細胞激素注射（瑞尖細胞激素療法）。
❼ 使用自體軟骨再生脂肪基質細胞注射（銳凱脂肪基質細胞再生療法）。
❽ 開刀（只有物理、藥物療法失效時才使用），通常是復健持續 1 年以上沒有改善，才會考慮進行。

韓醫師私房叮嚀

先使用自體再生療法加上肌肉、肌腱強化及徒手治療後無效，才考慮建議接受人工關節置換手術。盡量避免手術，以免增加不必要的感染風險。

軟骨死亡是持續性的且只會越來越嚴重，越早使用再生技術注射才能避免手術，且能夠繼續您的日常活動，包括運動。

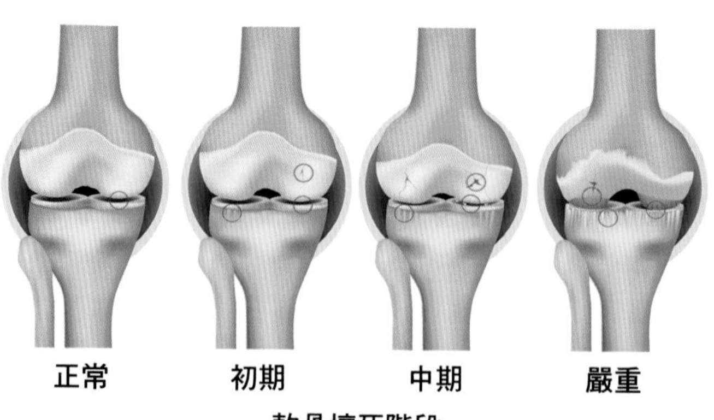

軟骨壞死階段

[手與手腕關節常見問題]

　　手與手腕是由許多骨骼、韌帶連接而成的，許多日常活動都要仰賴它們。失去了手腕功能會造成嚴重殘障，影響日常生活的各種動作，所以手腕受傷後，若是疼痛和腫脹在數日後未轉好，就必須求助於醫師。

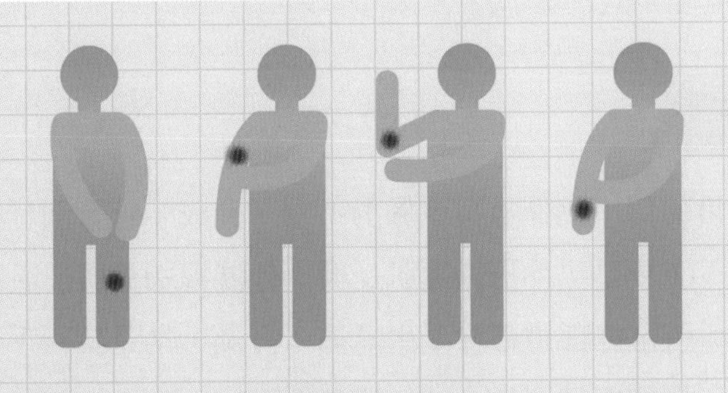

✦ 新手爸媽好發 ✦

德氏肌腱炎（媽媽手）

「雯雯乖～」聽到孩子的哭聲，范奶奶立刻將孫女從嬰兒床上抱了起來，攬在胸前柔聲安撫。剛出生3個月的孫女非常可愛，但也十分惱人，半小時前范奶奶才哄過她，現在醒了又要抱著才肯入睡。

「雯雯有什麼狀況嗎？妳的臉色看起來不大好！」看到老伴皺著眉頭，范爺爺問道。

「沒事啦，只是抱她的時候，手又痛了而已。」范奶奶無奈地說：「可能年紀大了吧，痛的地方主要是手掌大拇指背面底部和手腕相接的地方，尤其是抱雯雯的時候特別痛，時間稍微久一點，不只手腕，手臂也會不舒服！」范爺爺這才發現老伴的右手拇指底部有些腫脹。「其實已經一陣子了，最近感覺右手愈來愈沒力，泡奶粉的時候還感到有點吃力……」

「妳就是愛逞強，再不去看醫師，手就不行了啦！」范奶奶無話可說，只好答應吃過晚飯以後就去看醫生。

原因

手腕過度使用、動作重複或施力不當，造成手腕背面（拇指側）的肌腱與腱鞘發炎。主要是「伸拇指短肌」與「外展拇指長肌」肌腱腱鞘發炎，從拇指以下到手腕關節部位都會產生疼痛、發炎，常見於新手爸媽使用虎口出力撐抱嬰兒，導致肌腱發炎，故俗稱媽媽手。

症狀

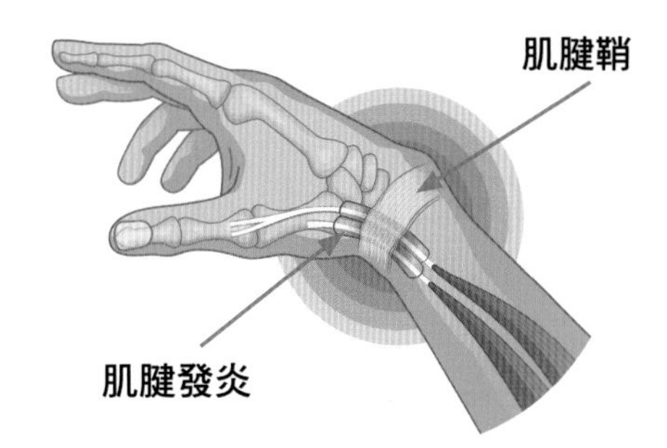

主要症狀是大拇指下方背面靠近腕部處腫脹，肌腱用力（像是翹起拇指、用力比讚）或者伸展時，會引發疼痛。這種疼痛有時會延伸到前臂，時間久了以後，會減弱握力與指力，使患者無法握住物品。

好發族群

新手爸媽、新手爺奶、長時間使用電腦的人、鋼琴演奏者、美髮師、老師等等，任何經常使用手腕的人。

治療方式

1. 使用護具固定手腕關節，避免手腕側彎動作。
2. 注射類固醇減少腫脹、紓解疼痛。
3. 使用消炎藥物，減輕發炎。
4. 透過徒手物理治療，舒展患部。
5. 使用超音波與冰敷，減輕發炎。
6. 使用脈衝音波激活療法。
7. 若經上述治療仍沒有改善，則需以手術紓解肌腱腱鞘減壓。

韓醫師私房叮嚀

若患者為新手爸媽，應暫時避免抱小孩，配合復健並學習正確的抱法，通常3個月內症狀即能改善。

◆ 指頭無法伸直 ◆

板機指肌腱炎

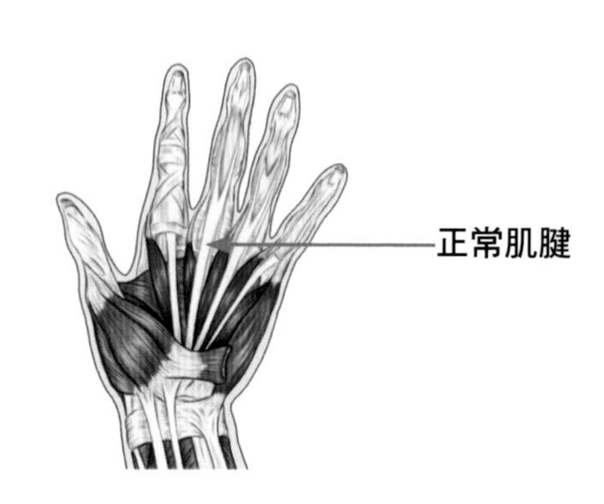

「嘉偉！出來吃飯了！」媽媽喊吃飯的聲音愈來愈生氣，嘉偉急忙將打到一半的遊戲關掉，從房間裡衝了出去，李媽媽站在門口一對大眼睛正盯著他看，一副「就是要等到你出來」的模樣。

「好啦、好啦！差一點就結束了嘛！」嘉偉默默地碎碎念，但畢竟肚子也餓了。「只是，等一下還有一場比賽要打，不曉得來不來得及…」嘉偉邊想邊看著自己彎曲的手掌。

「今天飯怎麼吃那麼慢，平常不到15分鐘就全部掃乾淨了，怎麼了？」李媽媽關心地問。

嘉偉手中握著筷子動也不動，臉上的表情凝重。看到兒子不說話，李媽媽也察覺到不對勁，趕忙湊到嘉偉身邊，口氣一變，柔聲再問了一次。「手指…動不了，只能彎，沒辦法伸直……」聽嘉偉這麼說，李媽媽輕輕地把筷子從他的手裡拿下來，試著扳開兒子彎曲的手指。「痛、痛！輕點……」沒想到嘉偉竟痛到叫了起來。

原因

主要是因為長時間過度出力、頻繁彎曲手指，使手掌內側掌指關節部位的肌腱發炎腫脹，造成手指肌腱外圍的環狀帶狹窄引起。腫脹的肌腱在手指伸展時，容易在掌指關節處被卡住，所以會發生患者彎曲手指後，無法伸直或者伸直後無法再彎曲的情形，有時伸展手指時還會發出聲響，所以被稱為「板機指」。

症狀

掌指關節處感到腫脹與疼痛。能彎曲手指，但無法伸直，只有靠外力、忍痛才能撥開和伸直手指。理論上來說，板機指五指都會發生，但以活動量較大的大拇指及無名指最常見。

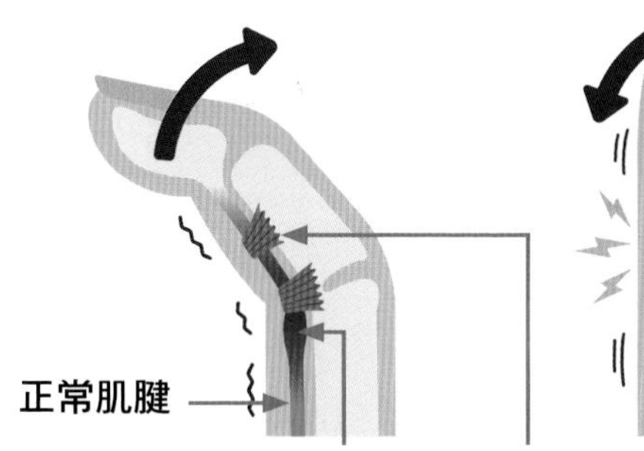

好發族群

新手爸媽、長時間使用電腦的人、汽修人員、電玩玩家等，任何長時間彎曲手指、久握東西的人。

治療方式

1. 避免重複動作，加重發炎。
2. 冰敷，減輕發炎。
3. 超音波治療。
4. 使用消炎藥物，減輕發炎。
5. 透過徒手物理治療，改善患部。

⑥ 使用脈衝音波激活療法。

⑦ 注射類固醇，減少腫脹，紓解疼痛。

⑧ 如果症狀仍未減輕，可利用手術解開卡緊的肌腱。

韓醫師私房叮嚀

準確的類固醇局部注射，能鬆解狹窄的環狀帶，建議諮詢經驗豐富的專科醫師進行。

◆ 長期使用手腕 ◆

腕隧道綜合症

佳琪最近迷上了編織，從圍巾、手套到小袋子、杯墊，佳琪的家裡充滿了自己編織的小物，讓她非常有成就感。「好啊，我明天帶著材料去你家……」佳琪已經成為朋友之間的編織達人，朋友拜託她明天去教導她們編織圍巾，佳琪當然是一口答應。佳琪心裡一邊想著明天的課程內容，一邊躺在床上準備入睡，沒想到躺下之後感覺手指麻麻的，手掌不斷湧出陣陣的麻痛感，讓佳琪始終無法入睡。

「完蛋了啦，手怎麼那麼痛！」受不了的佳琪不停甩動雙手，隨後坐起來到浴室接了一盆熱水將雙手浸入。「怎麼辦，如果明天早上還是這樣，要怎麼教大家織圍巾阿……」佳琪一臉愁容地喃喃自語。

原因

腕隧道綜合症是上肢最常見的神經壓迫症。當正中神經（控制大拇指、食指、中指以及一部分無名指感覺的神經）經過手腕時，會穿過由腕骨與橫腕韌帶圍繞而成的「腕隧道」，當此隧道因為外傷，例如長時間抓握物品，不斷對手腕施加壓力；或慢性腱鞘發炎、軟組織腫脹等原因而變窄時，正中神經就會受到上方韌帶的擠壓，進而產生腕隧道綜合症的各種症狀。

症狀

初期大拇指、食指、中指與無名指會有發麻刺痛的感覺，晚上睡覺時症狀加劇，病患常會因為手麻痛而驚醒；隨著神經壓迫惡化，會出現持續性的疼痛，甚至延伸到手肘、肩膀；較嚴重的患者會有大拇指底部肌肉萎縮、伸展無力的情況。

好發族群

打字人員、繪圖人員、家庭主婦、孕婦、機械技工、愛好編織或手工藝等重度使用手腕者。

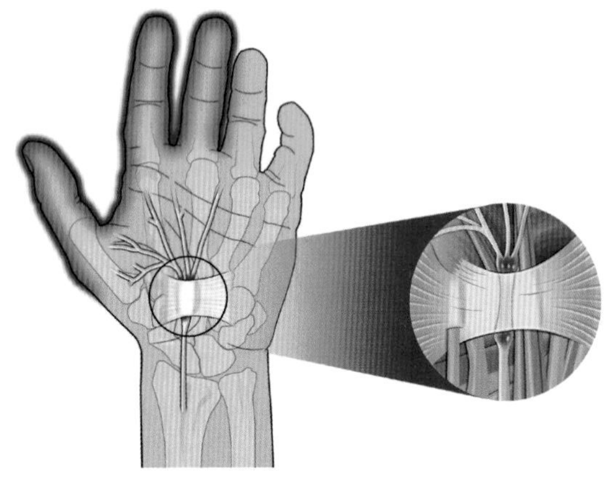

腕隧道綜合症

治療方式

1. 使用消炎藥物，減輕發炎。
2. 使用手腕固定器，減輕患部壓力。
3. 避免重複動作，加重發炎。
4. 使用超音波與冰敷，減輕發炎。
5. 使用脈衝音波激活療法。
6. 注射類固醇，減少腫脹，紓解疼痛。
7. 使用自體再生細胞激素注射（瑞尖神經再生因子療法）。
8. 如果症狀仍未減輕，需要利用手術切除腕隧道韌帶以去除神經壓迫。

韓醫師私房叮嚀

有時非受傷引起的腫脹，例如懷孕暫時性水腫或血液循環不良，也會造成腕隧道綜合症的症狀，不需特別處理即會自然消失。

✦ 過量運動 ✦

肌腱裂傷

筠依非常喜歡打網球，只要一有空閒的時間，筠依就會和自己的網球同好一同前往家裡附近的網球場練習、切磋球技。

這一天，其中一位隊友帶來了一位新加入的夥伴，聽說他已經打網球二十幾年了，甚至還得過網球業餘大賽的冠軍，可以說是一個不可多得的對手。筠依自告奮勇決定和他對戰，在比賽過程中，儘管汗水不斷從額頭滑落，但筠依還是握緊了球拍，為自己奮戰到最後一局。

最後一局，筠依略顯疲態，再加上汗水不斷滴落，突然一個不慎，手中的球拍飛了出去，同時筠依發出一陣痛楚的低吟。一旁的隊友馬上衝了上來，關心聲陣陣，只見筠依的左手握著腫脹的右手，一種從沒體驗的撕裂疼痛，讓筠依甚至聽不見隊友的呼喚，全身只剩下右手的疼痛……

原因

肌腱的主要作用是將肌肉的力量傳輸到骨頭上，以便帶動關節活動。手掌上有兩種主要肌腱，掌心的屈肌腱用來彎曲手指，手背的伸肌腱用來伸直手指。

年輕人肌腱裂傷最常見的原因是運動造成，其次是受尖銳器具切傷；而多數老年人肌腱受損的原因則是退化所造成。

症狀

患部感到疼痛、手指無法正常彎曲活動。

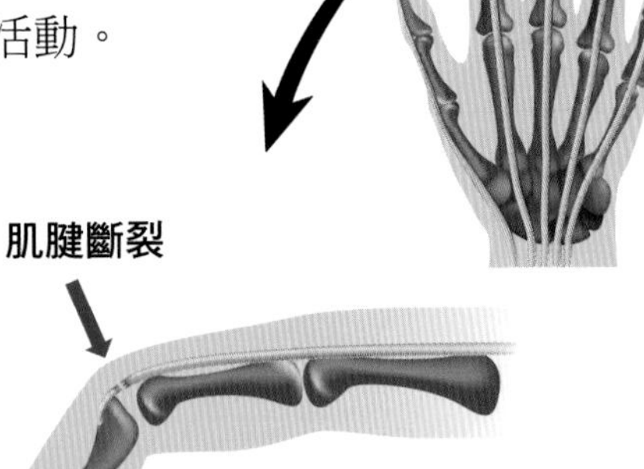

好發族群

打籃球、打網球的人。

治療方式

1. 肌腱裂傷（部分斷裂）時：
   1. 使用消炎藥物，減輕發炎。
   2. 使用手腕固定器，減輕患部壓力。
   3. 避免重複動作，加重發炎。
   4. 使用超音波與冰敷，減輕發炎。
   5. 使用脈衝音波激活療法。
   6. 注射類固醇，減少腫脹，紓解疼痛。
2. 受到切傷的肌腱（完全斷裂），需要透過手術才能修補。運動選手通常透過手術及復健，休息三個月左右即可痊癒。

韓醫師私房叮嚀

掌心的屈肌腱較難修復，容易形成疤痕組織，手術後配合適當的復健，便能恢復大部分的功能。

✦ 急診常見 ✦

手腕骨折

冠勳接到女友的電話後才突然想起，之前就答應要去幫女友的老家搬家，眼看著剩不到幾小時就要到約定的時間了，冠勳匆匆收拾背包下班，準備過去幫忙。

到了女友的老家，儘管有搬家公司的人幫忙，但是家具等等物件還是不少，一趟一趟搬下來，冠勳的肚子都餓了。

女友媽媽看大家搬得十分辛苦，連忙端出飲料零食招待，冠勳一心想著趕快搬完趕快吃東西，一個不小心，手中裝滿書籍的紙箱一歪，伴隨撞擊物體的聲響，傳出了冠勳的哀號。看到冠勳劇痛和變形的手腕，女友忍不住擔心地說道：「該不會是骨折了吧！」冠勳虛弱地說：「應該不會吧……」

原因

手腕骨折是最常見的骨折之一，急診室的骨折患者中，大約有六分之一是手腕骨折。以往較常發生於年長者，但隨著近年來直排滑輪、滑雪板、跑步等各種運動盛行，年輕骨折人口有增加的趨勢，最常發生在65歲以下，例如跑步跌倒、滑雪受傷等。

症狀

手腕疼痛、腫脹，手腕畸形。

好發族群

滑雪板、直排滑輪、溜冰、跑步跌倒者。

治療方式

1. 先接受 X 光檢查受傷部位。
2. 使用止痛藥。
3. 如果骨折無明顯移位，上石膏 4 ～ 6 週即可。但若有位移之骨折，可經由輕度麻醉後，進行徒手復位，確定位置後上石膏固定；或視情況開刀復位。

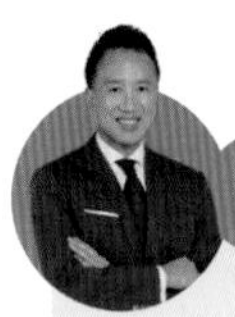

韓醫師私房叮嚀

從事滑雪、直排滑輪、溜冰等運動時，應著護具。

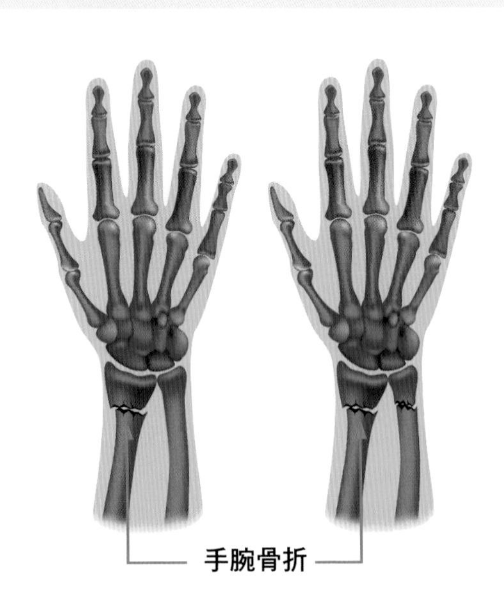

✦ 手腕腫脹劇痛 ✦

腕骨骨折

這一天，于珊和客戶約在公司附近的咖啡店，準備洽談一個全新的企劃。為了給客戶一個好印象，于珊穿著極細高跟鞋往咖啡店方向疾走，沒想到才走到了一半，高跟鞋卻卡在水溝蓋的縫隙，整個人重心不穩，眼看著要摔倒，于珊反射性用手去支撐身體，但還是重重地跌倒，同時手腕處的劇痛，讓她痛到眼淚飆了出來。

視線模糊中，于珊看到自己的手腕腫得不像話，除了灼熱、發紅之外，一股冷冷的感覺透出來，讓她不自覺打了個寒顫。于珊心想，自己該不會是骨折了吧？

原因

跌倒時手腕至手臂伸直，人向前傾、前臂內旋，導致力道直接撞擊，造成腕骨斷裂、骨折。而腕骨骨折中，又以舟狀骨骨折最為常見。

症狀

手腕疼痛、腫脹。

好發族群

跌倒者、直排輪愛好者、年輕人。

治療方式

1. 先接受 X 光檢查受傷部位。
2. 使用止痛藥。
3. 如果骨折無明顯移位，上石膏 4 ～ 6 週即可。
4. 疼痛嚴重時需要減少活動量、抬高患肢。

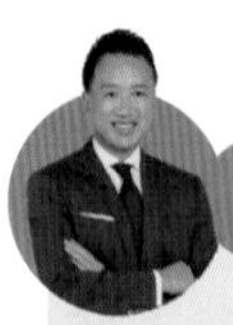

韓醫師私房叮嚀

若有位移之骨折，需要開刀復位。若是舟狀骨骨折，一定要開刀。

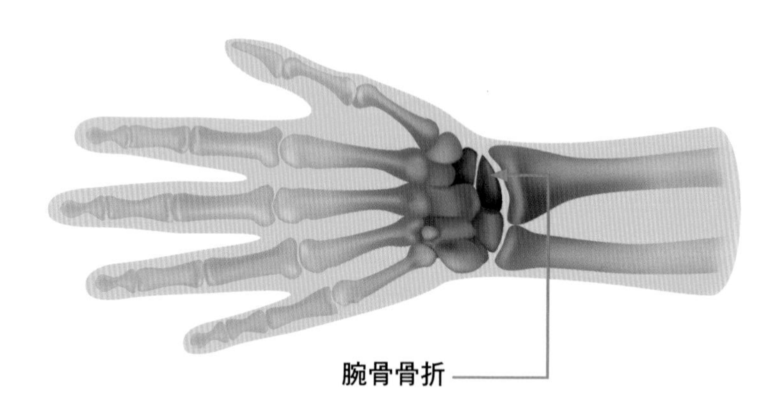

✦ 拳擊運動常見 ✦

手指、掌骨骨折

弘喬和政綸是從小學就認識的好朋友，雖然在出社會之後漸漸忙於工作和家庭，但兩人還是非常要好，經常相約聚餐、分享自己的日常生活。最近，弘喬提到自己加入了家裡附近的拳擊健身房，打算運動一番，政綸聽到之後，也決定要一起前往，畢竟總是坐在辦公室裡面工作，沒有什麼運動的機會。

在拳擊健身房內，教練先讓學員們暖身，暖身完畢後便開始指導大家進行對打練習。弘喬和政綸自然而然地被分配在同一組，弘喬先是揮出一個左鉤拳，政綸馬上用雙手擋下，弘喬接著再踢出一個叉踢腿，但因為弘喬的速度太快，再加上政綸還不太熟悉對打的招式，政綸因為姿勢錯誤，導致手指被弘喬的腿重擊。那就像被一顆隕石砸到一樣劇痛，而且痛到讓他分不清楚自己到底有幾根手指被踢到……

原因

直接強烈的撞擊或扭轉傷害都有可能造成手指、掌骨骨折。其中又以第五掌骨骨折，為最常見的運動受傷，由於常見於拳擊手，又稱為「拳擊手骨折」。

症狀

疼痛、腫脹、掌骨頭旋轉移位、握力下降和小指伸直受限。

好發族群

打架者、拳擊手、年輕男性。

治療方式

❶ 冰敷。
❷ 先接受 X 光檢查受傷部位。
❸ 使用止痛藥。
❹ 如果骨折無明顯移位，上石膏 4 ～ 6 週即可。

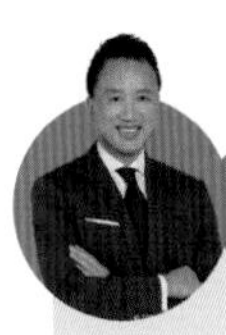

韓醫師私房叮嚀

有位移之骨折需開刀復位。

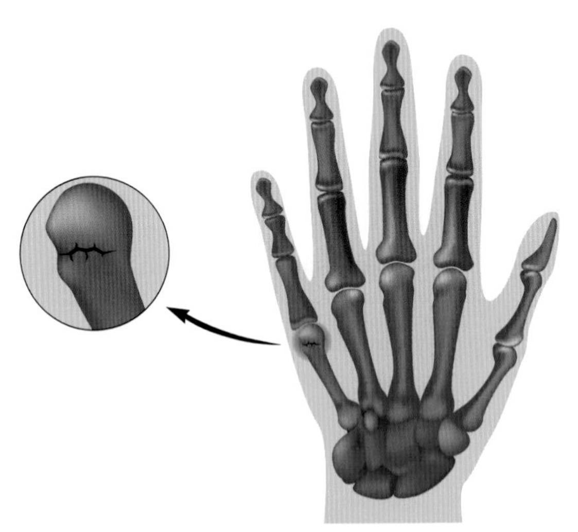

手指、掌骨骨折

✦ 吃蘿蔔乾 ✦

韌帶扭傷或裂傷（手指脫臼）

眼看著敵方就要殺球得分，郁均一個箭步衝上前去，準備接下這顆球，沒想到碰到球的瞬間感到食指一陣劇痛，雙手不由自主地鬆開，本來已經接到的球就這樣落在了地上。「吃蘿蔔乾了！」郁均大叫一聲，伴隨著他的痛呼，裁判吹下了比賽結束的哨聲。郁均揉了揉腫脹的手指，接受這場競技飲恨的結果。

比賽結束後，郁均與隊友們聊起今天的賽況，除了隊內檢討之外，隊友也關心起郁均手傷的情形。「小傷而已，你看我現在不是在冰敷了嗎？」郁均將手指舉到面前，不以為意地說。

但在第二天起床後，郁均發現自己的手指越來越腫，而且指關節好像也有點變形，他心裡覺得有點怪怪的，但因為最近要期末考，也沒有時間去看醫生。然而情況並不如郁均想的樂觀，雖然手指的腫脹逐日減少，但是關節的變形並沒有回復原狀，郁均不自覺心慌起來…

原因

手指伸直的時候，如果受到外力衝擊，容易導致關節附近的韌帶或關節囊因為過度拉扯而裂傷，導致關節腫脹疼痛。如果外部的衝擊力量過大，還有可能造成韌帶完全斷裂。

症狀

剛受傷時，手指無法伸直，受創關節疼痛、腫脹；如果韌帶斷裂，則會因為失去支撐力，迫使指關節凹陷變形，如果沒有適當的治療，即使患部消腫，變形也不會恢復；若韌帶全斷裂，也可能造成手指脫臼。

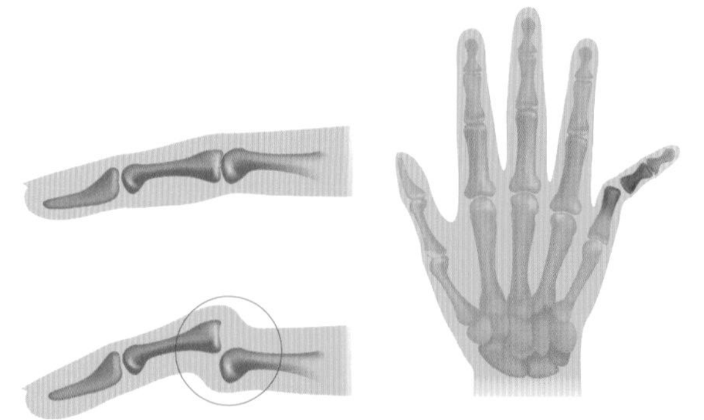

韌帶扭傷或裂傷

好發族群

打籃球、排球「吃蘿蔔乾」，滑雪者、棒球壘手、家庭主婦。

治療方式

1. 透過冰敷，減少腫脹。
2. 使用指套固定器，協助患部復位癒合。
3. 使用藥物消炎。
4. 透過肌肉強化運動，加強復健效果。
5. 利用徒手物理治療，加強復健效果。
6. 使用脈衝音波激活療法。
7. 手指脫臼時，需把手指拉回正確位置。

韓醫師私房叮嚀

韌帶扭傷或裂傷，通常使用固定器就能治癒（約1週），但患者不宜在使用幾天之後，感覺外觀消腫就自行取下，以免過早活動造成二度傷害。另外，如果拇指尺韌帶完全裂傷，則需要透過手術修補患部，恢復握物功能。

✦ 任何人都有可能發作 ✦

手關節退化性關節炎（軟骨壞死）

原因

在關節傷害之中，最麻煩的就是軟骨（Cartilage）受傷。光滑、健康的軟骨對身體的重要性非比尋常。位在骨頭尖端的軟骨，可說是最佳的海綿，除了能夠承受壓力之外，還能夠吸收壓力。但是，軟骨會慢慢壞死而失去原本的作用，一旦骨頭與骨頭之間少了正常軟骨的緩衝功能，活動時就等於骨頭與骨頭直接摩擦。且因為軟骨重生是非常有限的，受損後無法治癒，因此，軟骨的死亡可以說是最嚴重的關節受傷！

症狀

初期關節炎（軟骨壞死10%）只有運動過多會疼痛腫脹或僵硬，中期關節炎（軟骨壞死30%）；連一般日常活動時也會有上述症狀；而更嚴重時（軟骨壞死超過30%）連晚上睡覺也會疼痛。

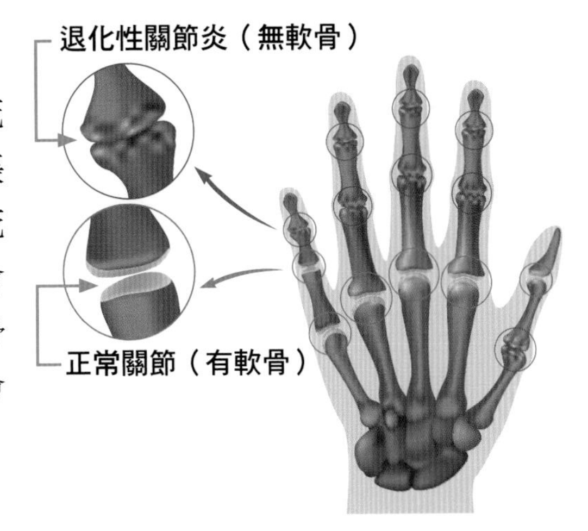

好發族群

任何人都有可能，且受過傷的病患會加速變化成後期關節炎。

治療方式

1. 使用消炎藥物消炎。
2. 透過冰敷消炎。
3. 避免加重症狀的動作。
4. 徒手物理治療改善手指、手腕關節的伸展度。
5. 強化手指、手腕肌肉。
6. 使用自體軟骨再生細胞激素注射（瑞尖細胞激素療法）。
7. 使用自體軟骨再生脂肪基質細胞注射（銳凱脂肪基質細胞再生療法）。
8. 開刀（只有物理、藥物療法失效時才使用），通常是復健持續 1 年以上沒有改善，才會考慮進行。

韓醫師私房叮嚀

先使用自體再生療法加上肌肉、肌腱強化及徒手治療後無效，才考慮建議接受人工關節置換手術。盡量避免手術，以免增加不必要的感染風險。軟骨死亡是持續性的且只會越來越嚴重，越早使用再生技術注射才能避免手術，且能夠繼續您的日常活動，包括運動。

[髖關節常見問題]

髖關節是大腿上端與骨盆相接的關節，承受了身體的重擔，也是人體最大的活動關節。如果髖關節發生病變，就會嚴重影響日常生活，然而平時我們卻不常留意髖關節的重要性，其中存在的隱患也往往容易被人忽略。

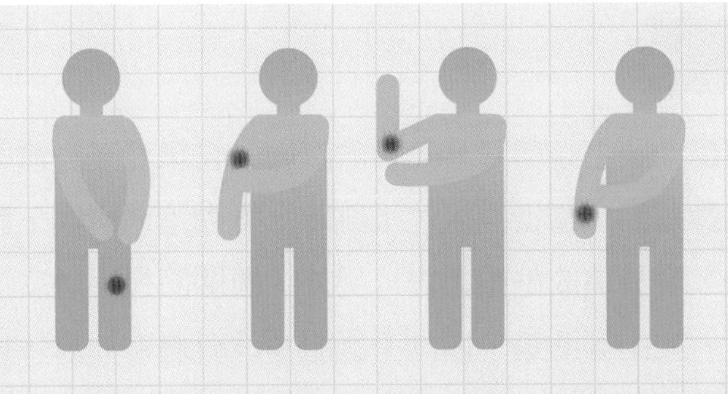

✦ 激烈運動 ✦

髖關節肌腱、肌肉扭傷

在行銷公司擔任企劃的的宛珠，從早到晚都坐在電腦前，就算會不定時起來動一動，身體還是感到很僵硬。她在同事推薦下，報名參加公司附近健身房舉辦的夜間慢跑活動。自從開始慢跑以後，宛珠的身體四肢真的感到輕鬆不少，讓她更加投入跑步的鍛鍊，甚至挑戰了一年一度的山林馬拉松。

參加慢跑活動幾個月以後，宛珠發現自己的大腿上側感到疼痛，走起路來不自覺變得一跛一跛。原本以為只是單純運動過度，停了幾天不跑步就會痊癒，但是一週過去了，還是沒恢復正常，宛珠這才感到不對勁，急忙跑去找醫生診治，這才知道原來是過度鍛鍊造成的髖關節扭傷。

「還好沒有逞強再去參加週末的半馬，不然會更麻煩！現在暫時不能再跑步了哦！」聽到醫生的叮嚀，宛珠點了點頭。

原因

髖關節是大腿上端與骨盆連接的關節，它承受了身體的重擔，也是人體最大的活動關節。當從高處往下跳時，雙腳落地瞬間，髖關節瞬間承受過強的重力，容易造成嚴重扭傷。另外，髖關節長期過度活動，例如進行瑜伽、步行、爬山等活動，感到不舒服卻沒有適當休息，也會由於累積的勞損，形成髖關節扭傷的潛在原因。如果沒進行治療，可能會從輕度扭傷，惡化為中、重度扭傷，務必格外小心與注意。

症狀

髖部疼痛、腫痛，走路時一跛一跛的。

好發族群

長期練習瑜伽、跑步者，運動選手。

治療方式

1. 避免會加重症狀的動作。
2. 透過超音波或冰敷消炎。
3. 使用藥物消炎。
4. 利用伸展與強化運動，加強復健作用。
5. 利用徒手物理治療，強化復健效果。
6. 使用脈衝音波激活療法。
7. 使用類固醇注射（最多不超過兩次）。
8. 使用自體再生細胞激素注射（艾凱再生因子療法）。

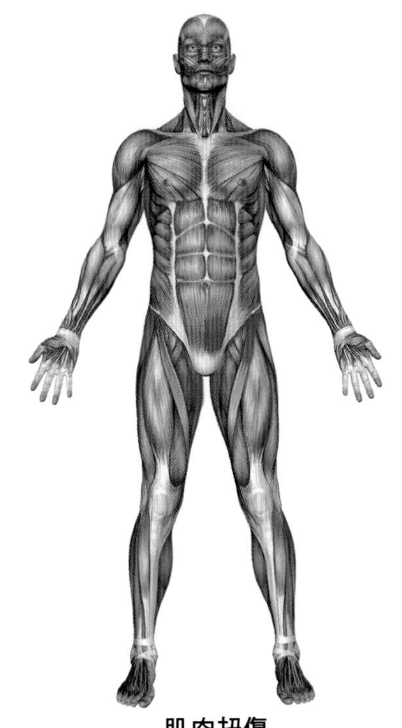

肌肉扭傷

✦ 高撞擊性運動 ✦

韌帶斷裂（關節唇破裂）

山韋上個月發生了車禍，讓他在醫院裡躺了將近一個月。每天待在病房哪裡都不能去比疼痛更讓他更受不了。所以山韋積極配合治療與復健，終於在一個陽光明媚的日子獲准回家調養。

「要定期回來複診，也別忘了平時的保養運動哦！」臨行前醫師特別交代一次，終於可以活動自如的山韋牢牢記在心裡，好動的他再也不想被關在醫院裡了。

然而過了幾天，還不到回診的日子，醫師卻看到山韋坐在候診室裡等候叫號。仔細問過才知道，山韋是因為走路時髖部常會卡住，無法自由屈伸、收展，這才會提早回診報到。

「就是打了幾次籃球以後，就開始這樣了啊……我以為已經完全康復，沒問題了啊…」山韋原本還理直氣壯，緊接著又小心翼翼地問道：「應該不會復發吧？」

醫生回答，「我還真想說要住院呢！這樣才能讓好好停下來休息，輕度髖部關節唇撕裂，保守治療就行了，看你下次還敢不敢沒有完全康復，就去打籃球！」

原因

用於穩定髖關節的韌帶稱為「髖部關節唇」，當髖部受到嚴重傷害時，例如從高處跌下、車禍，或從事高撞擊性運動，像是足球、滑雪、橄欖球等，韌帶都有可能因為承受不住猛烈的撞擊而斷裂。

症狀

進行屈曲、伸展等關節活動時會感到疼痛，甚至出現不能內收、外展等髖關節卡住的交鎖現象。

好發族群

瑜伽練習者、運動選手。

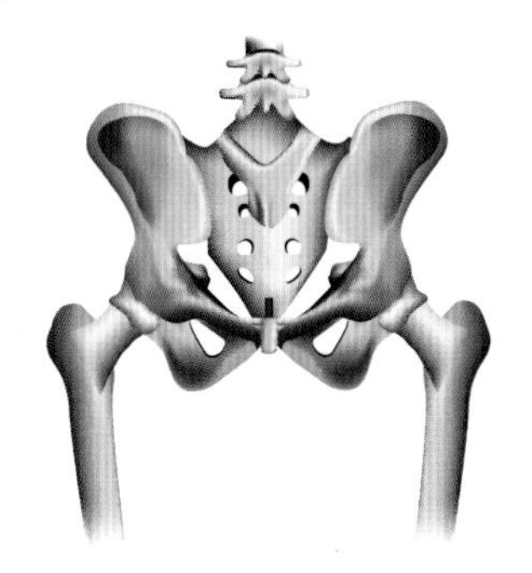

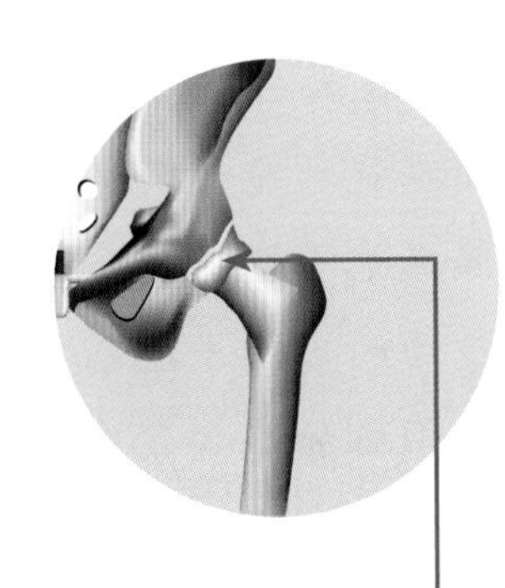

韌帶斷裂（關節唇）

治療方式

1. 避免會加重症狀的動作。
2. 透過超音波或冰敷消炎。
3. 使用藥物消炎。
4. 用伸展與強化運動，避免關節僵硬。
5. 利用徒手物理治療，減輕疼痛與僵硬。
6. 使用類固醇注射（最多不超過兩次）。
7. 使用自體再生細胞激素注射（艾凱再生因子療法）。
8. 開刀（大部分完全裂傷之患者需要開刀才能恢復正常活動）。

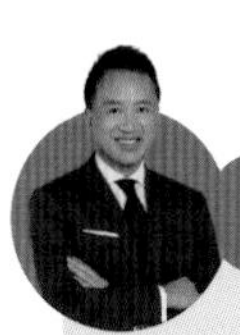

韓醫師私房叮嚀

髖部關節唇嚴重破裂，可能會造成日後的退化性關節炎。

服用類固醇過量

髖關節骨頭壞死

在大公司擔任業務的宗聖，下班後時常需要與客戶應酬，應酬期間總是大吃大喝，常常跟客戶和同事喝得爛醉如泥，也常常在喝酒之餘搭配重口味的食物。宗聖的妻子常常勸他要忌口，不要太常吃重鹹重油的食物，也不要經常喝醉，但因為客戶和公司的需要，宗聖總是必須參加這些聚會。果然，最後腎臟出了問題，折騰了好久，最後幸運地接受腎臟移植手術，才保住性命。

大病過後，宗聖的生活慢慢恢復常態，也不敢再常常應酬，逐漸適應了清淡的飲食。只是他最近發現自己的腰部隱隱作痛，說是腰部，有時又覺得是胯下。「該不會是腎臟又出問題了吧？」聽宗聖這麼描述，朋友一臉憂心地說。

「我也沒把握，當初動完手術，因為復原速度慢，在醫院躺得比別人久，藥也吃得別人多，用來止痛的類固醇也沒少用，不知道有沒有影響？」聽朋友又提起腎臟，宗聖也忍不住擔心起來。

原因

造成髖關節骨頭壞死的原因有兩大類。一種是髖關節骨受到重大創傷，例如碰到車禍，骨頭斷了，連同輸送營養的血管也斷了，導致骨頭壞死。另外一類是過量使用類固醇或酒精造成，有些患者因為治療的需要，必須服用類固醇，例如類風濕性關節炎、器官移植後。原則上使用類固醇的量愈大、時間越久，骨頭壞死的機會就越高。

症狀

髖關節骨頭壞死早期出現的症狀是疼痛，在髖關節部分尤其明顯，走路時會感到有悶痛感，停下來就不會痛。隨著病況進行，會形成關節僵硬與變形，影響患者正常的睡眠與行走。由於髖部疼痛會以放射狀來表現，有些患者會感到膝部疼痛，以為是膝蓋受傷；也有人因為腰痛，以為是腰椎或腰部器官病變，不少情況是照了X光才知道是髖關節骨頭壞死。

好發族群

車禍傷者、大量服用類固醇者、長期飲酒者。

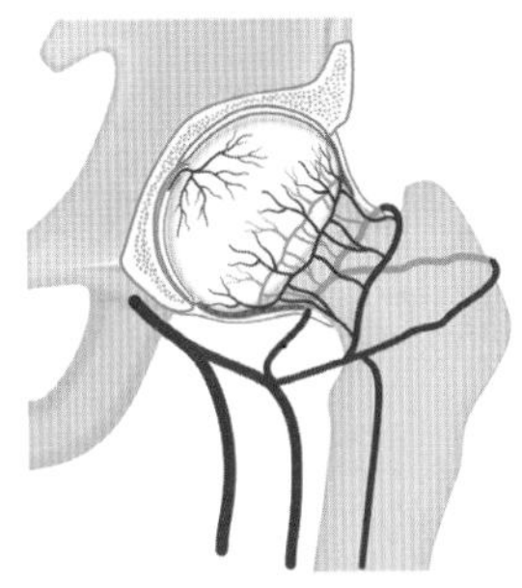
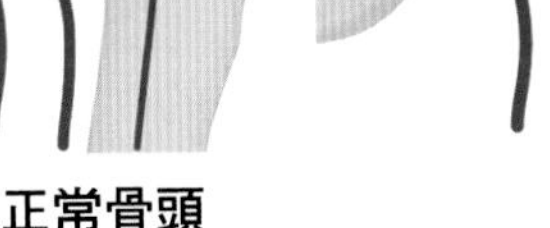

正常骨頭　　骨頭壞死

治療方式

1. 使用消炎藥物消炎。
2. 避免會加重症狀的動作（跳躍或跑步等）。
3. 休息或短期使用固定器。
4. 使用助行器或骨科矯正器，以減輕軟骨壓力。
5. 利用伸展運動強化肌肉。
6. 經過各種治療，病況無明顯改善，需透過開刀手術置換人工關節。

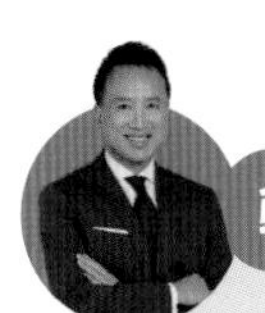

韓醫師私房叮嚀

不可長期使用固定器，以免產生沾黏現象。

◆ 單車族好發 ◆

黏液囊發炎

阿仰語帶歉意地說：「實在很不好意思，我真的沒辦法去環島騎行了，應該說想去也去不了……其實，我現在根本沒有辦法騎單車，只要腳一彎曲，這裡就會痛，甚至連走路也會疼痛……」阿仰指著右腳大腿上端與腰部相接的部位苦笑地說，「除了按壓會痛以外，還有突起的腫脹！不要說騎單車，就連上下樓梯都非常吃力」

「可是上個月不是就說好，這趟七天六夜的環島行程由你領騎嗎？現在再過兩天就要出發了，你怎麼可以臨時說不去？」氣沖沖的怡新，音量不知不覺提高了，「該不會是因為上一次西部騎行造成的吧？」

「我也是這麼猜想的，上次西部騎行的時候就有點不舒服，原本想說硬撐，撐過去就沒事了，沒料到會有這樣的後遺症！這下子，不去看醫生不行了……」

原因

髖關節裡的黏液囊含有一些油狀的液體，是用來減輕肌肉、肌腱、皮膚與骨骼在活動時產生摩擦的緩衝墊。黏液囊能讓皮膚在關節處滑動，使關節進行彎曲、伸展和轉動時正常動作。當黏液囊受到重複刺激（例如騎單車重複的彎曲和延伸動作）或急性外傷（撞擊髖部）時，會產生許多液體來保護受傷的關節，而過量的黏液聚集會造成黏液囊腫大發炎，導致關節腫脹與疼痛。

症狀

在髖部上側方出現疼痛、紅腫，上下樓梯會使疼痛加劇，有少數患者會在感染黏液囊的上前方皮膚出現傷口。

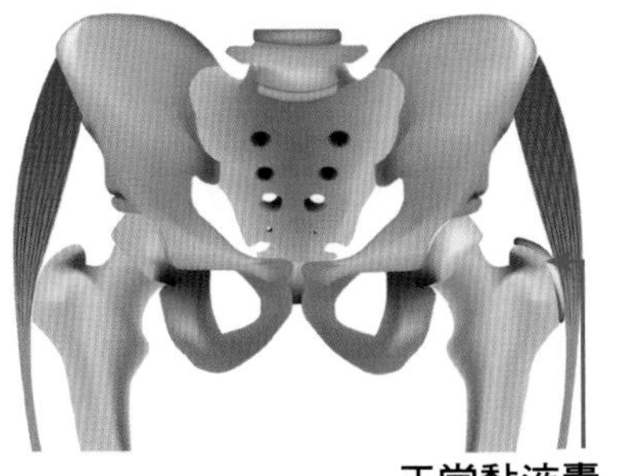
正常黏液囊

好發族群

單車選手、單車運動愛好者。

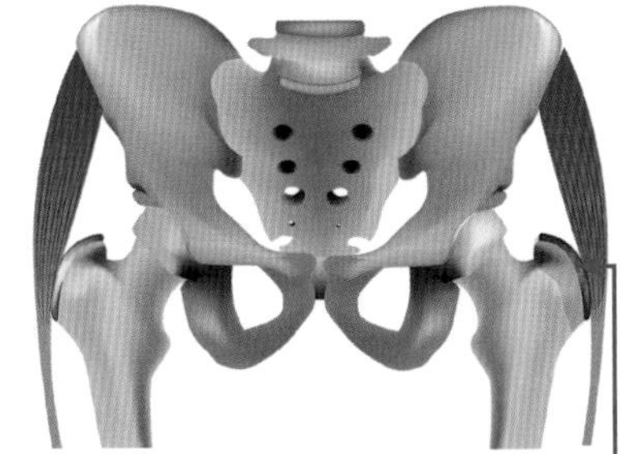
黏液囊發炎

治療方式

1. 避免直接按壓該黏液囊。
2. 患部盡量休息或固定。
3. 使用彈性繃帶加壓在大腿外側上方消腫。
4. 穿戴保護墊保護患部。
5. 利用超音波物理治療減輕黏液囊發炎的症狀。
6. 徒手物理治療減輕活動發炎的關節，避免關節僵硬。
7. 類固醇注射治療，減輕發炎的黏液囊。
8. 抽吸囊液：若症狀沒有好轉，醫生會抽取患者的黏液來改善腫脹，抽出的黏液可能做進一步的感染檢查，若發現感染時則會給予抗生素治療。
9. 利用關節鏡手術，將黏液囊完全清除。

韓醫師私房叮嚀

如果患部痊癒的效果不佳，黏液會不斷增生，須透過開刀，將黏液囊完全清除。

✦ 長期健走傷害 ✦

股骨疲勞性骨折

苦熬多年，冠哲終於從軍校畢業，被分發到所屬的部隊了！但在下部隊之後，每天的操練還是十分辛苦，例如對大多數的人來說，一次走上十幾公里的行軍訓練，確實是極重的身體負擔，但比起短時間內需要爆發力的加速衝刺，還算是比較容易的。然而也許是先天的限制，長途行軍訓練成為了冠哲唯一的弱點，每次行軍，都是他煎熬的開始。

這一天的長途行軍是在火辣辣的太陽下進行，但才開始不到一半，冠哲就從雙腿上端感受到愈來愈劇烈的痛楚，踏在地面上的每一步，都有如在刀尖上行走。

終於到了休息的地方，冠哲一屁股坐在地上，雙腳火燒般的疼痛暫時停止了，冠哲心想：「如果可以休息久一點，多10分鐘……不！多5分鐘，可能就不會那麼痛了。都已經撐到現在了，我不能放棄！」然而冠哲心理的吶喊沒有人聽見，遠方吹起了集合的哨聲……。

原因

股骨疲勞性骨折也稱為為壓力性骨折、行軍性骨折。主要是因為骨頭承受不了長時間的運動壓力，加上沒有適度休息回復，因此造成裂痕；這種裂痕雖然還不會造成折斷與移位，但只要再次運動，疼痛就會發作。常見於慢跑者與長時間行軍的軍人。

症狀

進行走路、運動等需要彎曲伸展動作時感到疼痛，因為是發生在髖部深處的股骨疲勞性骨折，所以會有擴散的情形，讓患者以為是膝蓋或其他部位發生病變，通常需要X光檢查或骨骼掃描才能查出病因。

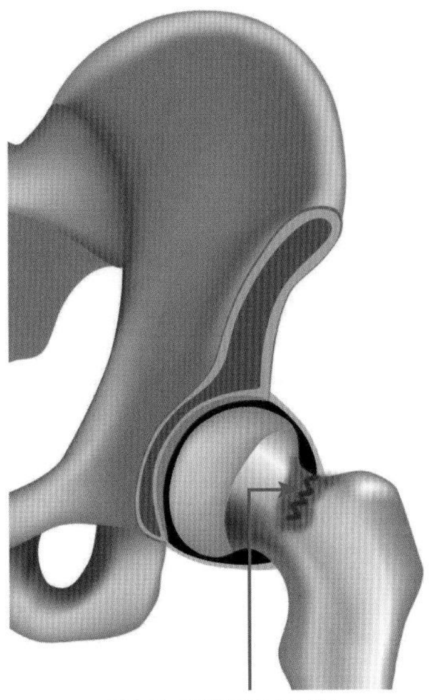

股骨疲勞性骨折

好發族群

軍人、運動選手。

治療方式

1. 停止運動、活動。
2. 經檢查發現斷骨移位或分離，需要開刀治療。

韓醫師私房叮嚀

疲勞性骨折經過X光或骨骼掃描就能確診，大多數的患者透過保守的非手術治療，骨骼都能自行痊癒復原。提醒民眾發現症狀後，不宜任意進行推拿，以避免患部重複受創導致斷骨。

年長者跌倒

髖部骨折

盧太太前幾天跌倒，第二天就再也下不了床，因為盧太太原本就是洗腎患者，為了慎重起見，醫生除了幫她照了X光，還建議她進行核磁共振的掃描檢查，最後確診為髖部骨折。盧先生十分納悶，「醫生，我太太沒有發生什麼意外，就是下樓梯不小心踩空跌倒而已，她才50多歲，怎麼會這麼嚴重呢？」

一旁正在移坐到輪椅上的盧太太臉色大變，忍不住叫了出來，看著太太難受，一旁的盧先生也十分緊張，他沒料到不小心跌倒會引起這麼嚴重的後果……。

「可能是因為長期洗腎，受到藥物的影響，讓她的髖部比一般人脆弱。幸好你們沒有拖太久，髖部骨折如果沒有及時治療，到時候處理會更費事呢！」醫生叮嚀道。

原因

跌倒或直接撞擊是造成髖部骨折的主要原因。骨折方式依施力大小、方向與患者年齡而不同。其中又以關節內軟骨的骨折癒後效果最差，如果沒有及時治療，很容易造成嚴重關節炎。

症狀

出現髖部疼痛與變形，無法支撐體重，甚至正常行動。

好發族群

老年人。

治療方式

❶ 開刀（用於移位骨折，特別是關節內骨折）。

韓醫師私房叮嚀

有時候X光無法發現髖部骨折的微小裂痕，需透過更精確的核磁共振掃描才能確診。髖部骨折好發於跌倒的老年人，手術療養期間，患者容易因為抵抗力減弱，併發其他疾病，提高死亡率，需要特別加強照顧。

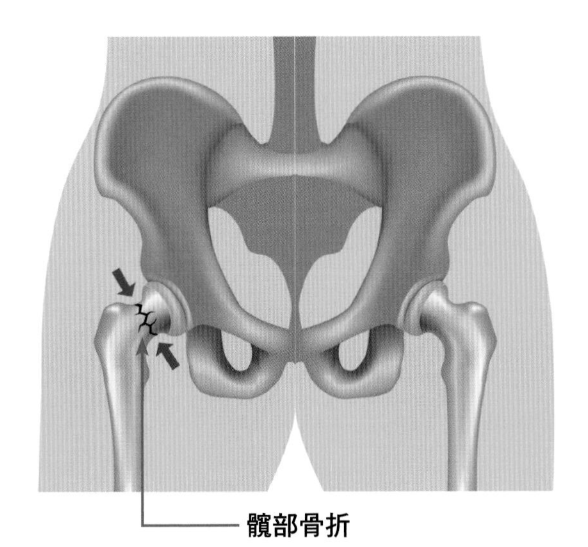

✦ 受過傷更要小心 ✦

髖關節退化性關節炎（軟骨壞死）

原因

在關節傷害之中，最麻煩的就是軟骨（Cartilage）受傷。光滑、健康的軟骨對身體的重要性非比尋常。位在骨頭尖端的軟骨，可說是最佳的海綿，除了能夠承受壓力之外，還能夠吸收壓力。但是，軟骨會慢慢壞死而失去原本的作用，一旦骨頭與骨頭之間少了正常軟骨的緩衝功能，活動時就等於骨頭與骨頭直接摩擦。且因為軟骨重生是非常有限的，受損後無法治癒，因此，軟骨的死亡可以說是最嚴重的關節受傷！

症狀

初期關節炎（軟骨壞死10%）只有運動過多會疼痛腫脹或僵硬；中期關節炎時（軟骨壞死30%）連走路也會有上述症狀；而更嚴重時（軟骨壞死超過30%）連晚上睡覺也會疼痛。

好發族群

任何人都有可能，且受過傷的病患會加速變化成後期關節炎。

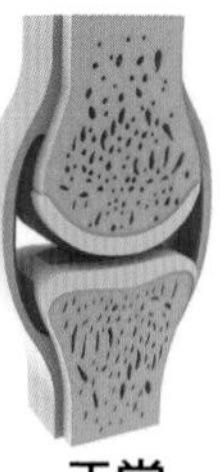

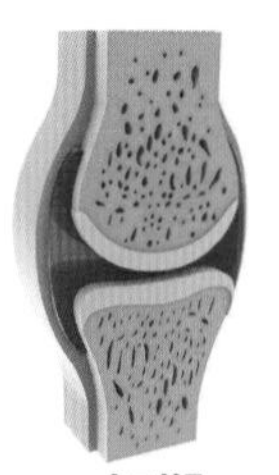

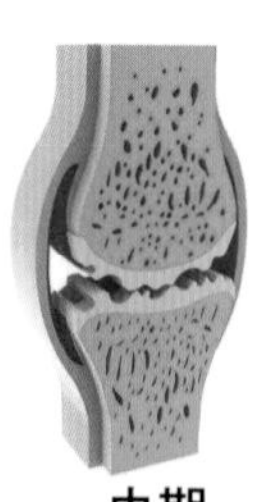

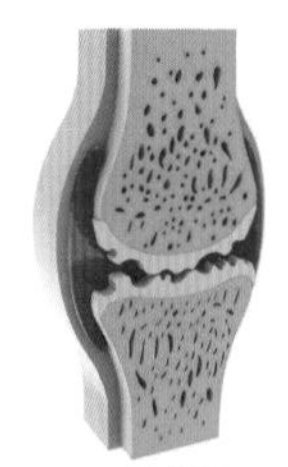

軟骨壞死階段

治療方式

1. 使用消炎藥物消炎。
2. 透過冰敷消炎。
3. 避免加重症狀的動作（跑跳類運動）。
4. 徒手物理治療改善髖關節組織的伸展性。
5. 強化髖部前方、後方、外側、 側肌肉運動復健。
6. 使用自體軟骨再生細胞激素注射（瑞尖細胞激素療法）。
7. 使用自體軟骨再生脂肪基質細胞注射（銳凱脂肪基質細胞再生療法）。
8. 開刀（只有物理、藥物療法失效時才使用），通常是復健持續 1 年以上沒有改善才會考慮進行。

韓醫師私房叮嚀

先使用自體再生療法加上肌肉、肌腱強化及徒手治療後無效，才考慮建議接受人工關節置換手術。應盡量避免手術，以免增加不必要的感染風險。軟骨死亡是持續性的且只會越來越嚴重，越早使用再生技術注射才能避免手術，且能夠繼續您的日常活動，包括運動。

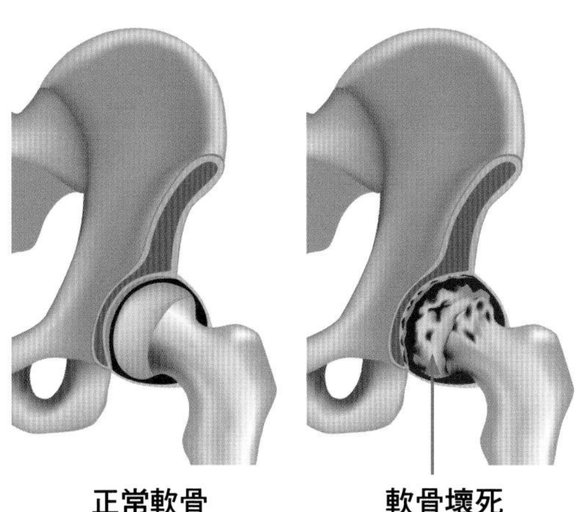

除了開刀你還能做什麼？
韓偉醫師的肌肉、皮膚、
神經、軟骨再生密碼

[膝關節常見問題]

膝關節是人體最大且最複雜的關節，由股骨（大腿之長骨）末端、脛骨（小腿之表骨）上端與膝蓋骨構成。膝關節有平滑組織（軟骨）覆蓋於各骨端，使膝蓋可平滑彎曲、伸直，當膝蓋受傷或該部位疼痛，腫脹數日未減輕時，就必須求診於骨科醫師，延誤救治會導致不必要的痛苦，並且延後康復的時間。

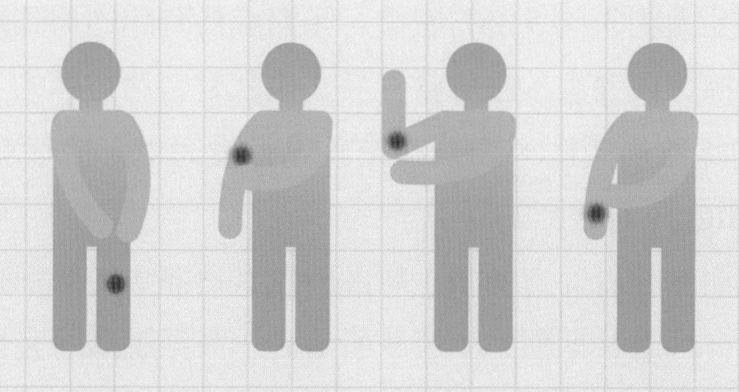

✦ 痛到站不起來 ✦

髕骨軟骨發炎

好友的婚禮結束散場，美惠還沈浸在感人的氛圍裡，久久無法回神。好友愛情長跑10年，終於在今年結婚，美惠不想錯過這場婚禮的任何一個細節，因此全程3小時都沒有離開會場，全神貫注的她甚至連廁所也捨不得去，現在終於可以輕鬆一下了。

沒想到美惠才剛要起身，膝蓋竟感到一陣劇痛，讓她馬上跌坐回原位，吃驚的美惠試著彎曲兩腳，沒想到稍一出力就痛得不得了，怎麼會這樣？美惠忍著痛楚，不禁喃喃自語，坐在位子上動也不動。

身旁的男友以為美惠還沉浸在感人的氣氛中，催促她該離開了，這才看到美惠的膝蓋怪怪的……

原因

髕骨就是膝蓋骨，它具有避震和減緩膝蓋壓力的作用，上下樓梯時，髕骨就需承受大約3～5倍的體重，頻繁或長時間的彎膝動作，會使髕骨軟骨慢性摩擦造成發炎。髕骨軟骨發炎也就是台灣俗稱的「軟化症」，是一種常見的膝蓋疼痛症，國外常見於患者看完電影之後發生，因此又稱「Theater Sign（看電影的腳）」。

發炎初期的膝蓋前方腫脹、彎曲時感到疼痛，這些都是主要症狀，僅有少數患者會因為長期壓力，使軟骨龜裂，甚至脫離而完全消失。

症狀

跨蹲、彎膝與上下樓梯時感到特別疼痛，同時彎曲時會產生壓磨的不適感或傳出「喀喀」的聲音。

好發族群

爬山、爬樓梯、看電影、搬家時沒有適當休息者。

治療方式

1. 使用消炎藥物消炎。
2. 透過冰敷消炎。
3. 避免加重症狀的動作（如跨蹲、彎膝等等）。
4. 徒手物理治療改善膝關節組織的延展性。
5. 利用四頭肌（大腿前方肌肉）強化運動復健。
6. 利用膕繩肌（大腿後方肌肉）伸展運動復健。
7. 使用自體軟骨再生細胞激素注射（瑞尖細胞激素療法）。
8. 開刀（只有物理、藥物療法失效時才使用），通常是復健持續 1 年以上沒有改善才會考慮進行。

韓醫師私房叮嚀

一定要治療。一般的髕骨軟骨發炎，經過適當的物理、藥物治療與復健後即能改善，建議民眾不要為了速效而輕易開刀，增加不必要的感染風險。無痛的壓磨感或喀喀聲亦可見於正常膝關節，不需特別在意，只有會痛才需要處理。

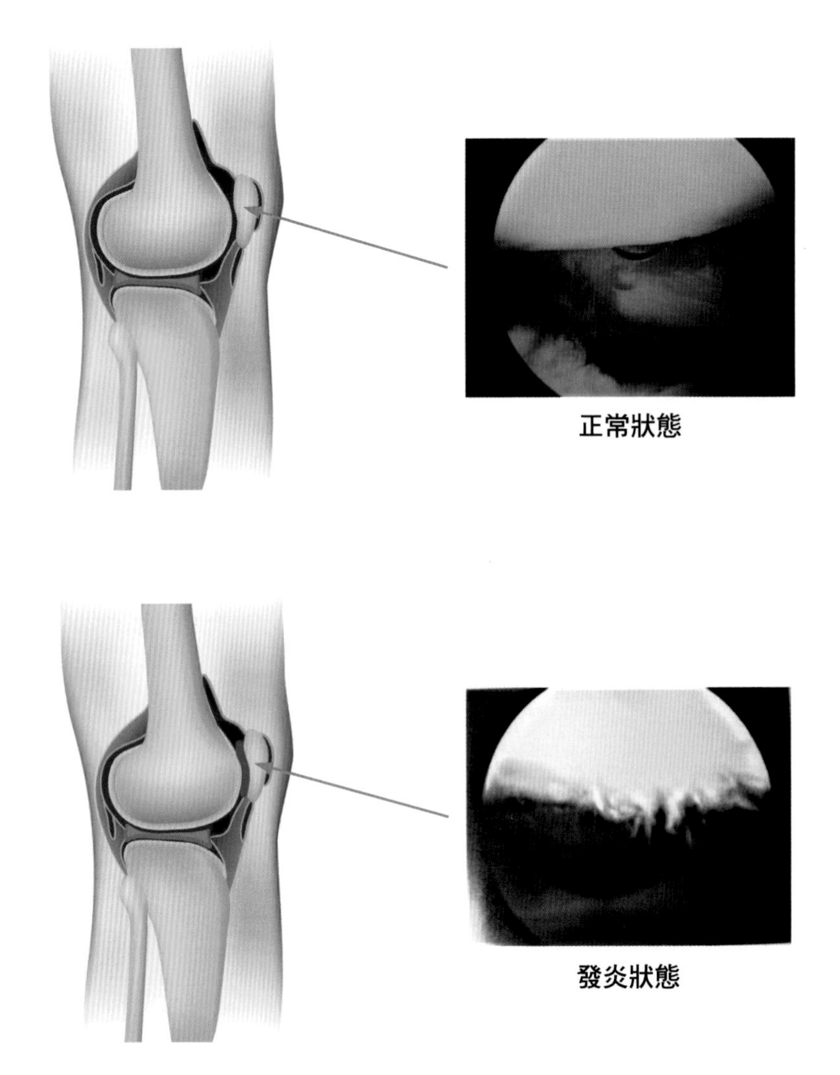

髕骨軟骨發炎

✦ 突然大量運動 ✦

膝關節扭傷（肌腱、肌肉、韌帶）

舉目望去是一條毫無人煙的筆直公路，看不見半家便利商店，邊喘氣邊擦汗的秋盈，走著走著就想掐昏自己，為什麼自己要在這裡受罪呢？說到底都怪自己不服輸，受不了同事幾句話相識，平常最討厭曬太陽和運動的自己，竟跟著同事來跑馬拉松！

從天未亮開始出發，秋盈仗著年輕，一路上雖然吃力，倒也還能奮力跟上隊伍，但過了正午以後，因為疲勞的緣故，不小心踩到路上的一個空寶特瓶，從那之後就感覺膝蓋附近痛痛的，有點無力，而且痛覺好像愈來愈明顯。「我的腳好像怪怪的，這該不會是別人說的久不運動，突然運動造成的運動傷害吧！怎麼辦，我追得上大部隊嗎？會不會天黑了我還在這裡呀？唉呀，怎麼會這樣？」秋盈暗自不安了起來。

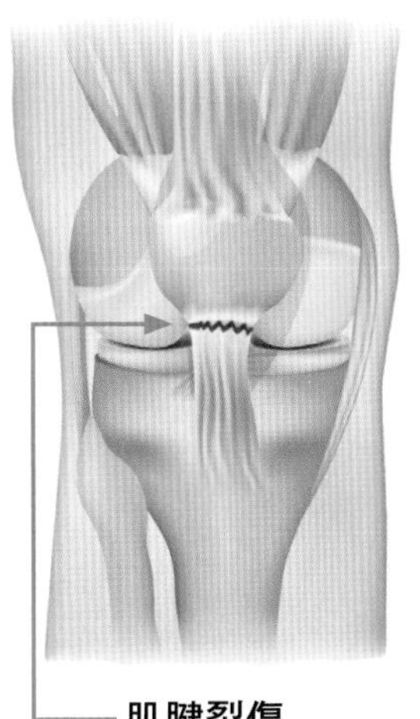

肌腱裂傷

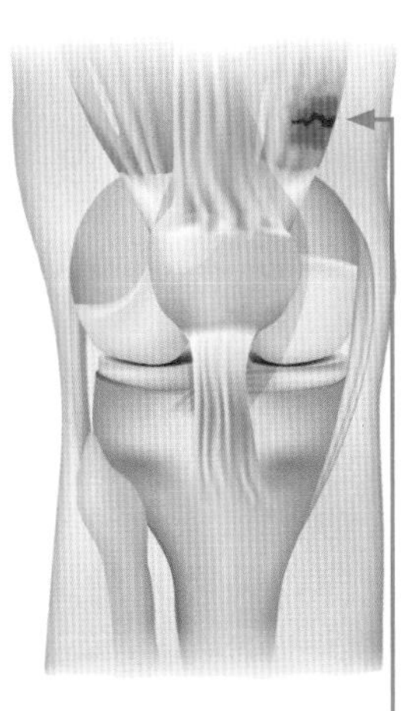

肌肉受傷

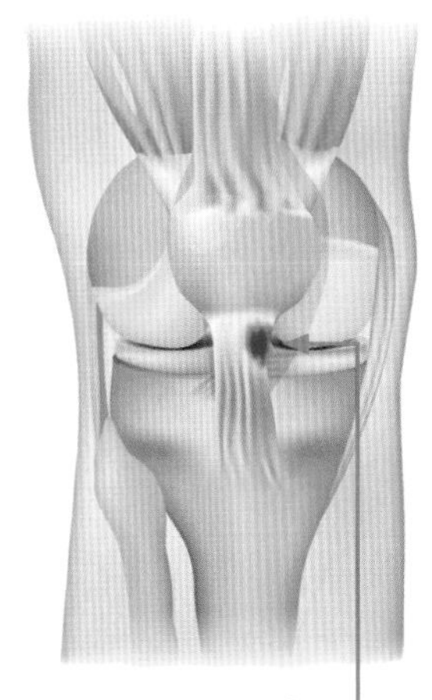

肌腱發炎

原因

連繫關節周遭的韌帶、肌腱、肌肉，容易因為過度疲勞或猛烈拉扯而受傷，統稱為膝關節扭傷。當韌帶、肌腱、肌肉受傷時，外力會造成這些軟組織不正常伸展。輕微扭傷時，軟組織受拉扯但無裂傷；中度扭傷時，有部分組織裂傷，會有患部腫痛、行走疼痛的情況；嚴重扭傷時，軟組織會完全斷裂，膝關節無力支撐身體重量，此時甚至連路都走不了。

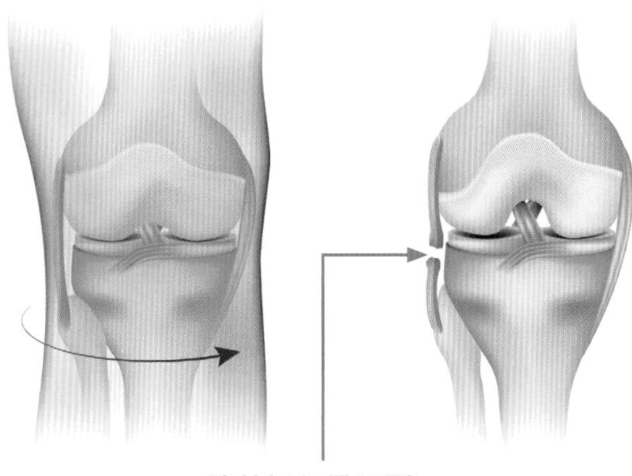

膝外側韌帶斷裂

症狀

膝部腫痛，膝部支撐不住，無法正常行走。

好發族群

從事激烈運動者、平常沒運動突然大量運動者。

治療方式

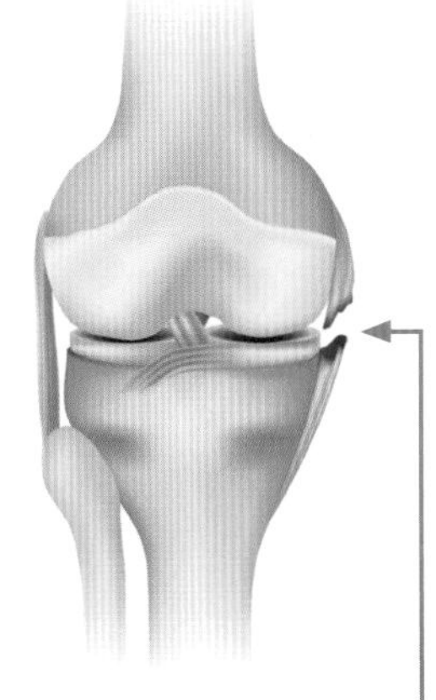
膝內側韌帶斷裂

1. 加強冰敷，消炎消腫。
2. 避免會加重症狀之動作。
3. 使用固定器固定患部，只需要幾天即可，最多不超過一星期。
4. 使用消炎藥物消炎。
5. 利用超音波治療降低發炎。
6. 使用脈衝音波激活療法。
7. 使用類固醇注射（最多不超過兩次）。
8. 使用自體再生細胞激素注射（艾凱再生因子療法）。
9. 利用伸展與強化運動復健。
10. 徒手物理治療，改善膝關節組織的延展性。

韓醫師私房叮嚀

急性時避免疼痛部位推拿。建議可長時間冰敷，以消炎消腫，但冰敷每半小時應休息10分鐘，以避免凍傷。

◆ 長時間跪姿 ◆

膝黏液囊發炎

每一年的過年，蕭媽媽總是特別忙碌，除了要張羅除夕夜的年夜飯之後，還要大掃除整理一番，而堆積了一整年的污垢、灰塵非常難以清理，光是浴室裡的水垢就讓她跪在磁磚上折騰了老半天。

好不容易結束一天的清掃，終於可以放鬆洗澡時，蕭媽媽不經意瞥見膝蓋上出現了一個小小的腫包。「這是什麼？」蕭媽媽用手指輕壓腫脹的部位，除了皮膚凹陷，並不會感到疼痛。雖然不會影響到明天繼續大掃除，但突如其來的腫包還是讓人有點介意。「既然不會痛，應該沒什麼事才對，不過老是看到也覺得礙眼……」蕭媽媽心裡很疑惑，不知道自己的關節是不是出了什麼問題？

原因

膝關節裡的黏液囊中含有一些油狀液體，它是用來減輕肌肉、肌腱、皮膚與骨骼在活動時產生摩擦的緩衝。黏液囊能讓皮膚在膝蓋處滑動，使膝蓋彎曲、伸展和轉動時正常動作。當黏液囊受到重複刺激（如跪姿）或急性外傷（撞擊膝蓋）時，會產生許多液體來保護受傷的關節，而過量的黏液聚集會造成黏液囊腫大發炎，導致關節腫脹與疼痛。

症狀

在膝蓋上前方無痛之腫脹，但是當細菌侵入造成感染後，會出現疼痛與紅腫。還有少數情況會在感染黏液囊的上前方皮膚出現傷口，為了避免感染惡化，應儘快就醫治療。

好發族群

長時間採跪姿者、家庭主婦。

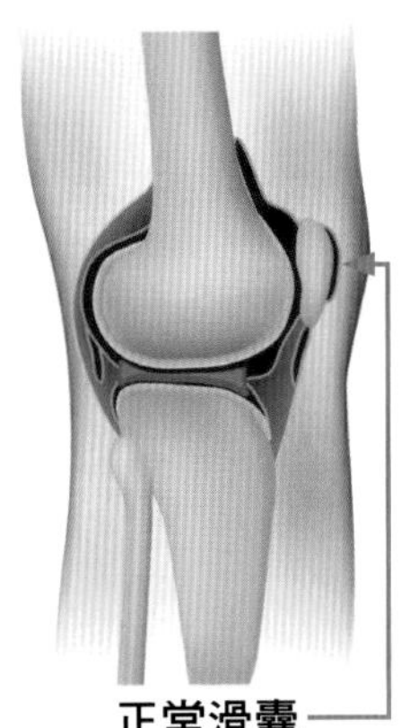

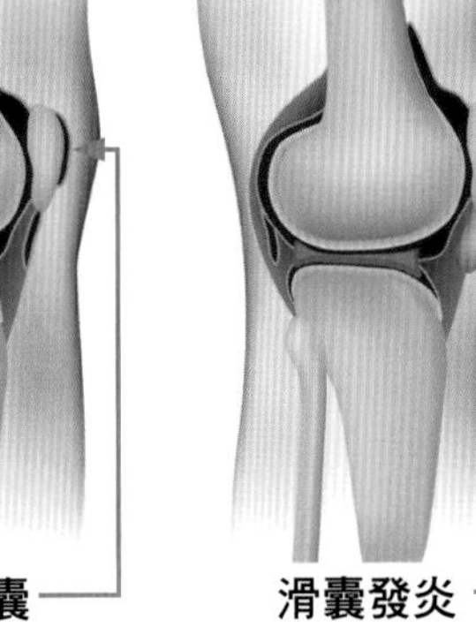

治療方式

1. 避免直接加壓在該黏液囊。
2. 患部盡量休息或固定。
3. 利用繃帶加壓在膝蓋消腫。
4. 穿戴保護墊保護患部。
5. 利用超音波物理治療減輕黏液囊發炎的症狀。
6. 徒手物理治療減輕活動發炎的關節，避免關節僵硬。
7. 類固醇注射治療，減輕發炎的黏液囊。
8. 抽吸囊液：若症狀沒有好轉，醫生會抽取患者的黏液來改善腫脹。而抽出的黏液可能做進一步的感染檢查，若發現感染時則會給予抗生素。
9. 開刀（將黏液囊切除）。

韓醫師私房叮嚀

平時需要採跪姿動作前，應先於膝蓋戴上保護墊，每作業5分鐘需稍事休息，使黏液囊休息，預防發炎，若能冰敷效果則更佳。

✦ 激烈運動 ✦

膝關節韌帶斷裂

亭翰是一位出色的滑板選手，經常在大大小小的比賽中奪得佳績。賽道上的亭翰左右游移，像一條滑溜靈動的蛇，前方映入眼簾的是一處彎度驚悚的滑道，這個練習關卡讓他失敗了好幾次。

醫生已經不只一次提醒亭翰，膝蓋千萬不能再受傷了，雖然都已經痊癒，但比起其他人的膝蓋還是脆弱許多，如果再來一次重大撞擊，恐怕就要動手術了。

然而亭翰總是希望自己達到更好的成績，在轉彎的瞬間，他看到眼前的景物隨角度旋轉，亭翰興奮地吶喊：「哇嗚！」然而身體卻快速傾斜，他一聲驚呼，不知道是什麼東西絆住了滑板，撞擊的力量把亭翰重重甩了出去，他想從地上爬起來，卻有一陣觸電般的劇痛從右腳湧出，讓他動彈不得……

原因

膝關節韌帶負責膝關節的穩定與運動，分為十字韌帶及副韌帶。十字韌帶（分為前十字韌帶、後十字韌帶）具有維持膝關節前後方向安定性的作用，副韌帶（分為內側副韌帶、外側副韌帶）負責保持膝關節橫向運動的安定。膝關節受到嚴重傷害時，韌帶會因為無法承受撞擊力而斷裂，像是由高處跌下、車禍或從事高衝擊性運動（如美式足球、滑雪、橄欖球），都容易造成韌帶受傷斷裂。

症狀

非常嚴重的腫痛，因關節不穩定，走路時需要支撐。

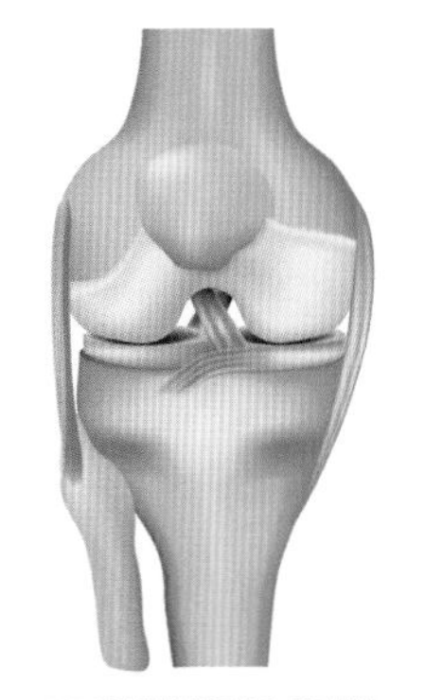
正常膝關節韌帶

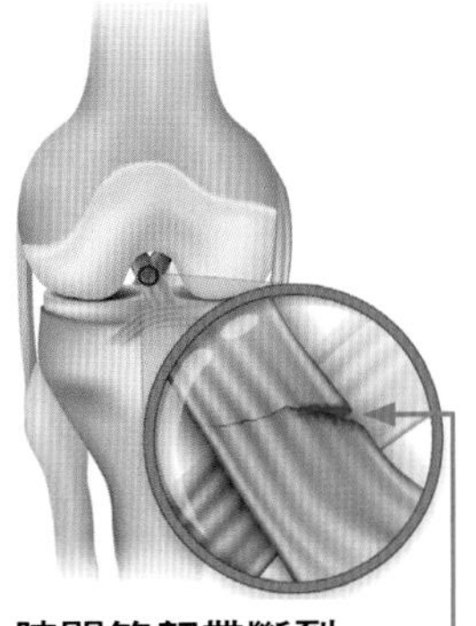
膝關節韌帶斷裂

好發族群

美式足球、滑雪、橄欖球選手、車禍傷者。

治療方式

1. 避免會加重症狀的動作。
2. 數週適當休息。
3. 透過超音波或冰敷消炎。
4. 使用消炎藥物消炎。
5. 利用伸展與強化運動和徒手物理治療改善膝關節組織。
6. 透過加有金屬條的膝支架固定膝關節。
7. 開刀（大部分前十字韌帶斷裂的患者需要開刀才能恢復正常活動）。

韓醫師私房叮嚀

除了前十字韌帶斷裂需要開刀，大部分的韌帶斷裂都可以透過休息、藥物、復健等非開刀方式治療。

✦ 運動選手常見 ✦

半月板破裂

汗水穿過睫毛流進眼睛，志倫瞇著眼睛感到一陣酸澀，不知道比賽已經持續了多久，只知道場上不論敵我雙方都已經精疲力盡。觀眾的呼喊聲、自己的心跳聲，再次喚醒志倫逐漸模糊的意識，他知道這一次的分數將決定一切。

志倫默數自己的呼吸，壓抑過快的心跳，舉起沉重的鐵餅，用盡今天的最後一絲力量，將手臂後擺至最大的角度，旋轉身軀……在鐵餅劃開空氣的那一瞬間，志倫的身體回彈的那一刻，他聽見自己的膝蓋好像傳來碎裂的響聲，隨後整條腿就籠罩在一陣劇烈的疼痛裡，他身體一軟跌坐在地上，教練和裁判紛紛圍了過來，只看到志倫雙手握著膝蓋，痛到流下生理性的淚水……

原因

半月板主要作用除了保護膝關節軟骨、加強膝關節的穩固性之外，還能吸收震盪，在跑步或跳躍時發揮緩衝作用。半月板受到不正常的壓力時，可能會引起裂傷甚至破裂，例如籃球選手的跳躍動作，投擲鉛球、鐵餅時的旋轉動作，這一類的動作會在瞬間產生爆發力，比較容易導致膝關節扭轉，使半月板受傷破裂。由於半月板沒有血液循環的機能，所以受傷後不如其他軟組織能較快速癒合。

症狀

受傷時膝關節會產生劇烈的疼痛，從事扭轉動作時會感到疼痛，有時會腫脹，彎曲膝蓋時會發出響音。

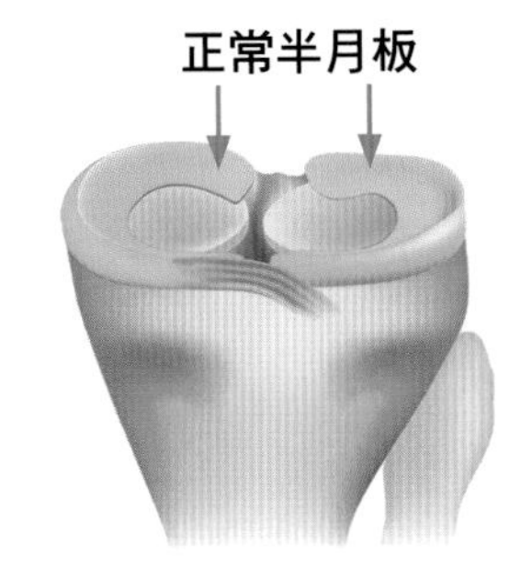

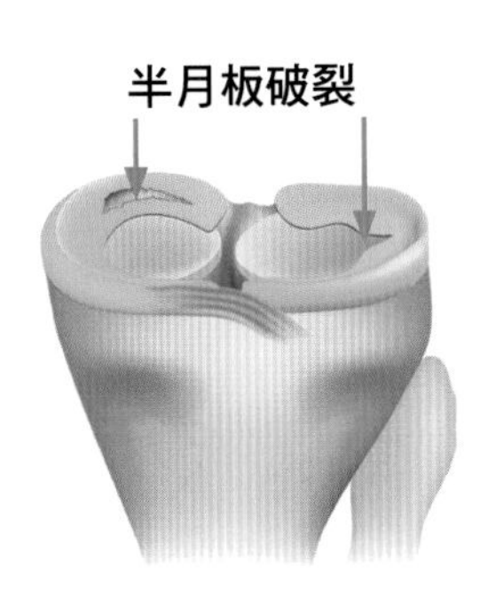

好發族群

運動選手。

治療方式

1. 使用止痛藥與適當的休息。
2. 抬高患部搭配冰敷消炎。
3. 使用自體再生細胞激素注射（艾凱再生因子療法）。
4. 利用關節鏡手術開刀（若症狀持續三個月以上才需進行）。

韓醫師私房叮嚀

並非所有人都需要開刀，一般人可透過休息、藥物治療逐漸恢復，但運動選手的膝關節常會承受較多、較大的壓力，一定要開刀治療。較需注意的是，由於半月板不具再生能力，破裂癒後20~25年，可能因長期使用而開始出現退化性關節炎的各種症狀。

◆長期飲酒、服藥◆

骨頭壞死

黃伯伯因為兒女都不在身邊，老婆也早早去世，常常會聆聽收音機電台解悶。最近聽到收音機裡面廣告一款中藥，號稱吃了之後就可以治好多年的老毛病，還可以恢復年輕活力，這讓黃伯伯覺得很心動，就買了幾盒試試看，沒想到一試就是好多年的光景……

最近，黃伯伯的膝蓋時不時地疼痛，他只覺得是年紀大了，正常的關節退化，所以沒有很在意。直到疼痛讓他幾乎完全不想走動，而且吃了成藥以後，症狀始終不見好轉，孫女硬逼著他去看醫生才就醫，沒想到醫生診斷的結果，竟是長期服藥造成膝部骨頭壞死。

這聽起來就很可怕的幾個字一直在黃伯伯耳邊擴大、嗡嗡作響，黃伯伯心裡直想：「這是不是表示救不回來了？」

原因

缺乏血液循環會造成膝部骨骼壞死。除了先天遺傳的影響，膝部長期受到微創傷害、長期飲酒、長期服用含類固醇藥物，或者因為車禍，膝部骨骼曾遭受重大撞擊，都有可能會讓骨骼細胞大量壞死。

症狀

出現膝部疼痛、腫脹，讓患者無法正常行走、無法支撐體重。

好發族群

長期酗酒者、長期服用來源不明含類固醇藥物者、車禍傷者。

治療方式

1. 冰敷患部消腫。
2. 休息並停止跑、跳，減輕發炎症狀。
3. 使用藥物消炎。
4. 六個月後症狀無改善，需進行開刀，置換人工關節。

韓醫師私房叮嚀

部分違法私釀酒及來路不明的中藥，都有可能含類固醇，長期服用容易造成膝關節骨頭壞死，皆應避免。

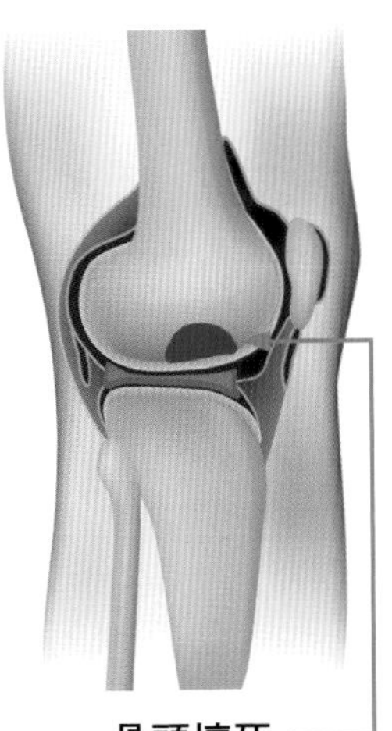

✦青少年常見✦

奧施骨氏病（脛骨髕骨肌腱發炎）

剛升上九年級的俊宏，身高突然拉高，原本比高二的姐姐還要矮的他，一下子就高過姐姐一個頭。青春期的男孩就是長得快，加上他從小就熱愛運動，國小、國中都進入校隊，現在身材拔高讓他更加開心，覺得可以在場上大展身手了！

只是最近俊宏訓練時總感覺力不從心，他的鬥志旺盛，問題卻出在膝蓋，他的膝蓋疼痛次數愈來愈頻繁，而且好像愈來愈腫脹。「明明教練都有帶我們做暖身運動，就是為了避免運動傷害，為什麼膝蓋還是怪怪的？」俊宏回想起上一場比賽，懊惱、疑惑瞬間湧上胸口，「昨天那一分實在不應該沒拿到的……膝蓋總是在緊要關頭作怪，是不是要去看醫生比較好？但是醫生會不會不讓我繼續運動啊？為什麼只有我的膝蓋會這樣？我什麼都沒做也沒受傷啊？」

原因

青春期的青少年，髕骨肌腱附著於脛骨粗隆的軟骨上，由於軟骨還沒完全鈣化，與脛骨尚未完全融接，此時過度的跳躍、跑步動作，都容易讓軟骨受到重複創傷，並與脛骨接合處分離，進而產生膝蓋骨疼痛腫脹等不適症狀。

大多數的患者透過適當的治療與休息，會在半年內復原，而一般的患者到了14、15歲時，軟骨鈣化發育完全並且與脛骨融接後，奧施骨氏病也會痊癒。

症狀

膝蓋骨下方出現疼痛及嚴重腫脹，跳躍與跑步等動作會引起疼痛。

好發族群

12~16歲的青少年。

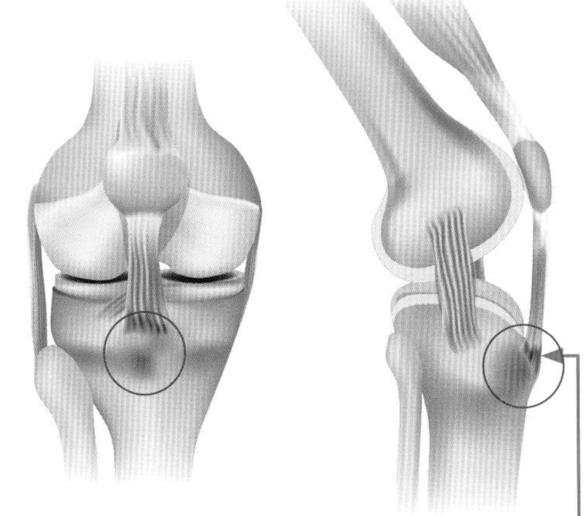

治療方式

1. 避免跳躍或跑步等會加重症狀的動作。
2. 避免直接加壓於上粗隆骨，避免 症狀惡化。
3. 使用藥物消炎。
4. 使用膝護墊固定膝關節。
5. 使用脈衝音波激活療法。
6. 使用類固醇注射（最多不超過兩次）。
7. 使用自體再生細胞激素注射（艾凱再生因子療法）。
8. 利用徒手物理治療，減輕疼痛與僵硬。
9. 利用伸展與強化運動，避免關節僵硬。
10. 休息並固定患部，降低發炎。
11. 治療半年後病況沒有改善，需進行開刀治療。

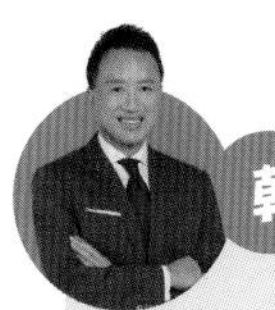

韓醫師私房叮嚀

一般經過3~6個月的治療、休息就能痊癒，不需要開刀。

✦ 意外受傷 ✦

膝部骨折

思穎今天睡過頭了，只能匆匆忙忙地出門。當思穎盤算著待會要如何解釋遲到時，燈號終於變了，她反射性地催動油門向前，沒想到一台外送機車從前方加速衝了出來，嚇得她急忙剎車。

雖然沒撞上去，但承受不住反彈力道的機車卻將思穎摔了出去，摔倒在地的她眼冒金星，旁人想將她扶起，卻讓思穎痛得哇哇大叫，痛源來自於血漬斑斑的左腳膝蓋。「現在沒辦法動，有可能骨折了！」、「等救護車來了再移動她！」痛到流淚的思穎聽到別人這麼說，心想：「啊，這下子真的不必找理由解釋遲到了……」

原因

跌倒或直接撞擊是造成膝部骨折的主要原因，骨折方式依施力大小、方向與患者年齡而不同。骨折治療單純，比較需要注意的是，傷到軟骨（關節內）的骨折癒後不佳，如不及時適當治療，很容易造成嚴重的關節炎。

症狀

出現膝部疼痛、腫脹與變形，讓患者無法支撐體重，不能正常站立與行走。

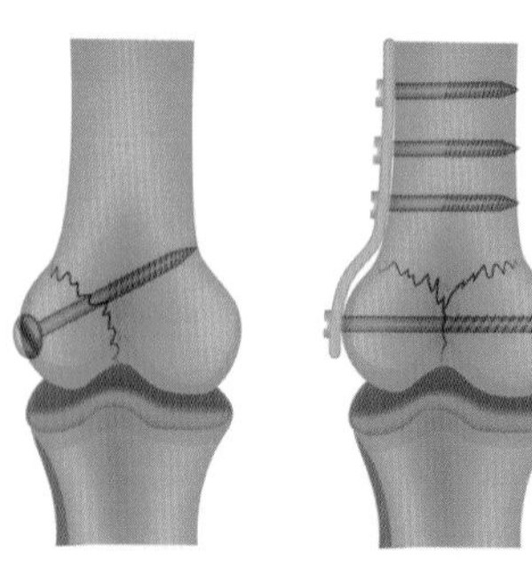

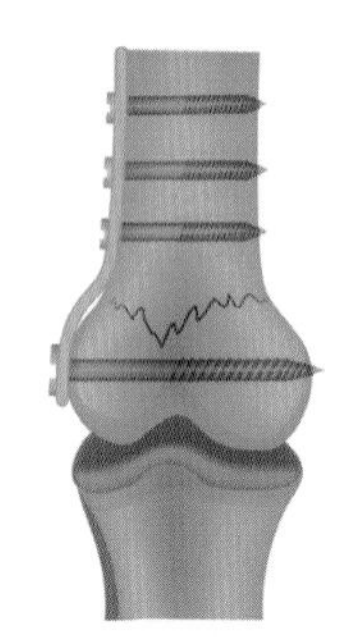

膝部骨折治療方法

好發族群

老年人、車禍傷者、滑雪運動者。

治療方式

1. 抬高並冰敷患部消腫。
2. 使用固定支架或上石膏，避免患部受到刺激。
3. 使用藥物消炎。
4. 發生移位性骨折，特別是關節內骨折，需進行開刀治療（大多數膝部骨折經手術治療後不會出現慢性症狀）。

韓醫師私房叮嚀

應確認骨折類型與治療方式後再評估是否開刀，貿然開刀反而會增加不必要的感染風險。

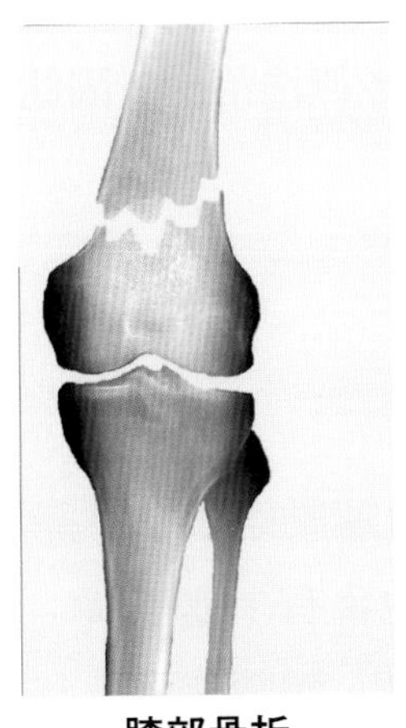

膝部骨折

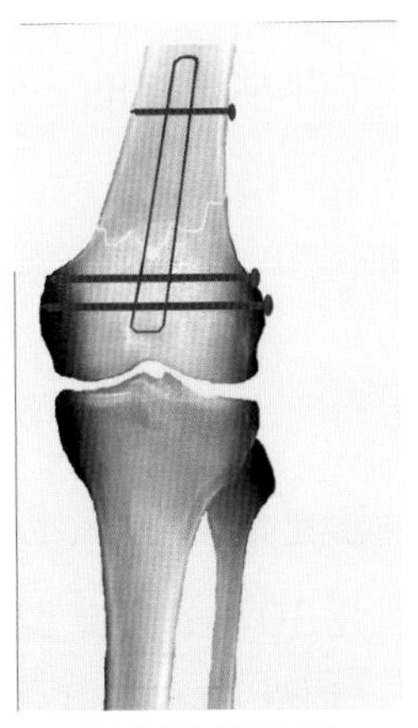

膝部骨折治療

✦ 任何人都有可能發作 ✦

膝關節退化性關節炎（軟骨壞死）

原因

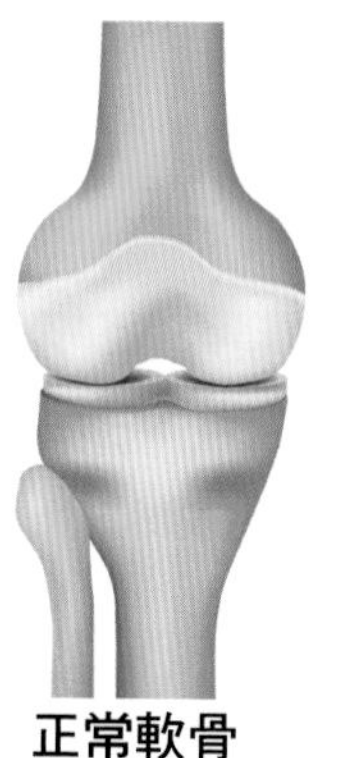
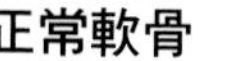
正常軟骨

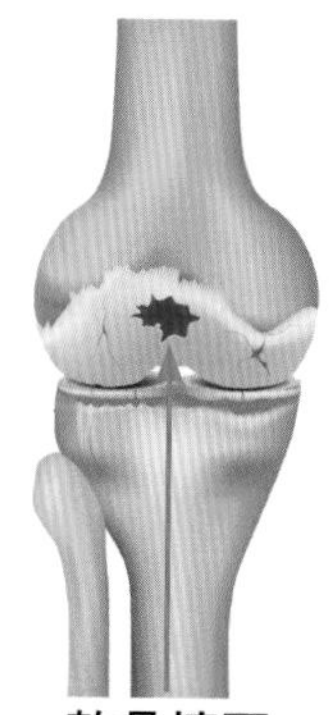
軟骨壞死

在關節傷害之中，最麻煩的就是軟骨（Cartilage）受傷。光滑、健康的軟骨對我們的重要性非比尋常。位在骨頭尖端的軟骨，可說是最佳的海綿，除了能夠承受壓力之外，還能夠吸收壓力。軟骨透過關節液，不斷發揮緩衝潤滑的作用，就像擁有獨立的生命一般，是人體活動時的有力幫手。但是，軟骨會慢慢壞死而失去原本的作用，一旦骨頭與骨頭之間少了正常軟骨的緩衝功能，活動時就等於骨頭與骨頭直接摩擦，這種情況，跟骨頭直接摩擦水泥牆差不多，光是想像就讓人痛得受不了！而且軟骨重生是非常有限的，受損後無法治癒，因此，軟骨的死亡可以說是最嚴重的關節受傷！

症狀

初期關節炎（軟骨壞死10%）只有運動過多會疼痛腫脹或僵硬；中期關節炎（軟骨壞死30%）連走路時也會有上述症狀；而更嚴重時（軟骨壞死超過30%）連晚上睡覺也會疼痛。彎膝時會感到特別疼痛，同時關節彎曲時會產生壓磨的不適感或傳出「喀喀」的聲音。

好發族群

任何人都有可能，且受過傷的病患會加速變化成後期關節炎。

治療方式

1. 使用消炎藥物消炎。
2. 透過冰敷消炎。
3. 避免加重症狀的動作（跑跳類運動）。
4. 徒手物理治療改善膝關節組織的延展性。
5. 利用四頭肌（大腿前方肌肉）強化運動復健。
6. 利用膕繩肌（大腿後方肌肉）伸展運動復健。
7. 使用自體軟骨再生細胞激素注射（瑞尖細胞激素療法）。
8. 使用自體軟骨再生脂肪基質細胞注射（銳凱脂肪基質細胞再生療法）。
9. 開刀（只有物理、藥物療法失效時才使用），通常是復健持續 1 年以上沒有改善才會考慮進行。

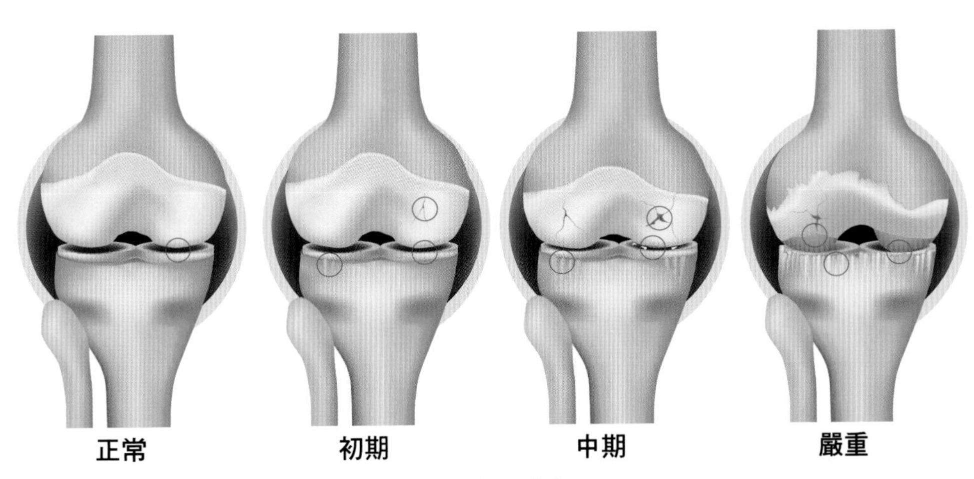

軟骨壞死階段

韓醫師私房叮嚀

先使用自體再生療法加上肌肉、肌腱強化及徒手治療後無效，才考慮建議接受人工關節置換手術。盡量避免手術，以免增加不必要的感染風險，也不建議做所謂的關節鏡滑膜清創或內側放鬆手術（美國骨科醫學協會AAOS認定為暫時性療法，無軟骨再生效果）。

軟骨死亡是持續性的且只會越來越嚴重，越早使用再生技術注射才能避免手術，且能夠繼續您的日常活動，包括運動。

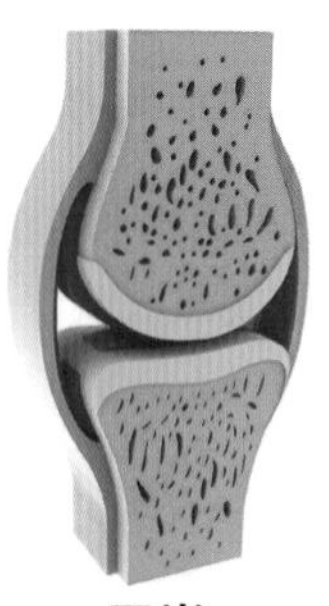

正常

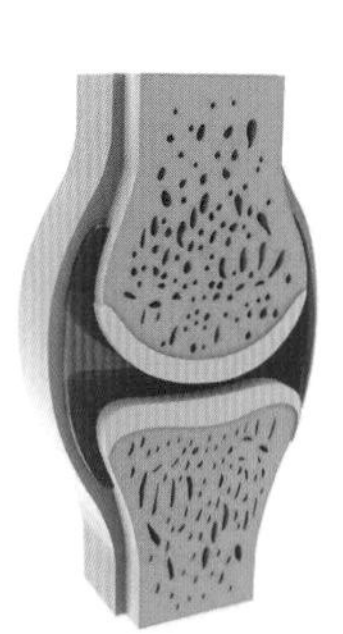

初期

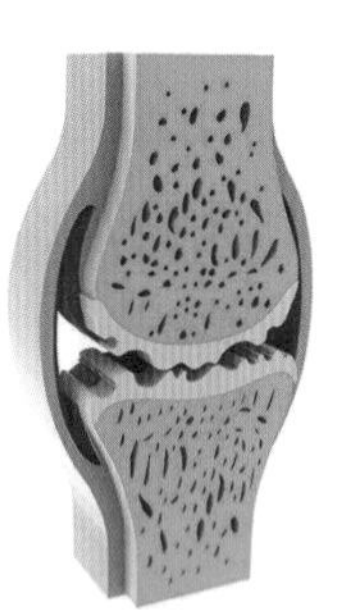

中期

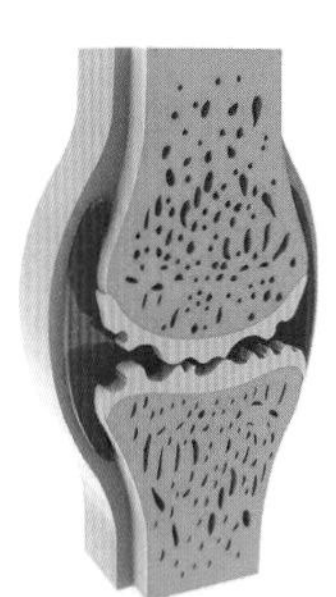

嚴重

軟骨壞死階段

[足踝關節常見問題]

足部共包含二十六塊骨頭，並由複雜且精密的韌帶和筋膜包圍，具有良好的彈性，可以承受人體不斷走動、跑步和跳躍等動作。但也因為足踝承受如此巨大的壓力，一個不小心，就非常容易產生運動傷害。

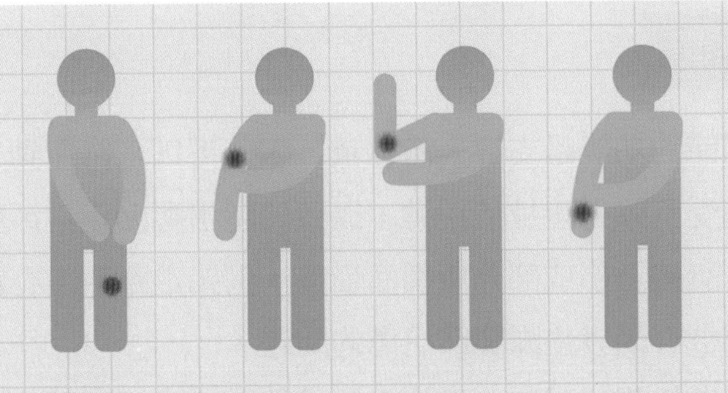

✦ 不小心跌倒的時候 ✦

足踝關節扭傷（韌帶、肌腱）

每到假日時，千慧都會帶著兩個孩子來到家裡附近的河堤玩耍。這天，終於來到孩子期待已久的週末，河堤公園裡到處都是正在享受假日時光的人們，有騎著自行車的情侶，有悠閒散步的夫妻，有揮灑汗水運動的年輕人⋯⋯千慧的兩個孩子也馬上衝向平時最喜歡的那一座溜滑梯。

「媽媽，你看！你看！我是一個拯救世界的超人，現在要出發打倒壞人啦！」千慧的兒子興奮地大喊，沒想到意外就發生在一瞬間，千慧的兒子原本該站上階梯的左腳一踏落空，身體瞬間失去重心，想站穩的他感到腳踝向右扭轉，隨即一陣劇痛，他忍不住哭出聲來，跌坐在地上。

千慧趕緊衝了過去，將兒子從地上扶起來，仔細一看，才發現他的左腳腳踝已經腫起來了⋯⋯。

原因

足踝關節的功能是支撐人體重量，讓人可以正常運動。當足踝關節的韌帶、肌腱受到強力拉扯或扭轉，以致於超出關節正常活動範圍時，就會造成韌帶、肌腱全部或部分撕裂而受傷，例如走路不小心踩進坑洞或踏空樓梯，都有很容易發生踝關節扭傷的問題。

韌帶受傷的部位可能在足踝內側或外側、或兩側同時都受傷。不過，仍以足踝外側的韌帶受傷最為常見。

症狀

踝關節韌帶扭傷斷裂，容易造成難以忍受的疼痛與腫脹，使患肢無法承受人體重量、正常行走。

好發族群

任何人只要不小心著地不正確，都有可能發生。

治療方式

1. 冰敷、加壓、墊高患部，透過適當的休息消腫消炎。
2. 利用徒手物理治療，加強復健效果。
3. 一週內使用足踝護套保護患部。
4. 馬上開始伸展與強化運動，協助韌帶正常重生，因為韌帶生長透過適當壓力可以長得更好。
5. 使用脈衝音波激活療法。
6. 使用類固醇注射（最多不超過兩次）。
7. 使用自體再生細胞激素注射（艾凱再生因子療法）。
8. 數周後可以開始跑步，協助韌帶正常重生。

韓醫師私房叮嚀

足踝關節韌帶即使完全斷裂，只要利用適當的物理復健治療，就能有效協助韌帶自行重生，完全不需要開刀！

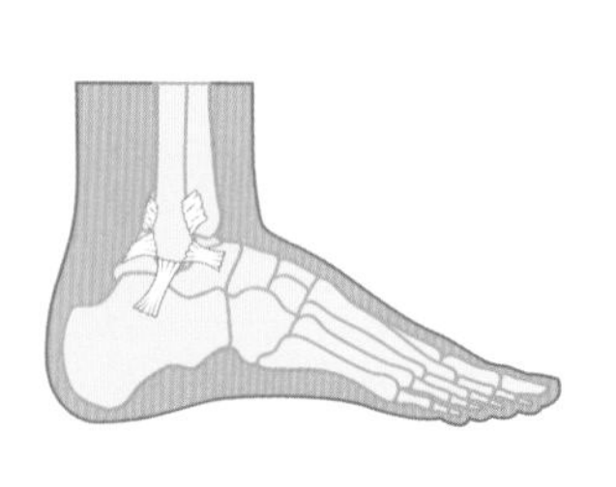

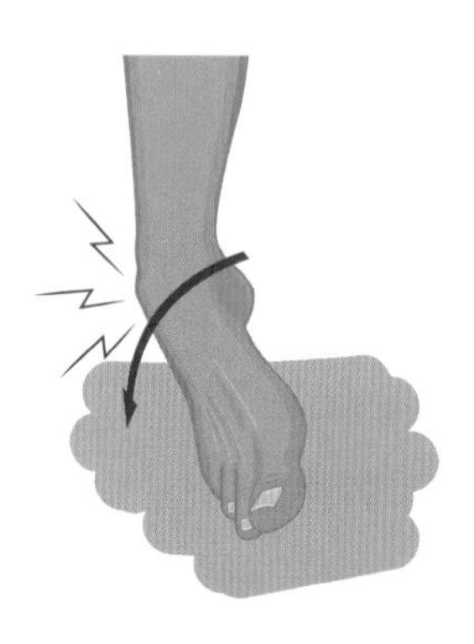

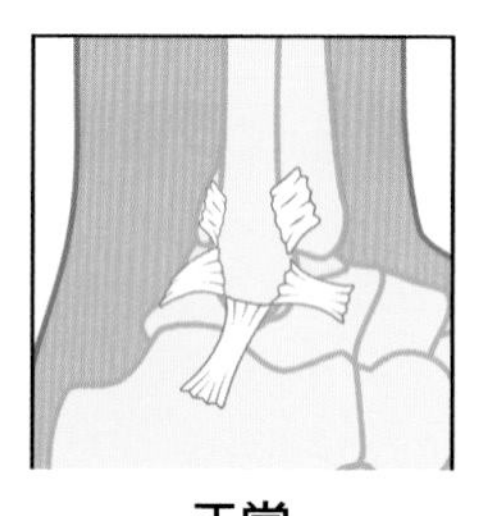

正常

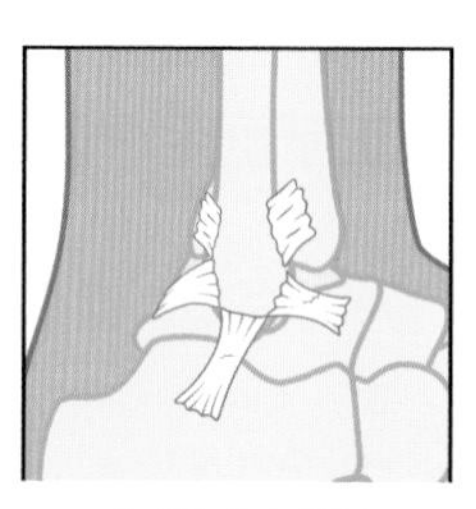

1 級 (小裂)

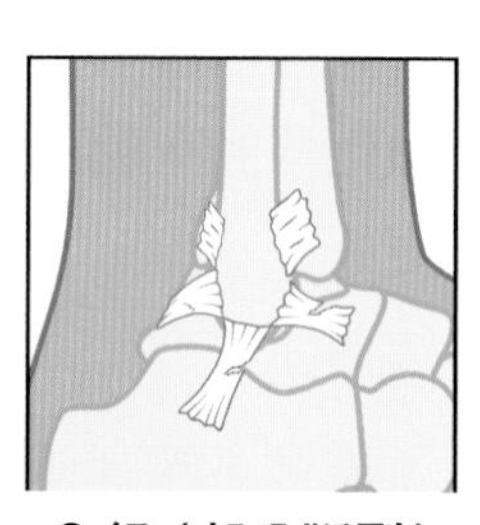

2 級 (部分斷裂)

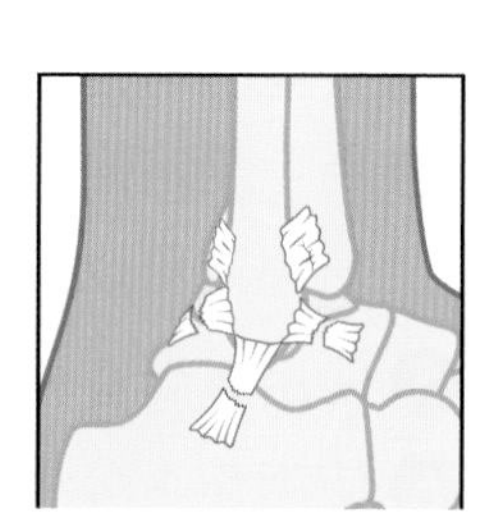

3 級 (全斷)

足踝關節扭傷階段

✦ 久站、久坐引起 ✦

足底肌膜炎

畢業旅行的季節開始了，昌菱從一個月前就開始期待前往國境之南。昌菱興致勃勃地採買了漂亮的泳裝，還有要帶去跟同學大吃大喝的零食飲料，好友提出要在自由活動的時間前往飯店的私人沙灘玩沙灘躲避球，昌菱馬上舉雙手贊成，決定要在球場上大展身手！

畢業旅行當天，有了柔軟沙地的加持，大家比賽時更沒有顧忌，誇張的動作輪翻上陣，不時有人為了閃躲摔入沙堆，昌菱更是賣力，縱橫全場，頻頻得分。幾回比賽下來，每次都會有人喊著要休息，只有昌菱從頭到尾撐了兩個小時，一直到自由活動時間結束後，她還覺得意猶未盡。

第二天早上，昌菱才下床，突然感到腳底一陣劇痛，讓她幾乎要跌回床上，她試著多走幾分鐘觀察情況，疼痛的情況竟然減輕了。她心想可能是運動過度的結果，便不再理會，沒料到前往下一個景點後，又痛了起來，跟同學聊起來，才知道原來他們也有同樣的症狀，只能想到是昨天沙灘躲避球玩得太瘋。

原因

足底肌膜的作用是讓足部承受體重壓力時，仍然能夠維持腳弓的形狀，使足部維持足夠的彈性，吸收來自地面的反作用力。過度使用時，例如走太多路、站立太久與急性創傷造成的重複拉扯，常會引起足底肌膜、跟腱肌腱發炎。

症狀

足底碰觸地面時感到刺痛，足跟前端會有一個明顯的壓痛點，如果情況惡化，疼痛會延伸到足部前方，而且疼痛的時間會愈來愈長。

好發族群

自助旅行者、沙灘排球愛好者、沙地上跑步者、穿平底鞋、拖鞋跑步者或久走、站的人。

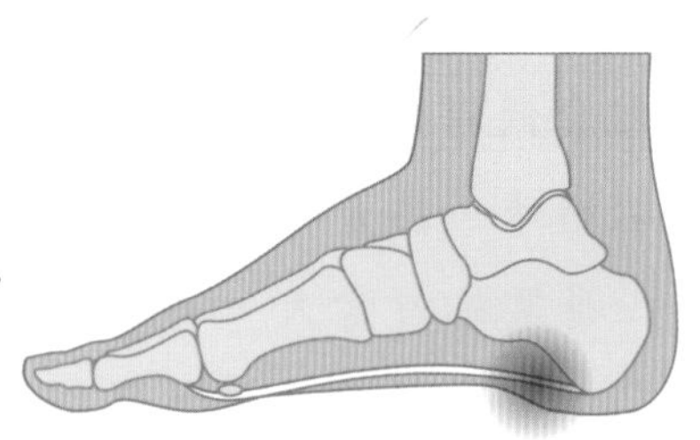

治療方式

足底肌膜炎

1. 利用伸展運動，強化復健作用。
2. 透過超音波、冰敷消炎。
3. 使用腳弓支撐墊，減輕患部壓力。
4. 使用徒手物理治療，強化復健作用。
5. 使用脈衝音波激活療法。
6. 如果物理治療效果不佳，便使用類固醇注射（最多不超過兩次）。
7. 使用自體再生細胞激素注射（艾凱再生因子療法）。
8. 如果上述所有治療皆失敗，才考慮動手術切除壞死部位。

韓醫師私房叮嚀

患者經由上述治療後都會痊癒，宜耐心配合復健。50%的足底肌膜炎患者有骨刺，即鈣化現象，但骨刺並非致痛的原因，不需要因此而開刀。

✦ 長期運動 ✦

跟腱肌腱發炎、纖維化、斷裂

星樺從小就品學兼優、循規蹈矩，人生路上雖然沒有大富大貴，但也一路平順無憂。大學畢業後，母親建議他既然個性不爭不搶，可能也不太適合出去外面闖盪，不如就考個公務員吧！這樣一來，便可以一路安安穩穩的到退休。星樺也十分贊同這個建議，也順利在大學畢業後考上了公務員。

考上公務員後不久，個性認真負責的星樺，很快就被上司重用，成為辦公室裡的一顆新星。這一天下午，上司叫了星樺到辦公室裡，他說：「最近推行人人都要運動的措施，所以準備舉辦一次同仁之間的運動會，勝利的組別可以獲得獎金。我打算將我們這一組的活動交給你來負責！」

雖然星樺平常並沒有運動的習慣，但因為是上司交辦的事項，所以還是硬著頭皮接了下來。星樺認為組織大家準備比賽的同時，自己也要以身作則，於是決定每天下班之後，在家裡附近的河堤跑步一個小時，以鍛鍊自己的體力。

就這樣過了兩個星期，這一天正準備下班回家的星樺，踏出辦公室的瞬間，突然覺得腳後跟一陣疼痛，甚至痛到他沒有辦法繼續走路，只能蹲在原地。路過的同事看到連忙關心他，詢問他發生了什麼事。星樺心裡也是一陣納悶，難道是最近跑步跑太勤的關係嗎？

原因

跟腱肌腱是身體最粗的肌腱。跟腱肌腱的作用是讓腳能往下壓，過度使用，例如走太多路、站立太久與急性創傷造成的重複拉扯，常會引起跟腱肌腱發炎。

症狀

走路時後跟發熱、疼痛，跑步或跳躍時疼痛增加。如果情況惡化，疼痛會延伸到腳底或小腿，疼痛的時間會愈來愈長，且越來越嚴重。

好發族群

持續運動、跑步者或運動選手。

治療方式

1. 利用伸展運動，強化復健作用。
2. 透過超音波、冰敷消炎。
3. 避免跑跳。
4. 使用腳跟減壓帶，減輕患部壓力。
5. 使用徒手物理治療，強化復健作用。
6. 使用脈衝音波激活療法。
7. 如物理治療效果不佳，使用類固醇注射（最多不超過兩次）。
8. 使用自體再生細胞激素注射（艾凱再生因子療法）。

韓醫師私房叮嚀

患者經由上述治療後都會痊癒，宜耐心配合復健，不需要開刀！如果是完全斷裂，可考慮開刀。

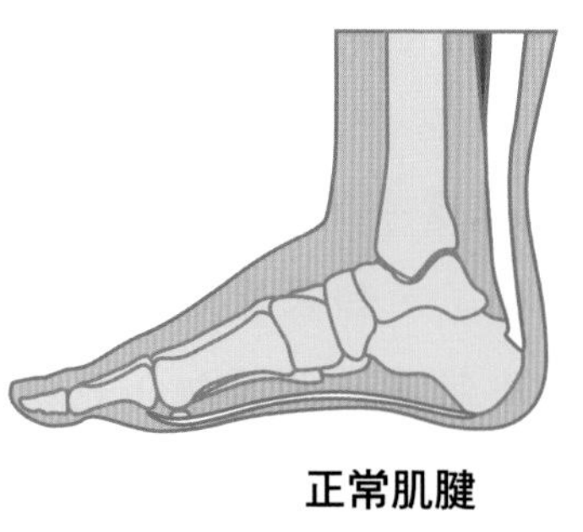
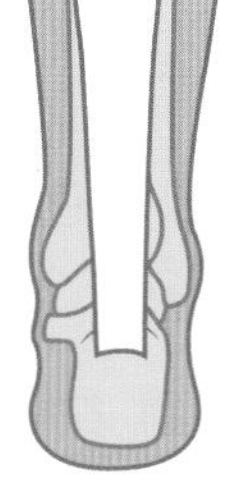

正常肌腱

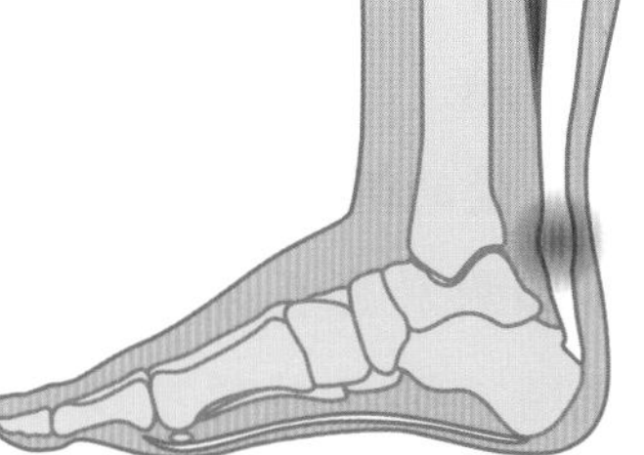
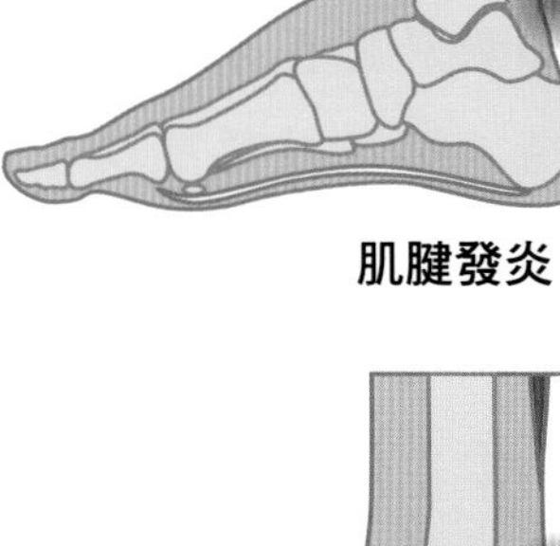

肌腱發炎

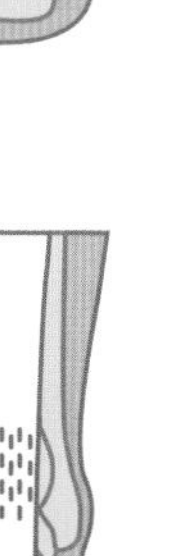

肌腱纖維化

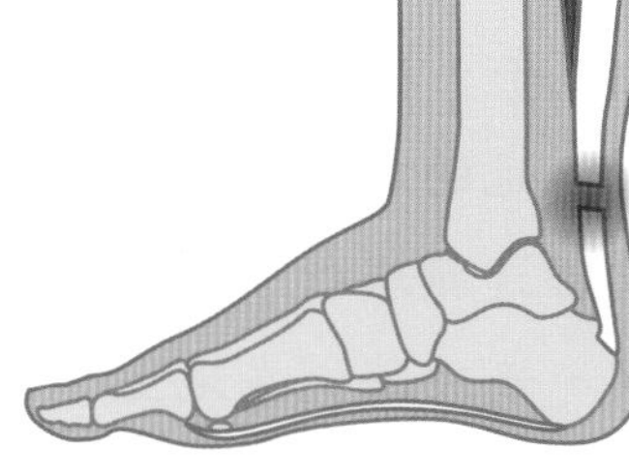

肌腱斷裂

✦ 網球腿 ✦

小腿肌肉裂傷

憶玟從小便展露出打網球的天分，因為爸爸本來就對網球非常有興趣，也打了十幾年的業餘網球，因此在憶玟小學的時候便下定決心將她培養成一位職業的網球選手。憶玟也不負所託，從小學開始便被教練們稱讚以後很有機會成為一名厲害的網球選手，憶玟也非常地努力，在同班同學下課跑出去玩樂的時間，還是持續不斷地練習，希望自己能更加卓越。

長大成人後的憶玟果然成為了一名出色的網球選手，而在今年底，她就要去參加對於自己來說非常重要的一場比賽了。如果在這場比賽中獲得好成績，那憶玟便可以在世界排名中晉升到下一個等級，也有機會成為全國最年輕、在世界排名中打出成績的網球選手。為此，憶玟最近總是不斷地加緊練習，就是希望能在比賽中一舉獲勝。

這一天下午，在火辣的太陽底下，憶玟正在和教練對打。在這一來一回之間，她的汗水不停滑落，突然，教練打出了一個變化球，憶玟衝上網前將這顆球打了回去，但她還來不及感到興奮，小腿後方傳來一陣劇痛，憶玟跌倒在地上。教練和一旁的工作人員連忙上前詢問她怎麼了，但此時的憶玟已經痛到說不出話了……。

原因

當小腿後側肌肉接受到不正常的外力伸展時，會造成肌肉裂傷。輕微受傷時，肌肉受拉扯但無裂傷；中度拉扯扭傷時，有部分肌肉組織會裂傷，患部會腫痛、行走疼痛；嚴重拉傷時，肌肉會完全斷裂，無力支撐身體重量，此時連路都走不了。

症狀

小腿後側腫痛，無法正常行走。

好發族群

從事激烈運動者、平常沒運動突然大量運動者。

治療方式

1. 加強冰敷，消炎消腫。
2. 避免會加重症狀之動作。
3. 使用消炎藥物消炎。
4. 利用超音波治療降低發炎。
5. 使用脈衝音波激活療法。
6. 使用自體再生細胞激素注射（艾凱再生因子療法）。
7. 利用伸展與強化運動復健。
8. 徒手物理治療，改善組織的延展性。

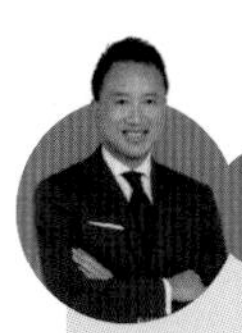

韓醫師私房叮嚀

急性時應避免對疼痛部位進行推拿。

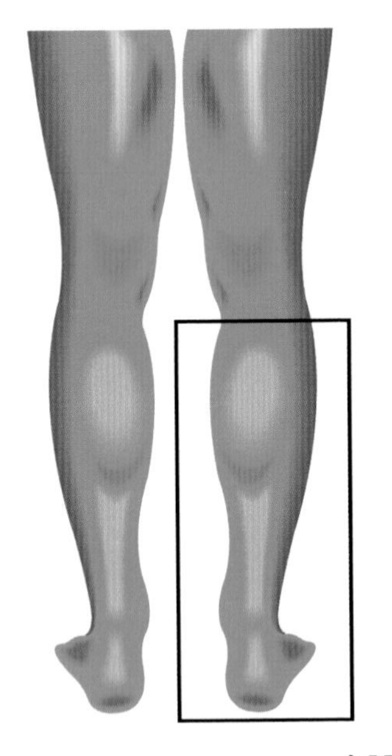

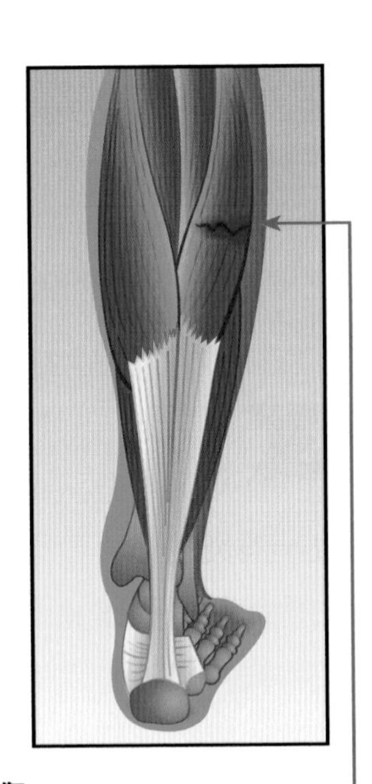

小腿肌肉裂傷

✦ 穿硬鞋走路會疼痛 ✦

足跟墊傷害（脂肪墊）

剛升上七年級的建谷活潑好動，才剛開學就成為班上公認的孩子王，幾乎每天下課以後都在學校操場上踢足球。下週就要和隔壁學校進行友誼對抗賽了，最近幾天的練習大家都格外努力，結果一不小心足球就被踢進了隔壁住戶的家裡。

隔著圍牆，幾個男孩你看著我，我看著你，不知該怎麼辦才好？還好沒聽到玻璃碎裂的聲音，而為了要在隔壁住戶回家前撿回足球，建谷決定翻牆取球。身體靈活的他輕巧地爬上圍牆，其他幾個男孩都露出欽佩的眼神。

「又是你們！」一聲怒吼突然從房裡傳來，嚇一跳的建谷想都沒想，便直接從圍牆上跳了下來，狠狠著地的兩腳，感到一陣悶痛，但他已經顧不了痛，只管跟著大家拼命往前跑。

隔天，建谷覺得自己連路都沒有辦法走了，每走一步，腳跟就像被木棍敲打一樣，索性惦起腳尖走，卻走不了多遠。老師見狀驚訝地問：「你的腳是怎麼了？」

原因

足跟墊是一塊充滿脂肪的軟組織，能減少並吸收足跟與地面撞擊所產生的力量，進而保護足跟，避免受到傷害。過度使用與急性外傷，是造成足跟墊慢性壓迫發炎最常見的原因。

症狀

患者走路時會感到疼痛，尤其是穿著硬底鞋步行時。

好發族群

運動選手。

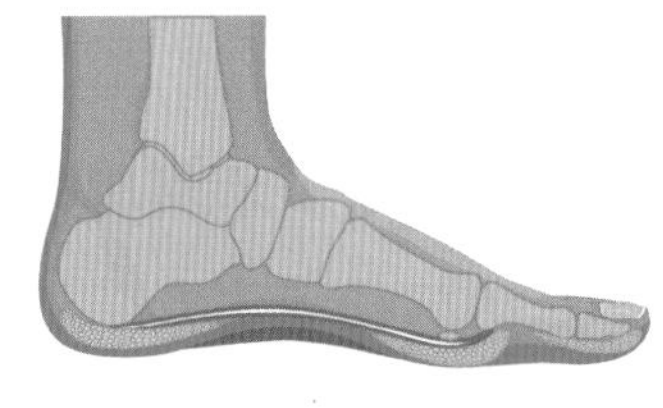

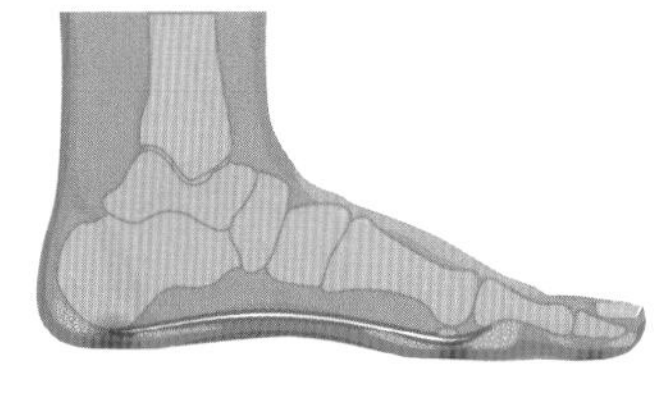

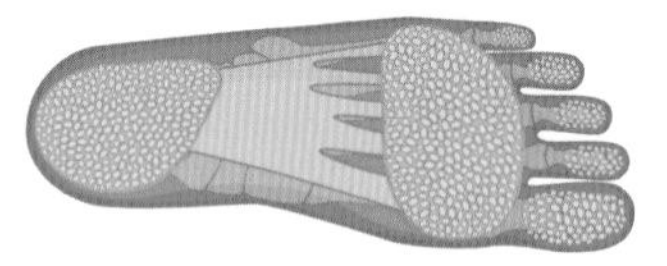

正常脂肪墊　　脂肪墊萎縮

治療方式

1. 避免直接加壓在足跟。
2. 使用保護墊或保護罩，減少患部壓力。
3. 使用冰敷或超音波消炎。
4. 利用徒手物理治療，加強復健效果。

韓醫師私房叮嚀

足跟墊受傷後，慢慢會長回來，記得不要用力推，否則軟組織容易死得更多。

足課無法彎曲

骨骼或軟骨碎片

上個月育德在收拾行李的時候被絆倒，腳踝紅腫瘀血，但因為幾天後就要前往國外出差，他心想，如果到骨科看診，要打石膏可就麻煩了。為了儘快消腫，他便請附近國術館的師父推拿放血，只要腳不那麼痛、能走路、不要耽誤到公務就好了。

在國外出差的行程非常順利，腳踝也沒有出現任何異狀。回國以後，腳踝還消腫了不少，育德在週末時前往國術館復診，但是幾次以後，受傷的部位還是會痛，且出現無法完全彎曲的狀況，有時還會聽到腳踝傳來劈啪的聲響。雖然國術館的師父說繼續治療就會慢慢痊癒，但育德內心的問號卻愈來愈大。

同事知道這件事以後嚇了一跳，馬上建議育德去專業的骨科檢查，他說自己聽過不少腳踝扭傷的例子，像育德這類的症狀，本來一般復健就能治好，但是拖了一陣子，病況又會有其他變化，除了要多花時間治療，搞不好還嚴重到要開刀呢！

原因

退化性關節炎或受到重大外力創傷的足踝，可能產生磨損或壞死的碎裂軟骨，游離的碎骨可能卡於軟骨之間，造成發炎、疼痛等症狀。

症狀

游離的碎骨可能卡於軟骨間，使足踝無法完全彎曲或伸直。患者會感到疼痛、腫脹、動作卡塞或產生劈啪的響聲。

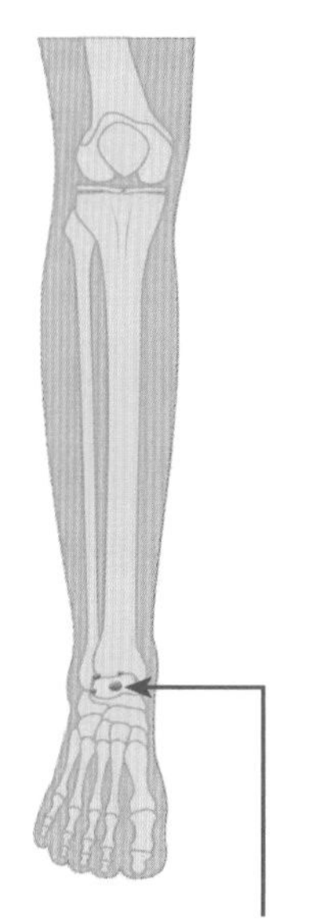

好發族群

受到重大外力創傷腳踝者、足踝反覆創傷者。

治療方式

1. 透過關節鏡手術取出游離碎片。

韓醫師私房叮嚀

踝關節內的游離碎骨宜儘早手術取出，避免碎片刮損正常的軟骨，進而引起退化性關節炎。

◆ 足踝關節沒有適當休息 ◆

壓迫綜合症

舒涵非常喜歡馬拉松，也有一群志同道合的朋友，他們常常在週末相約前往公路慢跑，或是參加大大小小的馬拉松比賽，這讓舒涵從繁忙的工作中釋放壓力。儘管只是業餘的愛好，但也成為舒涵和好友們不可或缺的生活重心之一。

就在上個月的公路馬拉松中，舒涵不小心絆倒而扭傷了腳踝，不得不中途退出比賽，這讓她感到十分難過。雖然醫生一再叮囑說要休息至少六週，但在不到三個星期的時間，舒涵便忍不住前往河堤慢跑，她覺得自己的腳好多了，就算不比賽，練習一下應該沒關係吧！她不想因為休息太久，而錯過了下半年重要的賽事。

畢竟才受了傷，舒涵也有所顧忌，她採取隔週練習的平衡做法，剛開始腳踝還是會有點疼痛，但習慣以後也就沒事了。就這麼過了兩個月，她無意間摸到足踝關節突出的腫脹，而且彎曲腳踝時會感到疼痛，特別是蹲下來的時候更痛，她搞不清楚發生了什麼事，直到身旁的好友提醒，她才想起幾個月前自己的腳踝才受過傷，現在痛的正是那隻腳……。

原因

足踝受傷後，受損的足踝韌帶、肌腱等軟組織會形成疤痕組織，常產生於足踝關節前端或外側。如果足踝關節沒有得到適當休息，反覆受創，會讓嵌入關節間隙的疤痕組織不斷增生肥厚，並與關節軟骨發生摩擦撞擊，使足踝產生腫脹、疼痛。

症狀

足踝活動時可能擠壓到增生的疤痕組織，使患者感到足踝外部有持續疼痛，尤其是跨蹲時，痛感更為明顯。

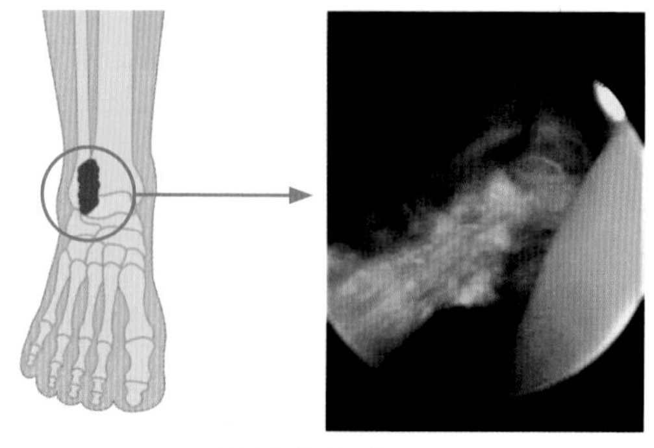

壓迫綜合症

好發族群

運動選手。

治療方式

1. 透過適當的休息與冰敷消炎、消腫。
2. 避免長時間運動，減少患部承受的壓力。
3. 利用徒手物理治療，加強復健效果。
4. 使用脈衝音波激活療法。
5. 如果其他保守療法失效，可藉由關節鏡手術切除疤痕組織。

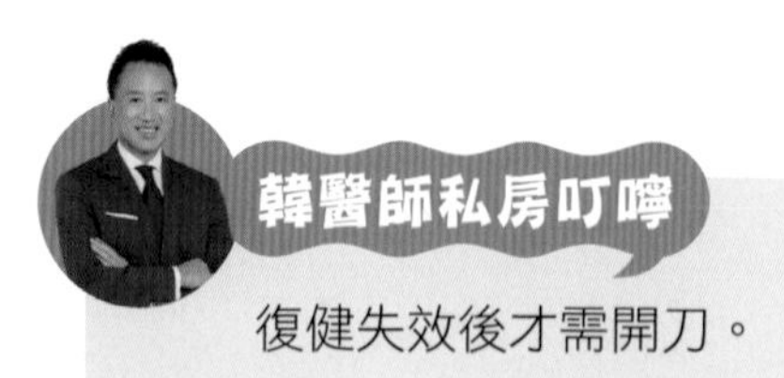

復健失效後才需開刀。

✦ 舞者和老人常見 ✦

第五蹠骨骨折

天茵從小就喜歡跳舞，而且成績優異，一直都是學校舞蹈班的種子選手，天茵的媽媽也非常以她為榮。長大之後，即使升上課業繁重的高中，天茵仍然維持著每日高強度的舞蹈訓練，就是希望可以在今年的高中舞蹈大賽一舉奪冠，保送至國外的藝術大學繼續跳舞。沒想到，某天下午，天茵媽媽突然接到學校老師的電話說天茵受傷了，她掛斷電話後急忙從公司趕去學校。

聽學校老師說天茵剛剛做了一個漂亮華麗的急轉，使得身體與足部方向產生相反的移動動作，然後就突然驚叫同時跌坐在地，天茵媽媽看到女兒隆起的腳外側又紅又腫，輕輕按壓，天茵馬上痛得流下眼淚，足部外側明顯疼痛。天茵媽媽心裡十分焦急，心想：「該不會是骨折了吧？接下來的比賽要怎麼辦啊？」

原因

最常見的足骨折之一，又稱Jones Fracture瓊斯骨折，是第五蹠骨莖突受外力拉扯而斷裂造成的。以前曾有第五蹠骨骨折病史、反覆發生疲勞性骨折、外側踝關節不穩定與患有糖尿病的人，比較容易發生。

症狀

腳背趾骨骨折處腫痛發紅，有時會延伸至足踝。

好發族群

舞者、中老年人、曾有第五蹠骨骨折病史者。

治療方式

1. 冰敷、休息，消炎、消腫，抬高傷部。
2. 以石膏固定患部，協助骨頭自行痊癒。

韓醫師私房叮嚀

腫痛通常會延伸至足踝，若沒有以X光檢查，常會被誤診為踝關節韌帶扭傷。

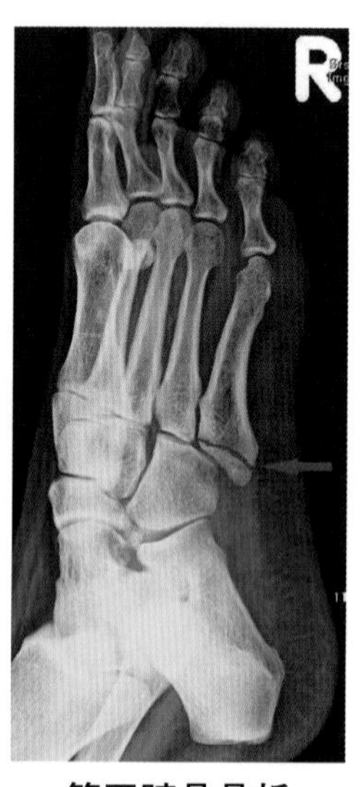

第五蹠骨骨折

✦ 長期運動壓力 ✦

足踝疲勞性骨折

最近幾個月，各個部門都卯足全力練習跑步，因為老闆決定要在年末大會舉辦接力大賽，獲勝的部門可以享有10萬元的獎金。午休時間，又聖和嘉毓正在茶水間裡閒聊。「我記得好像是前幾個禮拜吧！從開始練習大隊接力、1500公尺賽跑那時候開始，我們部門陸陸續續有人請假，說是腳痛…」嘉毓說道。

「你們部門也是嗎？我們部門的那幾個同事也一樣耶！都說是腳底板痛，特別是早上下床時痛得最厲害，休息一下會好一點，但是走一段時間又會痛起來。他們本來想說休息幾天就會好了，沒想到持續了一個星期，所以才請假的！」又聖說。

嘉毓點點頭，「對啊，會不會是練習過度造成的？平時我們都沒什麼在運動，這次也是為了年末大會的接力賽才決定每天練跑幾圈，但是跑很慢，會因為這樣就傷到腳嗎？」

「很難說，我看問題八成就出在這裡，對平常沒運動的人來說，普通的運動量可能就會造成運動傷害了。」又聖放下水杯，憂心忡忡地說道。

原因

主要是因為骨頭承受不了長期間的運動壓力，加上沒有適度休息回復，因此造成裂痕；這種裂痕雖然還不會形成折斷與移位，但只要再次運動，疼痛就會發作。常見於慢跑者與長時間行軍的軍人，其中以足部第二掌骨最容易產生疲勞性骨折。

症狀

骨折部位疼痛、腫脹，無法著地。

好發族群

慢跑選手、運動員、行軍的軍人。

足踝疲勞性骨折

治療方式

1. 避免長時間走路、慢跑，適當休息至少 6 個月。
2. 經檢查發現斷骨移位或分離，才考慮動手術切除骨頭壞死部位，以固定骨頭。

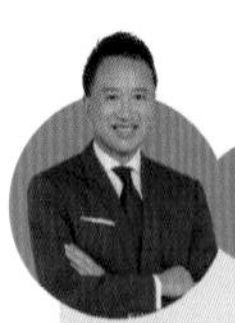

韓醫師私房叮嚀

應適當休息，否則復原期會拖較久，甚至可能長達12個月。

✦ 任何人都有可能發作 ✦

足踝退化性關節炎（軟骨壞死）

原因

在關節傷害之中，最麻煩的就是軟骨（Cartilage）受傷。光滑、健康的軟骨對身體的重要性非比尋常。位在骨頭尖端的軟骨，可說是最佳的海綿，除了能夠承受壓力之外，還能夠吸收壓力。但是，軟骨會慢慢壞死而失去原本的作用，一旦骨頭與骨頭之間少了正常軟骨的緩衝功能，活動時就等於骨頭與骨頭直接摩擦。且因為軟骨重生是非常有限的，受損後無法治癒，因此，軟骨的死亡可以說是最嚴重的關節受傷！

症狀

初期關節炎（軟骨壞死10%）只有運動過多會疼痛腫脹或僵硬；中期關節炎（軟骨壞死30%）連走路時也會有上述症狀；而更嚴重時（軟骨壞死超過30%）連晚上睡覺也會疼痛，關節活動時特別感到疼痛。

好發族群

任何人都有可能，且受過傷的病患會加速變化成後期關節炎。

治療方式

❶ 使用消炎藥物消炎。
❷ 透過冰敷消炎。
❸ 避免加重症狀的動作（跑跳類運動）。
❹ 徒手物理治療改善踝關節的伸展度。
❺ 強化腳踝前方、後方、外側、內側肌肉運動復健。
❻ 使用自體軟骨再生細胞激素注射（瑞尖細胞激素療法）。
❼ 使用自體軟骨再生脂肪基質細胞注射（銳凱脂肪基質細胞再生療法）。
❽ 開刀（只有物理、藥物療法失效時才使用），通常是復健持續 1 年以上沒有改善，才會考慮進行滑膜清創關節鏡手術。

韓醫師私房叮嚀

先使用自體再生療法加上肌肉、肌腱強化及徒手治療後無效，才考慮建議接受人工關節置換手術。應盡量避免手術，以免增加不必要的感染風險。軟骨死亡是持續性的且只會越來越嚴重，越早使用再生技術注射才能避免手術，且能夠繼續您的日常活動，包括運動。

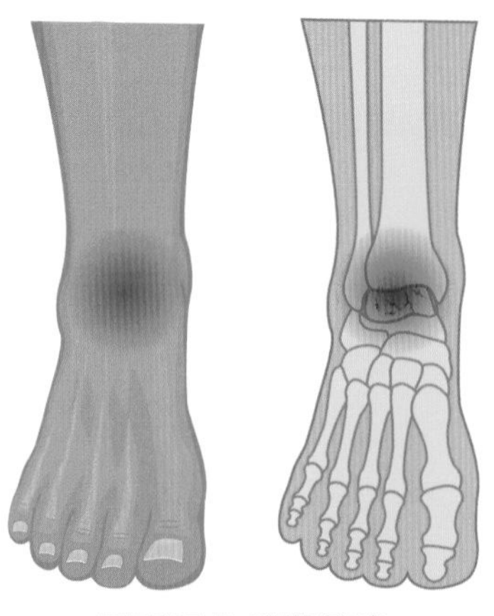

足踝退化性關節炎

Chapter 5

關節疼痛療法

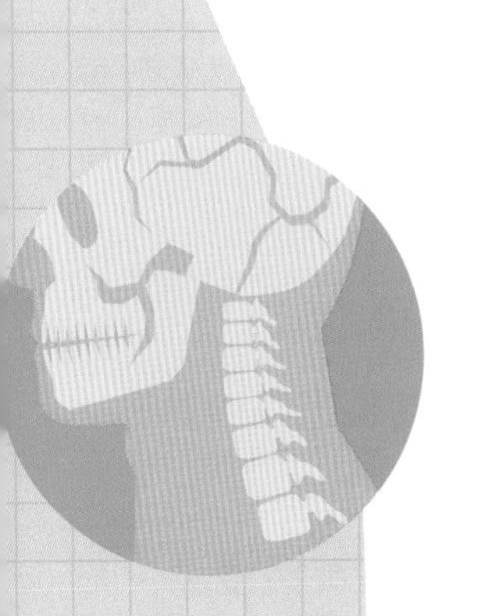

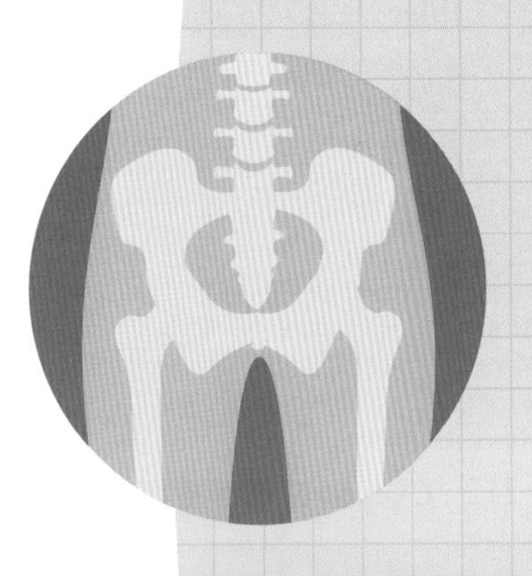

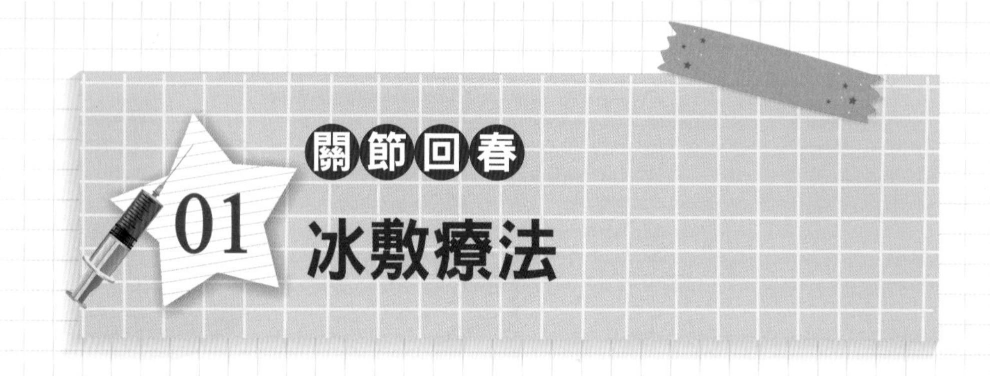

關節回春 01 冰敷療法

日常生活裡，常見的骨折、肌肉疲勞、韌帶扭傷等各種運動、肢體傷害，只要在48小時的急性期內，透過冰敷療法，就能大幅減少疼痛、發炎與腫脹。

受傷部位會因為發炎而發熱、疼痛、血管腫張，此時以冰塊或冷水給予冰敷刺激，能使血管收縮，減少腫脹與發炎，同時還能減少乳酸、麻痺神經，達到減緩疼痛的作用。

48小時後，還是要冰敷

其實不只要在發炎最嚴重的48小時急性期內冰敷，過了這段時間以後，發炎、疼痛的情況雖然減輕不少，但並不代表完全消失，持續冰敷更能確保血管不再腫脹。因此，我們不時能看到影集或新聞裡，比賽結束後的運動選手整個人泡在冰桶裡。就以職棒投手來說，一次比賽常需要耗費4~6小時，打完一場球下來，乳酸大幅增加，不斷用力的部位產生發炎也很常見；而透過高強度的冰敷，就能避免身體耗費龐大的能量去恢復狀態，有效地排除乳酸，保留體力。

急性期時，每天冰敷6~8小時也不嫌多，之後可以視病況慢慢減少時間，一直冰到完全復原才停止。至於每次冰敷的時間，以20～30分鐘為宜，用意是避免凍傷，因為有些皮膚不敏感的人，並不會發現自己已經冰敷過頭，因此通常會建議冰敷20～30分鐘後，休息半個小時再繼續冰敷。

通常我會使用一種特別設計的冰敷器，讓開完刀的病人持續冰敷24

小時。這種冰敷器的一端是冰敷袋，另一端是類似冰寶的保冷箱，其中有小馬達，會將冰水送到冰敷袋裡，透過不斷循環，持續保持冰敷效用，能大幅降低開刀後的疼痛，十分受到患者好評。不過若是上了年紀或皮膚不敏感的人使用，冰敷15~20分鐘一定要暫停，休息一段時間後再繼續。

　　在冰敷時要注意，除了需要抬高患處，最好使用冰敷袋隔絕皮膚與冰塊，或是先用彈性繃帶綁縛再進行。市面上有多種冰敷器具可以選擇，矽膠型冰敷墊雖然方便，但10分鐘後，冷度就會快速下降，若想要真正發揮冰敷的治療效果，以冰敷袋裝冰塊會比矽膠墊好。

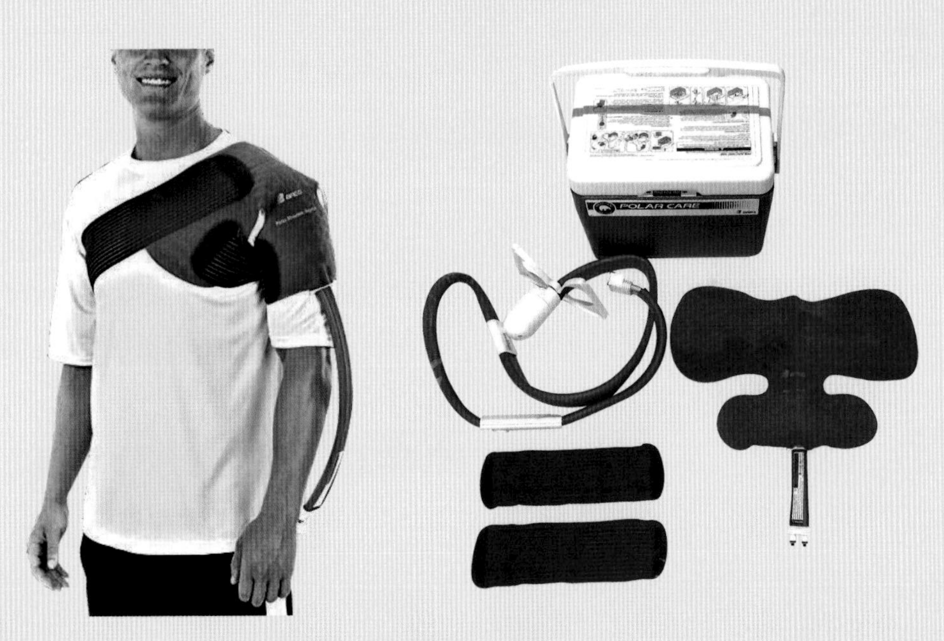

特別設計冰敷器

運動傷害以「R.I.C.E.」原則處理

1. 休息（ REST ）

固定受傷部位，預防進一步傷害或加重受傷程度。

2. 冰敷（ ICE ）

用以減少腫脹、肌肉痙攣、疼痛。急性受傷時，如果一時間找不到冰敷袋，可用冰塊、冰毛巾或浸泡於冷水10~15分鐘代替。對於慢性過度使用所造成的組織傷害，也可以用冰塊做組織按摩，以減緩症狀。

3. 加壓（ COMPRESSION ）

通常是利用彈性繃帶，以壓迫性包紮的方式，從肢體末端開始往近端包紮受傷部位，以預防患部繼續腫脹，縮短組織癒合的時間。

4. 墊高（ELEVATION）

抬高患部能減少受傷部位之血液、減輕腫脹，一般會與加壓動作同時進行。若患部為腳部，光是把腳抬高放置於茶几這樣的高度還是不夠，必須抬高超過心臟才可以。

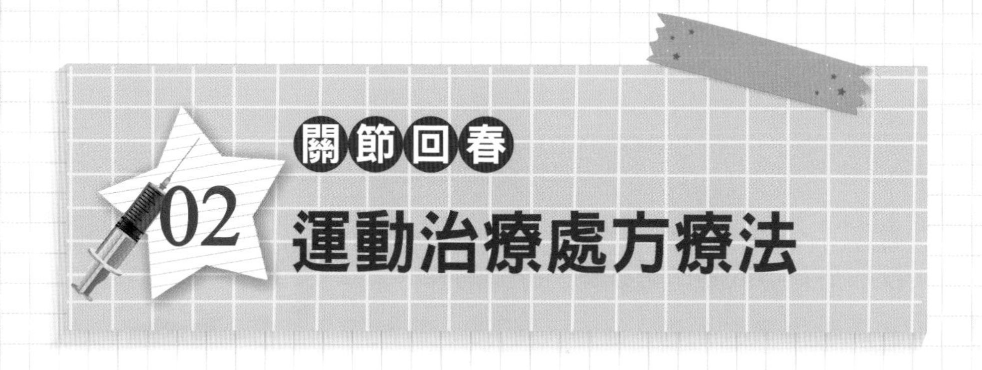

運動處方包括伸展運動、重量訓練、肌肉訓練等等，大部分是用來改善特定部位的問題，例如大腿肌肉受傷，常會使用拉的方式進行治療，除了拉鬆這條肌肉，同時還會請患者進行患部和髖部的重量訓練。經由運動處方改善病情的效果不錯，不少患者都能恢復到六成。

在度過了劇痛的急性期後，可以透過運動處方中的伸展運動，把僵硬的組織（肌肉、肌腱、韌帶）拉鬆，促進復原，之後再透過肌肉訓練，增強肌肉抵抗壓力的力量，減少受傷、避免受傷。醫師提供運動處方前，必須先仔細評估病人的情況：肌肉萎縮的程度如何、有沒有肌肉不平衡的情形、關節是否有組織沾黏的問題等等。因此，個人化的完整運動處方一定會包含運動種類、強度、時間、頻率與進程。

運動種類	1. 無氧運動可訓練肌肉強度，例如100公尺短跑。 2. 有氧運動可訓練肌肉耐力，例如長跑。
運動強度	心跳比平常快1.5倍，以獲得最大的效果。
運動時間	每次至少持續20分鐘以上，最好持續20~60分鐘。
運動頻率	建議每週運動頻率為3~5次。
運動進程	依個人健康情況、年齡、喜好，分階段調整，通常分成開始、進步、持續三種階段。

本體感覺神經訓練

本體感覺又稱為運動感覺，指的是當閉起眼睛時，自己仍知道身處何地，也了解此時正在進行的關節動作。本體感覺能幫助我們避免危險，在即將踩空、跌倒時，反射式地啟動身體相關部位，採取最有益的動作與姿勢，避開傷害。

當運動傷害發生時，不只是韌帶、肌腱等單一組織受傷，鄰近的微血管或神經也可能因此受害，導致本體感覺降低。因此進行關節復健保養時，除了肌肉訓練，也會對患者施行本體神經訓練。

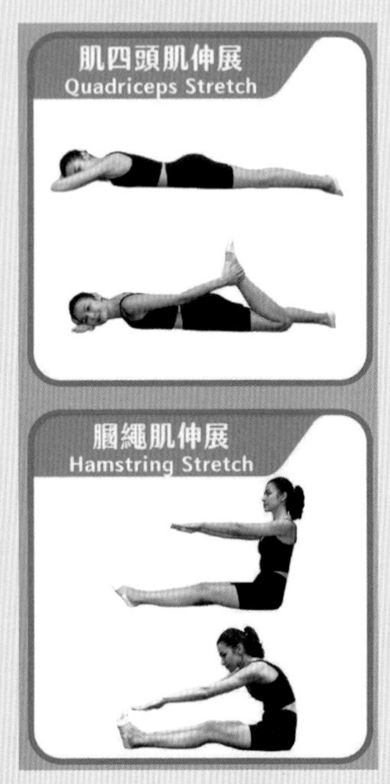

骨科很重視本體神經訓練，它是包括肌肉、肌腱、神經的整體訓練。運動選手手術後一定要進行，因為開完刀後，患處局部及附近的組織機能會變得遲鈍，肌肉萎縮、關節僵硬會連帶造成本體感覺的衰退。

這種情況十分危險，就像最高時速可達200公里的汽車，如果一直以來都只開100公里，有一天突然開到最高速，齒輪很有可能「啪」的一聲就斷掉！沒經過神經訓練，突然就去爬山、跑步、比賽，很容易再度受傷，因為神經、肌肉、肌腱還沒有準備好。

60 歲後本體感覺少 20%~30%

選手或一般人可以透過本體神經訓練增加運動效果、避免運動傷害；年紀大的老年人更加需要這項訓練的協助。因為隨著年紀增加，我們的本體感覺和神經傳導會逐漸下降，以本體感覺來說，60歲以後，會比從前減少20~30%；而神經傳導則是從30歲以後開始慢慢遞減，到70歲時減少至15%。老年人跌倒的例子並不少見，就是因為神經傳導變差，明明已經踩在地上，本人卻沒感覺到，還以為自己要踩空了，心裡想著要趕快閃躲，身體一滑加上視力退化，結果真的跌倒！

我們可以經由經驗豐富的專家幫助訓練，視不同對象，以不同的訓練方式，達到最好的狀態。從大幅度、粗略的動作，漸進到精細的姿勢。

一般人的本體訓練可能是抓著一個小球，試著丟進放在一定距離的杯子裡；中風患者則會透過訓練讓他們能抓握住杯子；如果對象是老年人，便會採漸進方式增加指令和難度，以膝蓋復健為例，從訓練一隻腳站立開始，慢慢進步到站立時能閉上眼睛；以每天站立5分鐘為基礎，逐漸拉長到10分鐘，以達到行走自如為理想的目標。

Dr. 韓骨科小教室

特別的運動訓練療法：歐洲紅繩懸吊

自北歐引進的紅繩懸吊運動療法，屬於本體神經訓練之一，可以將肌肉鍛鍊地更有力量，增加肌力、肌耐力與柔軟度，預防受傷；並能避免關節進一步退化、改善關節僵硬、調整走路姿勢、強化神經肌肉控制系統的協調性、激發身體的運動潛能。除了有助於運動員的表現，還能有效改善一般人的腰酸背痛，降低舊傷復發的機率。

紅繩懸吊運動必須經由受過特別訓練的專業物理治療師評估，依照年齡、個人身體狀況、進行時機、頻率與強度等，安排合適的動作、頻率與強度，避免越鍛鍊反而越受傷。主要的適用對象是年輕人，但經過評估也可以用於老年人，除了鍛鍊肩膀、背部肌肉之外，還能訓練平衡感，但需要特別留意訓練時的各項動作，以免受傷。

關節回春

03 物理治療療法

熱敷

基本上，熱敷必須在急性期過後才能開始，也就是紅、腫、熱、痛的症狀都減輕後才適合。受傷後患部活動的次數大幅減少，這會使肌肉緊繃，還會再度引起疼痛。熱敷能溫暖患部肌肉，增加肌肉彈性，並且舒緩患部疼痛，但是對促進肌肉的血液循環只有些微幫助（反而是皮膚的血管會擴張）。進行的頻率1天以2~4次為限，每次不超過20分鐘，且溫度要保持在40~45度之間，否則太熱容易燙傷。

水療（水柱、蒸汽室）

不少游泳池、健身房都附有水療設施，水療簡單來說，分為水柱與蒸氣。在水中，人體受傷的機會大幅減少，水柱就是我們常說的spa，衝擊水柱能按摩放鬆我們的肌肉。蒸氣又分乾蒸與濕蒸，乾蒸即桑拿浴（Sauna），濕蒸則是蒸氣浴（Steam），目的在於放鬆身體與頭腦、神經，並非只是放鬆肌肉，能達到比熱敷更好的放鬆效果。

電療

經由電流或溫熱等電療法產生熱能，刺激神經組織與肌肉，藉此改善疼痛。電療一般分為短波、超音波、低週波、干擾波及紅外線等五種。肌肉疼痛通常以低週波改善症狀，干擾波則多用於神經麻痺或壞死，這兩種是以真正的電流進行治療。短波、超音波、紅外線（微波）則是運用熱療原理，加熱患部，藉此發揮深度熱敷增加肌肉彈性的作用。退化性關節炎所造成的疼痛症狀，多用短波改善；肌肉韌帶扭傷則較適合以超音波、紅外線治療。

牽引

經常腰痠背痛的人可能聽過「拉腰」、「拉脖子」，這指的是牽引治療，包括頸椎牽引與腰椎牽引，通常需要先熱敷，使組織更加有彈性後再進行。牽引治療的理論是透過重量分開椎骨，加大椎孔間的距離，藉以減輕神經壓迫，希望頸部、腰背部的椎間盤突出部分恢復正常。但是椎間盤突出就像擠出的牙膏一樣不可逆，用牽引並無法根治椎間盤突出，再者，當牽引時，肌肉通常是處於被拉扯的狀態，因此原本就已經是受傷、發炎的肌肉，再硬拉、刺激，其實更不舒服，只會讓肌肉越來越僵硬。

徒手治療

徒手治療已被科學證明為最有效的復健方法之一，是使用特定手部運作對肌肉、肌腱、韌帶和關節的治療。徒手治療的的好處包括緩解疼痛、改善血液循環（加速組織修復）、改善組織彈性並增加關節活動度。但徒手治療應輕柔漸進，而不是強力調整。

曾有一位患者的手腕做徒手治療後變得更加疼痛腫脹，透過X光檢查後發現病患手腕骨折，原來是物理治療師沒有替病患做X光檢查就直接治療，結果造成病情惡化。另一個極端病例則是整椎師決定替病患做X光檢查（但這是骨科醫生的專業，整椎師無此訓練），但卻診斷錯誤，告訴患者他的手腕X光正常而持續徒手治療，導致患者手腕骨折惡化。因此，物理治療師一定要配合骨科醫師的專業診斷。

關節回春

04 高壓氧治療療法

高壓氧治療是利用壓力，將氧氣打進身體血管，提高身體組織氧氣含量的一種治療方法。正常的大氣壓為1 ATA，而高壓氧的氣壓會達到 1.3 ATA。高氧環境具有抑制厭氧細菌生長、加強巨噬細胞殺菌力的作用，能提高傷口修復的速度。

另外，當身體消耗能量時，會先使用葡萄糖，再用脂肪，就像使用燃料產生動力，碳用光了再用油，使用油就會產生乳酸，高壓氧則能減少乳酸、消除疲勞。

因此，不少職業選手和好萊塢明星會利用高壓氧來消除疲勞，有些職業選手甚至會在家裡自備一台高壓氧氣機，或將房間設計成高壓氧的環境，比賽結束後直接在家接受8小時的高壓氧治療，修補受傷組織、紓解疲勞。

許多美容中心也設有高壓氧機作為抗衰老設備，每次使用1~2小時，有點像坐飛機，會產生輕微的耳鳴現象，治療結束後，會感到神清氣爽。不過，患有心臟病、中風者與孕婦不宜使用。

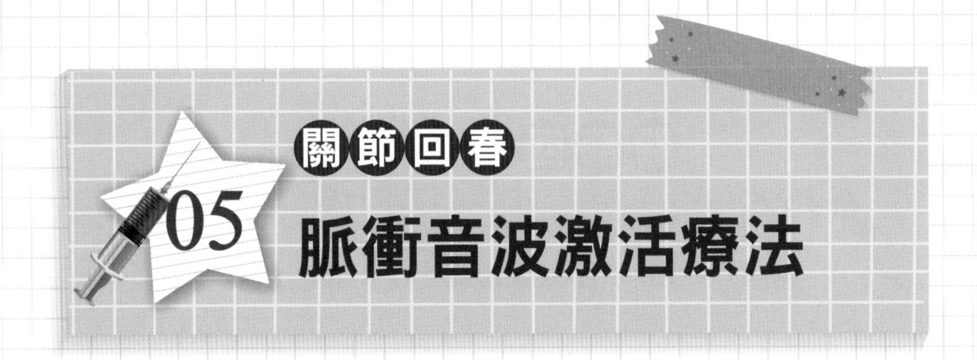

脈衝音波激活療法

人體關節組織受傷後，患部會逐漸纖維化，產生纖維組織（疤），如果沒有得到適當治療，容易形成鈣化性肌腱炎、網球肘、足底筋膜炎等讓人頭疼的問題，我們可以透過復健、超音波、推拿、脈衝音波激活療法等方式進行改善。

脈衝音波激活療法是利用高能量音波，針對局部纖維化的組織進行撞擊，藉此打散纖維化的組織，同時刺激組織代謝循環，進而再生修復的方法。

實行脈衝音波激活療法，治療時間短，每次僅需要10~15分鐘，就像以刀子切碎纖維組織，使通道暢通，促進血液循環，並透過血液循環帶進生長因子，讓局部纖維化的組織修補再生、回復正常。因此，發炎的肌腱、肌肉、筋膜，可以經過脈衝音波激活療法後，改善局部僵硬的症狀。

不過，肌肉僵硬、肌腱萎縮縮短的情況，仍需要透過各種復健，以物理治療將肌肉拉長、變粗，才能有效治療慢性組織受傷。

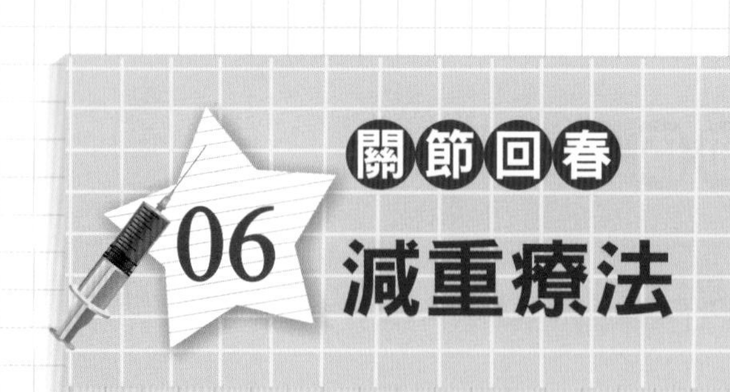

關節回春 06 減重療法

體重愈重對關節骨骼的負擔也愈大，因此減重也是改善關節問題的重要方法之一。我們發現每減1公斤，就可以減少大約4公斤的壓力，對60公斤的人來說，就等於減少5%的負擔！有研究以體重100磅（約45公斤）和90磅（約41公斤）的人做比較，研究指出，經過10年後，體重90磅的這一組得到退化性關節炎的機率，是100磅的一半。

若想要減重，首先食量一定要減少。其次，要做有氧運動，例如跑步、騎單車，而且要持續到有明顯流汗，游泳雖然全身都動，可是在熱量消耗上比不上跑步。每週3~5次，每次至少持續20分鐘的有氧運動，能有效鍛鍊心肺功能，並能消耗多餘脂肪，達到減重目的。以人體消耗熱量的順序來看，先是消耗體內的糖，可以馬上有爆發力；接著是蛋白質（肌肉），所以慢跑選手都很瘦，因為他們會用到體內的蛋白質（肌肉）；最後才是脂肪。脂肪中含有最多能量，5公斤糖可以讓我們走5分鐘，5公斤蛋白質可以走20分鐘，5公斤脂肪則可以走2小時。減重主要就是要減去多餘的脂肪，而有氧運動會是較佳的選擇。

為了成功復健，通常會安排體能訓練師、醫師、營養師互相搭配，以團隊分工的方式，發揮最大效力。首先，營養師提出減重建議，依照個人關節可承受的重量範圍，設定預期的減重目標；醫師評估病人狀況，給予配合建議；然後體能訓練師再以此為根據，為病人量身打造訓練計畫。不過，運動量再大，若是無法控制飲食也是枉然。減重能不能成功，適當的澱粉攝取量是關鍵之一，澱粉是我們最容易使用的能量，但澱粉也最容易變成脂肪，這部分可再諮詢營養師，訂定適合的飲食內容。

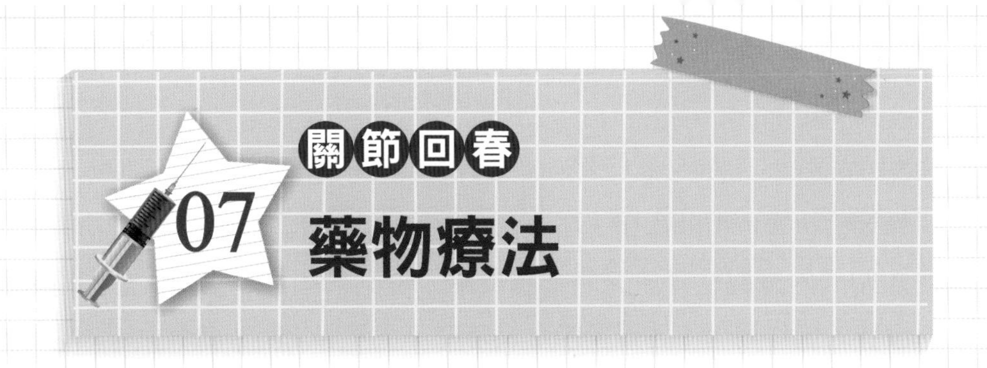

內服止痛藥

止痛藥通常用在受傷的急性期，常用的藥物大致分為三類：非類固醇消炎止痛藥、肌肉鬆弛劑與類固醇強力消炎藥。

非類固醇消炎止痛藥

醫師最常開出的藥物是非類固醇消炎止痛藥，以阿斯匹靈作為代表。它不像抗生素一樣，是直接殺死細菌，而是具有抑制身體組織發炎的功能。除了能在急性期止痛之外，服用1~2週後，就能逐漸緩解患部的紅腫反應，控制病況避免惡化。不過這類藥物偶爾會引起腸胃不舒服、噁心、浮腫等副作用，所以應諮詢醫師使用方法，減少負面影響。

肌肉鬆弛劑

受傷時患部的疼痛會讓肌肉緊繃，緊繃的肌肉又會提高疼痛的程度，如此惡性循環，就容易加重病況、阻礙療程。所以我們會適時使用肌肉鬆弛劑，例如舒肉筋新（solaxin）、煩寧（valium），這類藥物具有放鬆肌肉、改善肌肉痙攣的作用。

類固醇強力消炎藥

另外，如果碰到嚴重的緊急情況，就會即時使用強力消炎藥物「類固醇」。人體自行分泌的腎上腺皮質荷爾蒙具有壓制免疫系統發炎反應的作用，類固醇也有近似的作用，所以常用來治療退化性關節炎的急性發作，能在短時間內減輕軟骨組織的紅腫反應。提到類固醇，常讓人想到月亮臉、發胖的副作用，不過這多半是長時間、大量服用時才會發生；如果還是不放心，可請醫師或藥劑師等專家仔細說明後再使用。

Dr. 韓骨科小教室

馬上該找骨科的急診：感染性關節炎

細菌感染引起的感染性關節炎，會造成軟骨細胞死亡，屬於骨科的急診，應立即前往就醫！

臨床上曾遇過感染關節炎的病人來找我，他帶著橄欖球隊去日本打球，受傷腫起，他說他先去找了「骨頭師（台語：接骨師）」，結果被視為扭傷，治療後並沒有改善。接骨師並沒有思考病人疼痛劇烈的情形有異，這個受傷的病人是強壯的橄欖球選手，平常撞擊慣了，對疼痛的耐受度應比一般人好，但這次受傷卻無法忍受疼痛，狀況非比尋常。我為他抽取出膿液，證實果然是感染，立即安排開刀，清掉大量繁殖的細菌，剩下的一點點細菌，再用抗生素殺掉。

提醒大家，關節受傷或有傷口時，一旦感覺關節腫脹迅速、發紅、疼痛不舒服，應立即找醫師處理，清創其中的細菌，避免感染擴大，因為感染性關節炎的病人，軟骨細胞死亡情形最慘重，最快又最多！

軟骨細胞受細菌感染後，如果本身的免疫功能無法剋敵，就會引起嚴重的發炎反應，產生大量的膿液，不但會造成關節紅腫熱痛，同時還會進一步破壞關節軟骨。可怕的是，在早期發現治療且病情較輕微者、雖可以保留關節，但是關節的原有功能也會大幅折損；而病情較嚴重、感染無法有效控制的人，且軟骨嚴重壞死則需要置入人工關節。

葡萄糖胺、玻尿酸

常有病人問到：「如果我現在發炎好了，吃維骨力有幫助嗎？可以讓關節退化的速度變慢嗎？」其實吃維骨力補軟骨是不正確的觀念！因為軟骨要重生，需要軟骨細胞，但死去的軟骨細胞是無法長出來的，吃什麼都沒有用。維骨力是一個品牌名稱，其中真正的成分是葡萄糖胺，吃維骨力之所以有效，可以減輕關節炎的疼痛，是因為消炎的作用，而不是能讓軟骨重生，因此沒有任何食物可以「補」軟骨。

葡萄糖胺、軟骨素（膠原蛋白）和玻尿酸，都是構成軟骨的蛋白，要說明彼此的關係，其實可以用森林來比喻。我們常說，軟骨就像一座海綿森林，葡萄糖胺是其中的樹枝，葉子是玻尿酸，而軟骨細胞就像是掌管這片森林的管理員一樣，平常都是他們在打理、照料這片森林，失去了他們，這片沒人照料的森林就會開始枯萎，就算有人從天空撒下樹枝和葉子，也沒有辦法讓森林活過來，再次欣欣向榮。

葡萄糖胺和玻尿酸是否具有消炎的作用，各有一些理論支持，但是我們現在還是無法得知真正的科學根據，只是從病人使用後好像真的有效，且沒有壞處的結果來繼續使用；就像其實我們現在使用某些藥物時，也還不是很清楚它們真正的機轉一樣。儘管科學上的根據還不清楚，但在臨床上有效的情況下，我們就使用。

使用葡萄糖胺的成功率有30%，效果比不上消炎藥。推測葡萄糖胺對關節的作用是：我們吃進葡萄糖胺，待其進入關節內，讓它發揮消炎、吸水的作用，使關節腔內的水分變得比較多、比較潤滑，我們就會覺得比較舒服。只是有多少葡萄糖胺能真正進入到關節腔內，以及是否真的能發揮潤滑的作用，到目前為止都還未能獲得證實。而玻尿酸，我們至少知道它真的有進入關節腔內，且在停留36小時後會不見。

關節回春

08 瑞尖自體細胞激素注射治療療法

瑞尖自體細胞激素注射療法是由德國的分子生物科學家Julio Reinecke博士，以及骨科醫師Peter Wehling所研發的專利技術，具有科學驗證及長期臨床經驗，主要是利用病患自己的血液，透過特殊處理，然後萃取出血液中能阻止軟骨壞死及抗發炎的細胞生長激素，重新注射回患者關節，以停止退化性關節炎（停止軟骨壞死）與減少慢性疼痛。此外，將瑞尖自體細胞激素注射回患者脊椎，也能非常有效地治療椎間盤突出或椎管狹窄所造成的神經壓迫。瑞尖自體細胞激素注射療法可以阻止神經細胞壞死，並且令新的神經細胞再生。

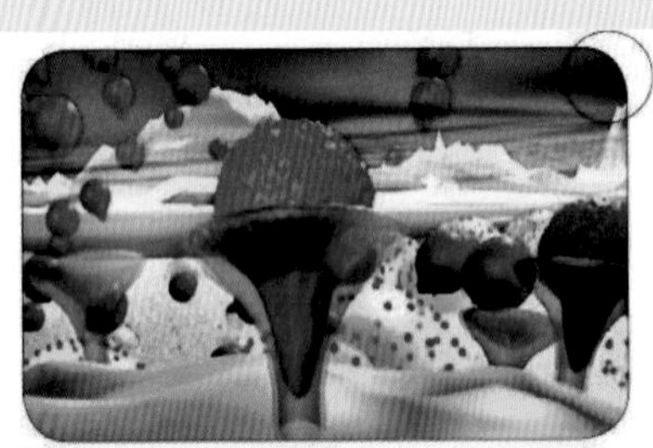

白血球間質-1（紅色小球）破壞軟骨或神經細胞（黃色大球）

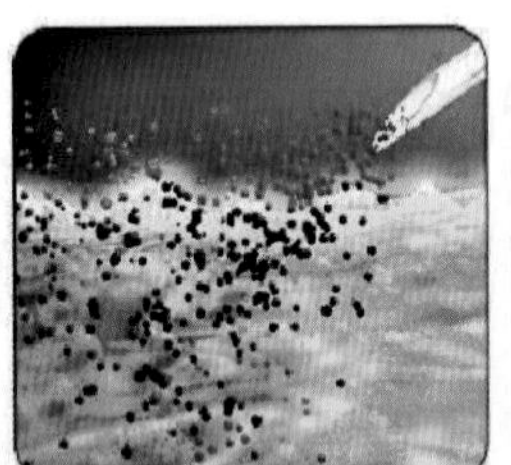

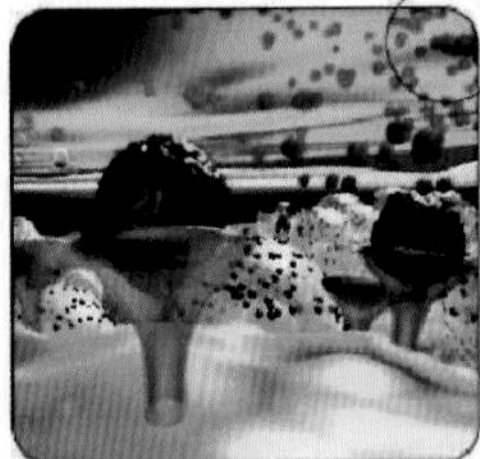

白血球間質-1抗體（藍色小球）注射入關節或神經後會保護軟骨及神經細胞（黃色大球）

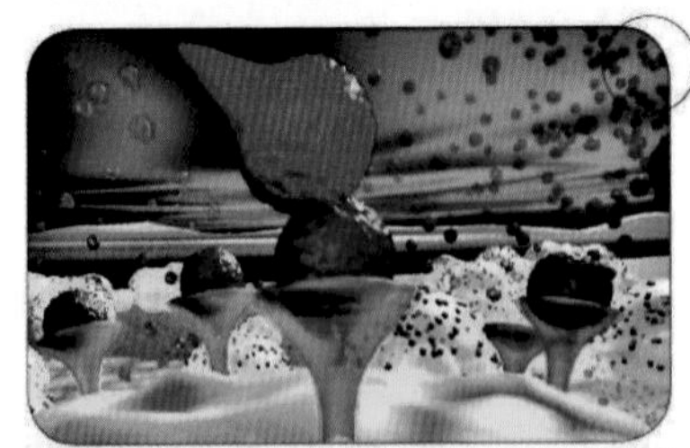

白血球間質-1抗體（藍色小球）抵禦破壞性白血球間質-1（紅色小球），保護軟骨或神經細胞（黃色大球）

造成關節炎的原因很多，除了先天的體質、肥胖、因工作或運動所造成的關節過度負荷之外，最重要的決定因素是「關節的年紀」，也就是「關節的品質」。在歐美國家有將近10% 的人為關節炎所苦，年齡超過55歲的族群中，至少80% 的人其X光的檢查結果顯示關節軟骨的退化。醫學專家發現一個名為白血球間質-1（簡稱IL-1）的免疫蛋白，會破壞關節軟骨細胞。而關節炎患者的關節中便含有過多的IL-1，時間一久，就會造成關節軟骨壞死。

實際進行瑞尖自體細胞激素療法時，是由患者手臂抽取50毫升的血液，在稍微高溫的環境下進行培養、處理，接著透過離心分離器將血液中的細胞生長激素「白血球間質-1抗體」（IL-1 Ra）分離出來，然後再將它重新注射回受到影響的關節內，阻止IL-1對軟骨或神經細胞的破壞。

Dr. 韓骨科小教室

瑞尖療法與PRP療法有何不同？

瑞尖自體細胞激素療法和血小板治療（Platelet-Rich Plasma或PRP）是完全不同的！血小板治療的主成分是血小板細胞，而非「白血球間質-1抗體」（細胞生長激素），另外血小板治療不像瑞尖療法需要加熱、培養血液樣本。瑞尖療法培養過程可使阻抗細胞壞死的蛋白（即「白血球間質-1抗體」）數量成長15~140倍，因為血小板治療無「白血球間質-1抗體」之成分，因此注射血小板治療無法阻擋白血球介素-1對軟骨或神經細胞的破壞功能。（請參考後方的比較表格）

因為白血球白血球間質-1會造成軟骨及神經細胞的壞死，因此「白血球間質-1抗體」（瑞尖自體細胞激素療法）可以阻擋白血球間質-1對軟骨及神經細胞的破壞。

瑞尖自體細胞激素療法在1996年後開始在德國廣泛使用，到現在為止，全球已有幾十萬名患者接受治療。這個療程可以減少關節疼痛與不適，而且是現有關節炎療法中唯一能停止關節軟骨壞死的治療。整個療程通常需要五天，包括四次注射，也有不少患者每年定期注射藉此保養關節。而它也是唯一能停止神經細胞死亡的治療，後遺症與安全度也比目前的侵入性手術低。

NBA球星Kobe Bryant也特地到德國接受歐凱療法，因為治療前後的差異很大，使他成為瑞尖療法中非常有名的個案，有些球迷還稱這個療法為「Kobe」療法。

瑞尖療法：治療右膝蓋前後

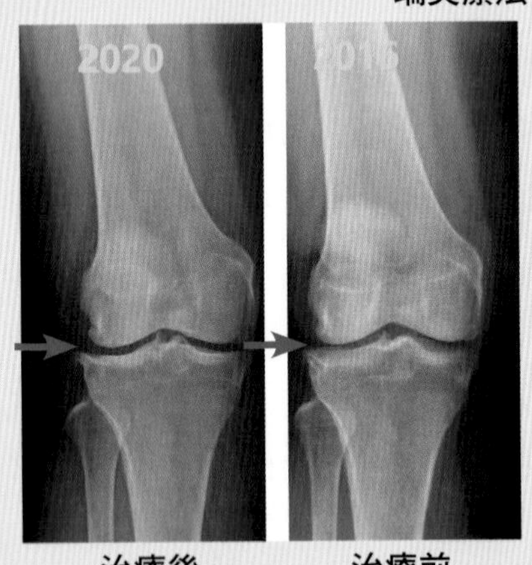

治療後　　治療前

治療前：黑色（軟骨）骨隙縫小（軟骨剩30%）
治療後：黑色（軟骨）骨隙縫變大（軟骨增加至60%）

瑞尖療法：治療左膝蓋前後

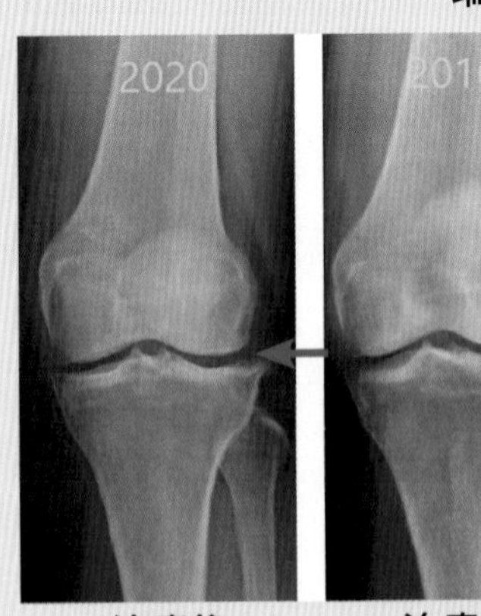
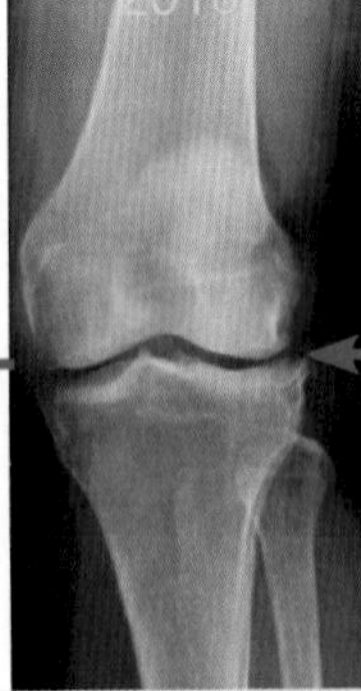

治療後　　治療前

治療前：黑色（軟骨）骨隙縫小（軟骨剩20%）
治療後：黑色（軟骨）骨隙縫變大（軟骨增加至70%）

	瑞尖細胞生長激素療法（Regenokine or Kobe Therapy）	血小板血漿治療（血小板）（Platelet-Rich Plasma Treatment）
注入物質	1. 細胞生長激素（白血球間質抗體群） 2. 生長因子 3. 再生因子	血小板細胞（活體）
活化因子	1. 細胞生長激素（白血球間質抗體群） 2. 生長因子 3. 再生因子	血小板細胞內的生長因子
血小板	無	2～5倍（血液中之血小板）
過程	使用血液培養（特殊誘發處理技術）	從血液中分離出血小板細胞
儲存	冷凍保存（可保存9個月）	8小時內使用（不能保存）
適用症	1. 退化性關節炎、神經壓迫（白血球間質-1抗體） 2. 肌腱或韌帶受傷（生長因子、再生因子） 3. 肌膚老化、壞死（白血球間質抗體群、再生因子）	肌腱或韌帶修復（生長因子）
效果	1. 阻止軟骨或神經細胞退化、壞死 2. 促發軟骨或神經細胞再生 3. 加速韌帶、肌腱、肌肉、肌膜組織修復、再生 4. 肌膚修復、活化、再生 5. 抗發炎、減少疼痛	1. 加速韌帶、肌腱、肌肉、肌膜組織修復 2. 抗發炎、減少疼痛
注射方式	經由過濾器注射（無菌注射）	不能經由細菌過濾器分離或注射（有感染風險）

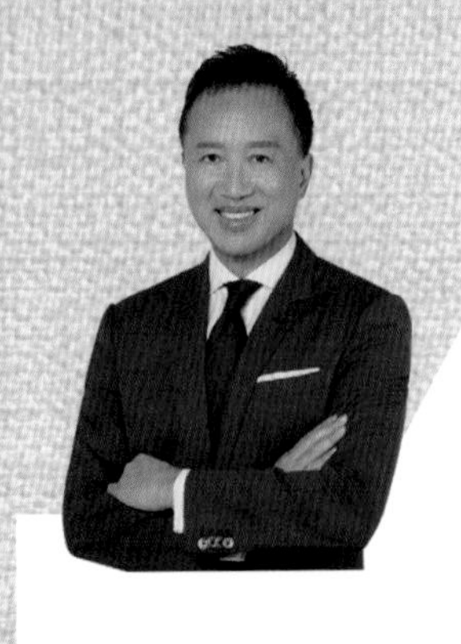

3分鐘認識類風濕性關節炎

原因

很多病人一直搞不清楚類風濕性關節炎，「是風濕嗎？還是關節炎？」、「我的關節到冬天會不會痛？」、「一變天，膝蓋就痛，我該不會是有類風濕性關節炎吧？」講到類風濕性關節炎，一般人常會有上述這些問題。

任何關節腫脹、壞死、僵硬，都會因為到了冬天、天氣變冷，造成症狀加劇，膝蓋產生疼痛，像退化性關節炎、軟骨受傷也都會，這並非是類風濕性關節炎病人的特質，大家不必因為天冷膝蓋痛，就過度擔心自己有類風濕性關節炎。類風濕性關節炎與年齡無關，完全是身體的免疫系統誤將自體的組織，包括軟骨、心臟的肌肉、眼睛的神經等，當成外來物攻擊。人體免疫系統中的白血球會分泌一種破壞性的生長因子，目的是消滅外來的細菌、病毒，但是當它們攻擊自體組織時，受到攻擊的細胞會壞死。

症狀

肌肉萎縮、肌腱僵硬、軟骨壞死，導致膝蓋出問題，關節也會有對稱性的疼痛、腫脹，手指關節可能會歪曲，心臟可能病變，甚至眼睛也可能看不見。

好發族群

主要是遺傳的關係，有少年即發病的類風濕性關節炎，也有60歲才會發病的患者。

治療方式

透過血液及醫師診斷確診。由於是人體的免疫系統在搞破壞，目前屬於不治之症，不過，我們雖然沒有辦法徹底治癒類風濕性關節炎，卻已經能夠控制住症狀，防止病情惡化。目前的治療方法是運用好的生長因子，去減緩、停止破壞性生長因子對自體組織的影響，以控制病情。有了這種療法之後，患者的生活品質真的改善很多。以現有的技術，如果罹患此病，真的不需要太擔心。

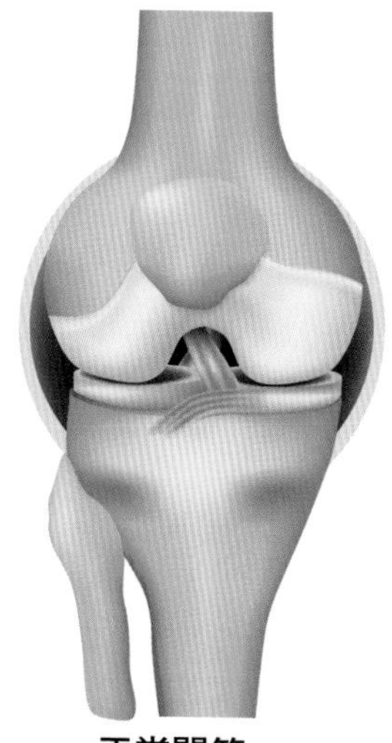

正常關節

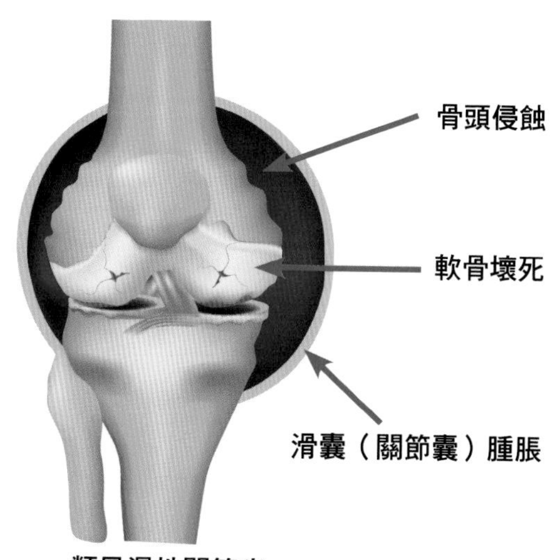

類風濕性關節炎

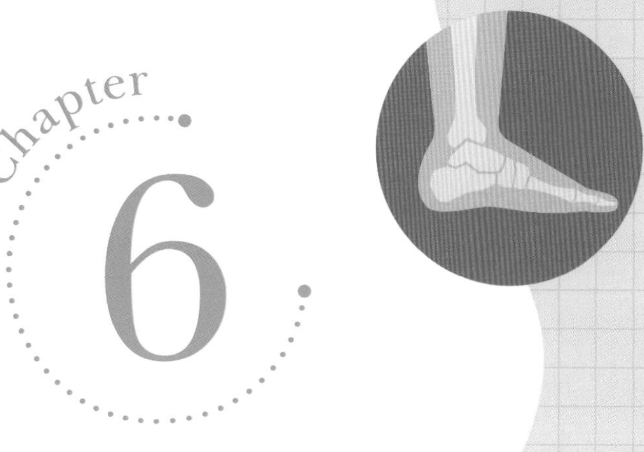

Chapter 6

保養關節的運動法

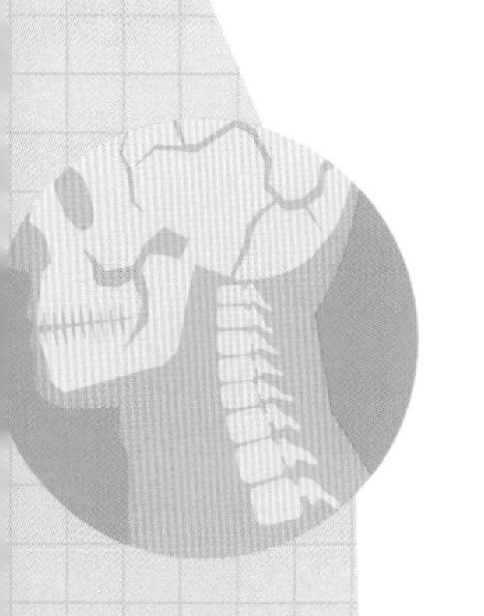

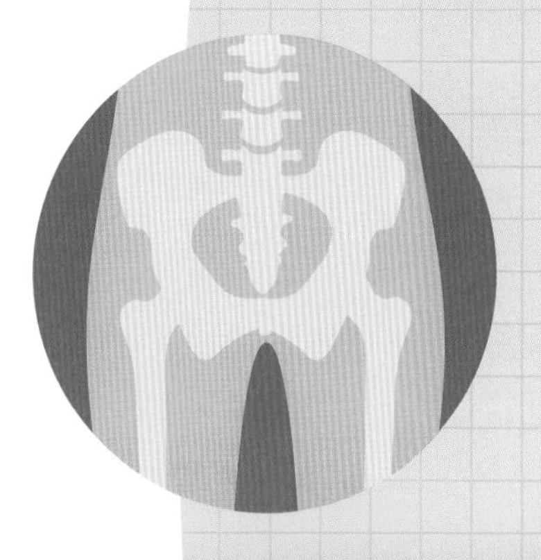

頸部、上背保養運動法
Neck Exercise

所有運動應依據下列原則：

1. 受傷後，需要馬上進行短期的復原休息，減緩急性發炎的症狀。
2. 輕度的伸展運動，適合在肌肉、肌腱熱敷後進行。
3. 進行簡易的強化運動，要由最輕的負重物開始。
4. 進行增進耐力的運動，重量和頻率都要逐漸增加。
5. 若做運動時感覺到疼痛，就要立刻停止。
6. 確認自己運動的目的，遵循正確有效的運動方法。
7. 運動會受飲食、睡眠、疾病、壓力……等生理及心理因素影響，請隨時注意自己的身體狀況，切勿逞強去做超出自己體能範圍的運動，以免造成傷害、過度疲勞或不適，甚而對運動喪失信心。
8. 應選擇合格器材、護具及合宜場地運動。
9. 隨時吸收相關的知識，並做合理的判斷，以幫助自己得到更好的運動效果。

伸展運動 1 頸部彎曲運動

雙手交握於頭後方。

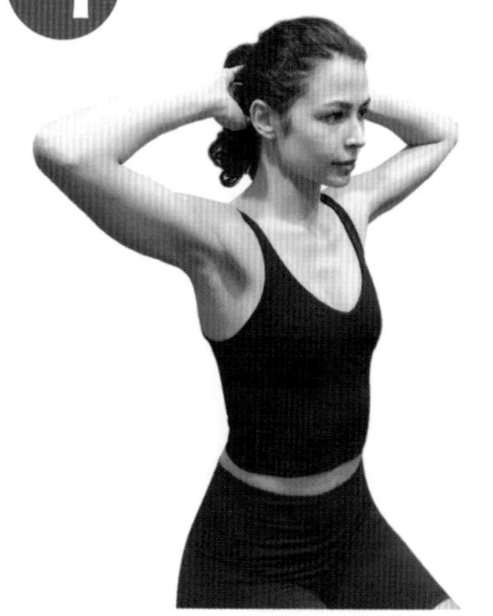

放鬆頸部，兩手用力將頭往前彎。此時應感到頸椎兩側肌肉之伸展。

放鬆頸部
頭往前彎

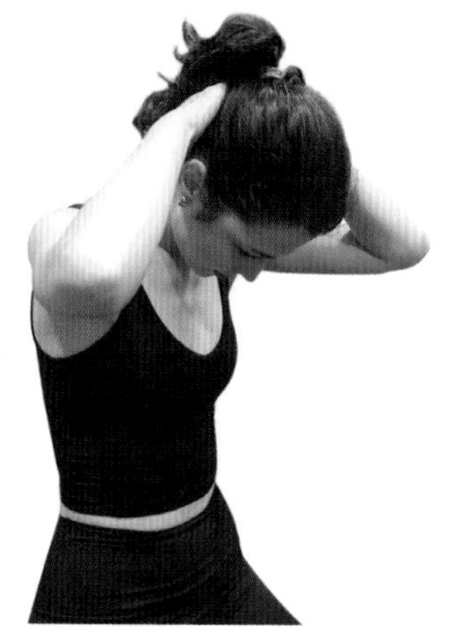

維持此姿勢10秒，重複10次，一天做2組。

◀ 示範影片

伸展運動 2 ▶ 頸部後仰前彎伸展

步驟1 上身直立。

步驟2 頭部慢慢向上（後）仰，直到極限。

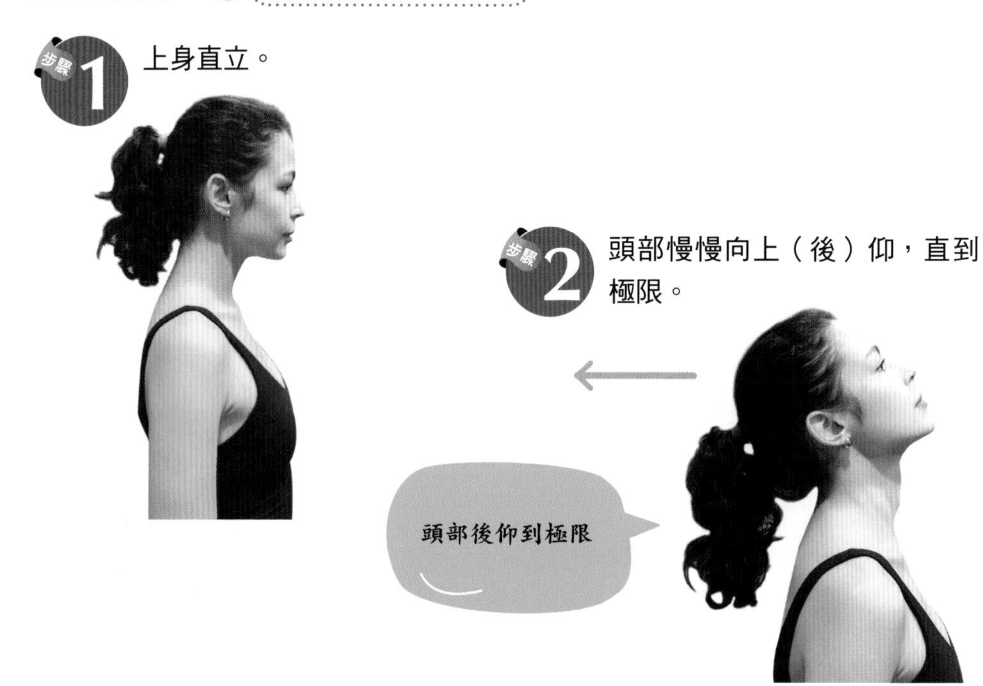

步驟3 接著慢慢向下（前）低頭，直到極限。維持此姿勢10秒，重複10次，一天做2組。

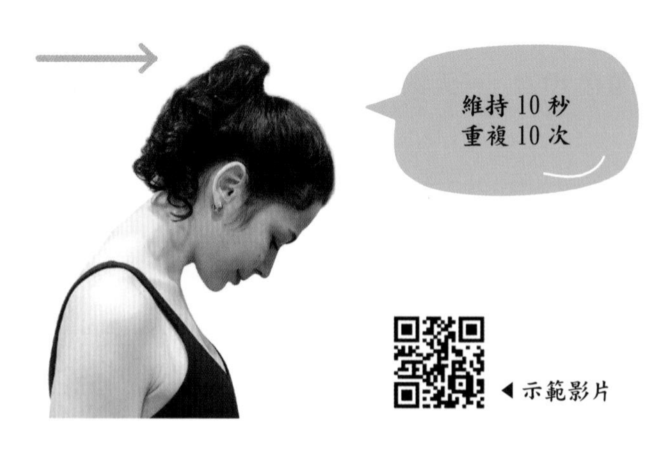

◀ 示範影片

伸展運動 3 頸部旋轉伸展

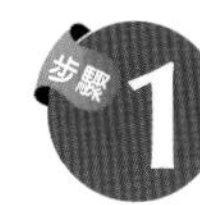

上身直立。

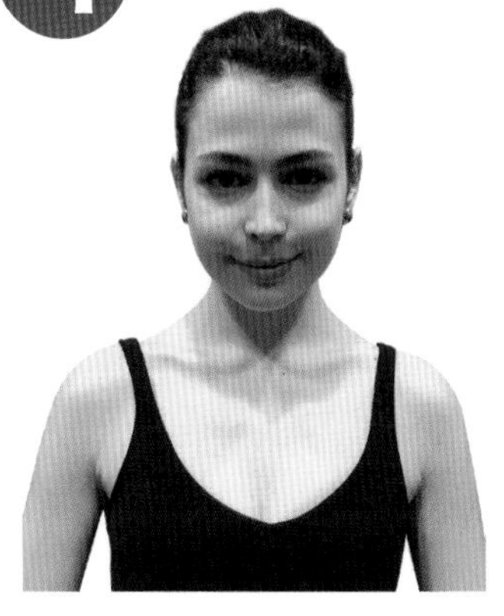

頭部慢慢向右轉，直到極限。

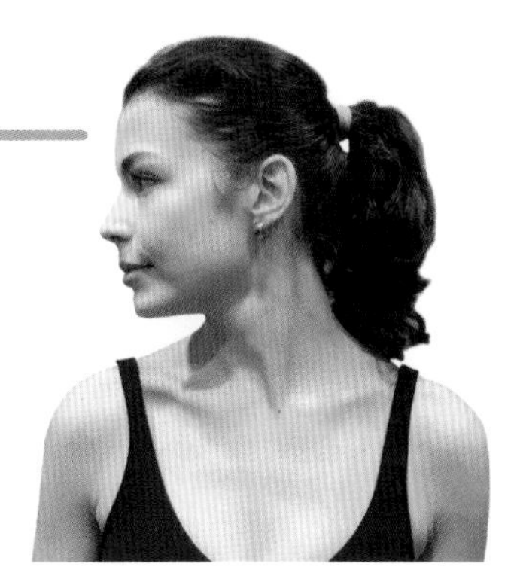

接著慢慢向左轉，直到極限。

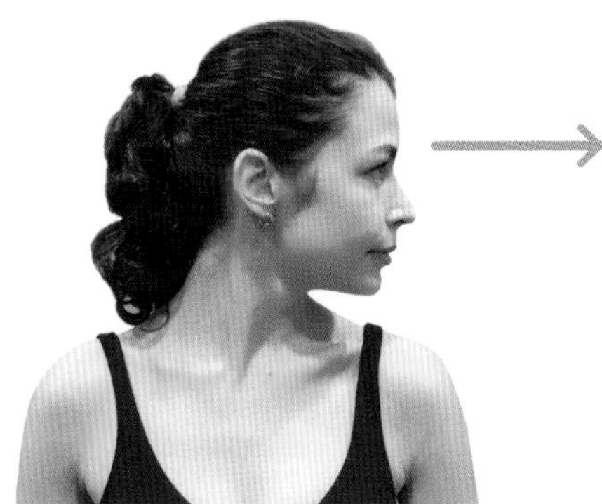

維持此姿勢10秒，重複10次，一天做2組。

◀示範影片

伸展運動 4 頸部側彎伸展

上身直立。

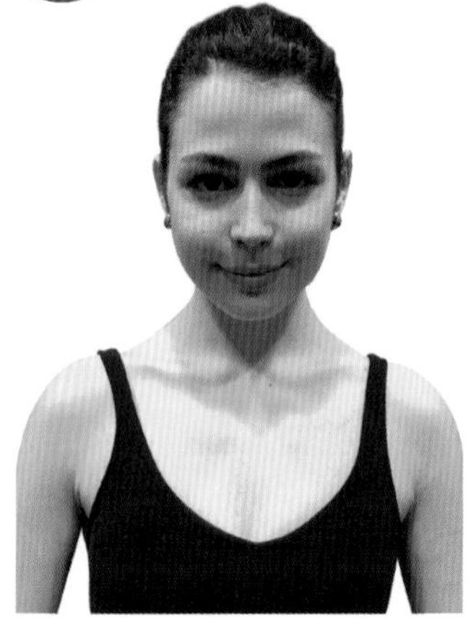

頭部慢慢向左側彎，直到極限。

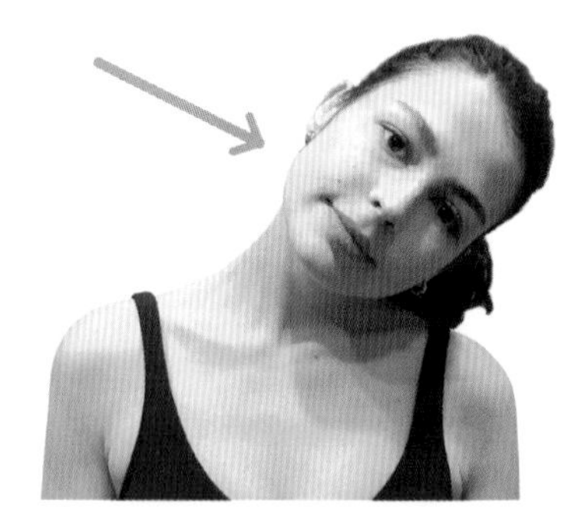

接著慢慢向右側彎，直到極限。

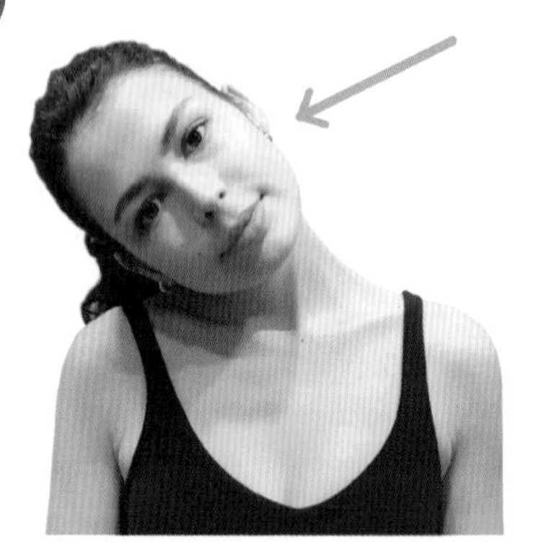

維持此姿勢10秒，重複10次，一天做2組。

◀示範影片

伸展運動 5 肩頸肌肉伸展 1

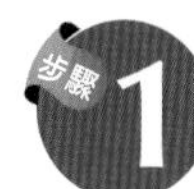

坐於椅子上，患手抓住椅墊邊緣。

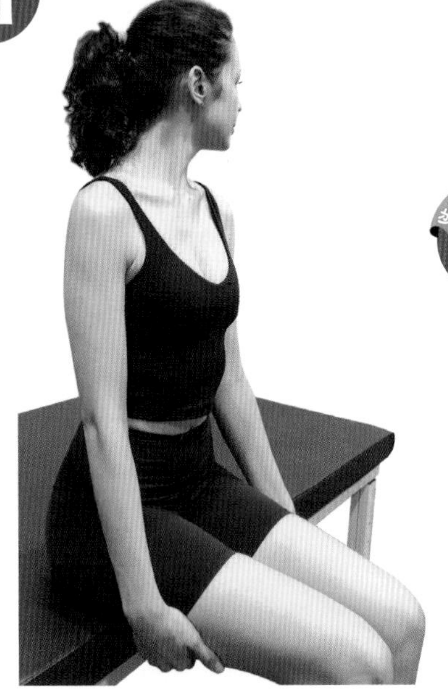

頭部向健側方向旋轉90度，健手置於頭部，往健側方向施力伸展，此時應感到患側肩頸部側方肌肉之伸展。

旋轉 90 度
伸展肩頸部側方肌肉

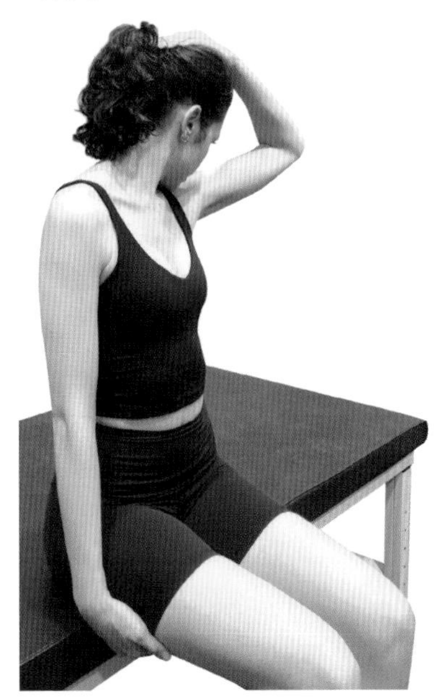

維持此姿勢10秒，重複10次，一天做2組。

◀示範影片

伸展運動 6 ▶ 肩頸肌肉伸展 2

坐於椅子上，患手抓住椅墊邊緣。

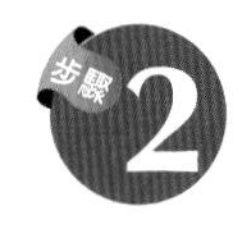

健手置於頭部，慢慢往健側方向施力伸展，此時應感到患側肩頸部肌肉之伸展。

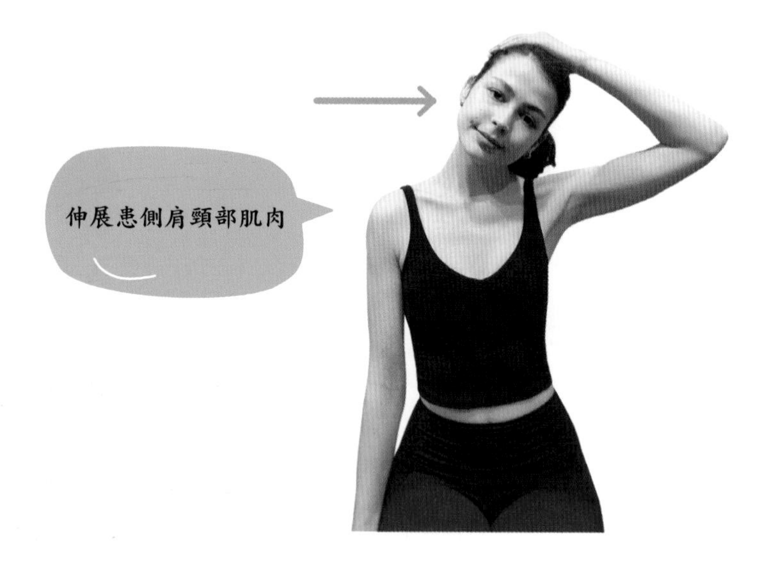

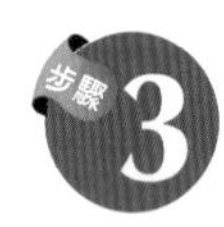

維持此姿勢10秒，重複10次，一天做2組。

◀示範影片

伸展運動 7 肩頸肌肉伸展運動

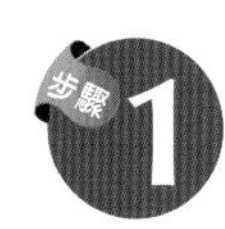

站立，將患側手臂伸直置後，用另一手拉往反方向。

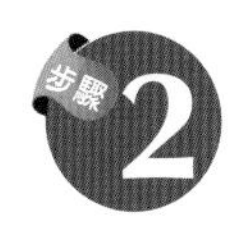

頭部慢慢向反方向（健側）側彎伸展，此時應感到患側肩頸部肌肉之伸展。

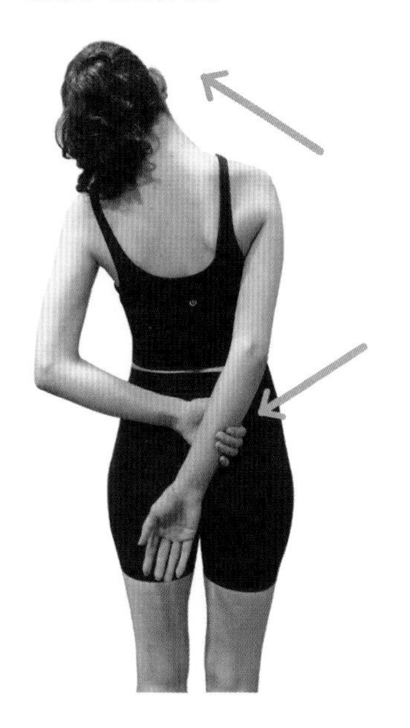

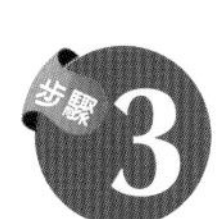

維持此姿勢10秒，重複10次，一天做2組。

◀ 示範影片

伸展運動 8 ▶ Rhomboid 伸展

雙手交叉往後扶住肩膀後方，雙手用力往外拉，上半身往前傾。

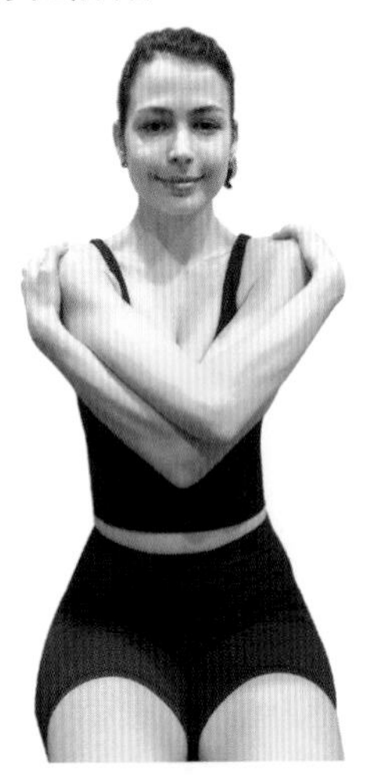

維持此姿勢10秒，重複10次，一天做2組。

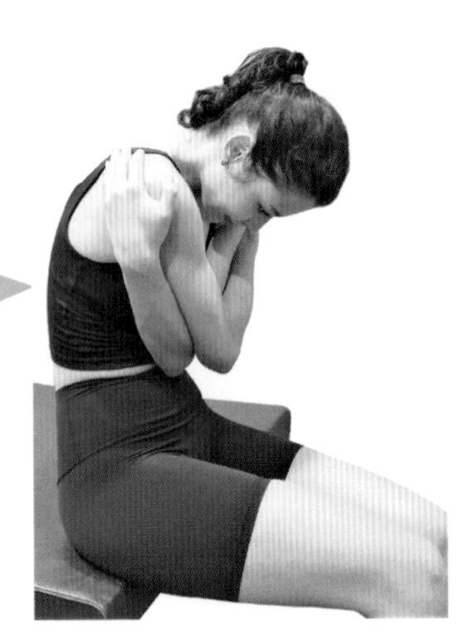

◀ 示範影片

肌力運動 1 收下巴運動

步驟 1 雙手交握至於後腦。

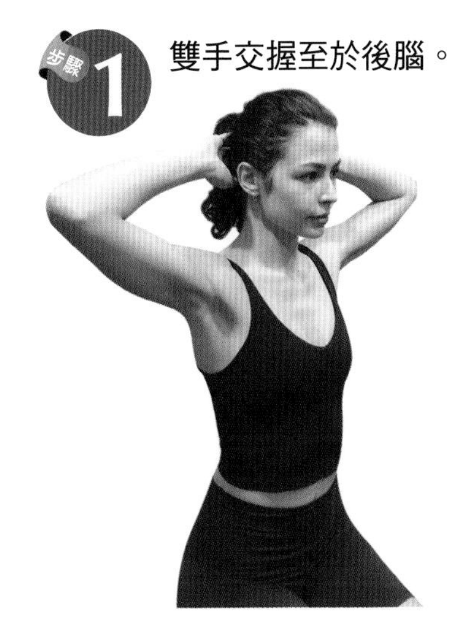

下巴往下、頭部往後用力頂手。此時應感到肩頸後部的肌肉縮緊。

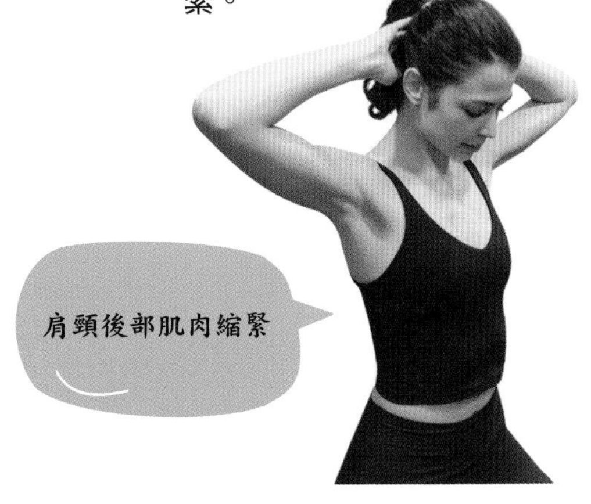

維持此姿勢10秒，重複10次，一天做2組。

肌力運動 2 ▶ 肩胛夾緊運動

步驟1 坐姿或站姿，用力將兩邊肩胛骨肌肉往內夾緊。

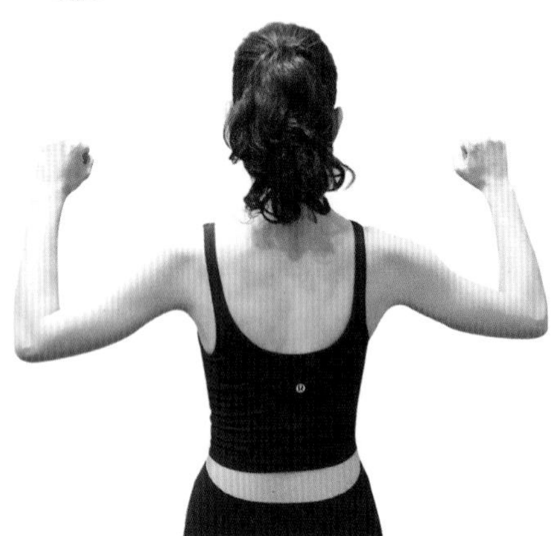

步驟2 維持用力狀態10秒，重複10次，一天做2組。

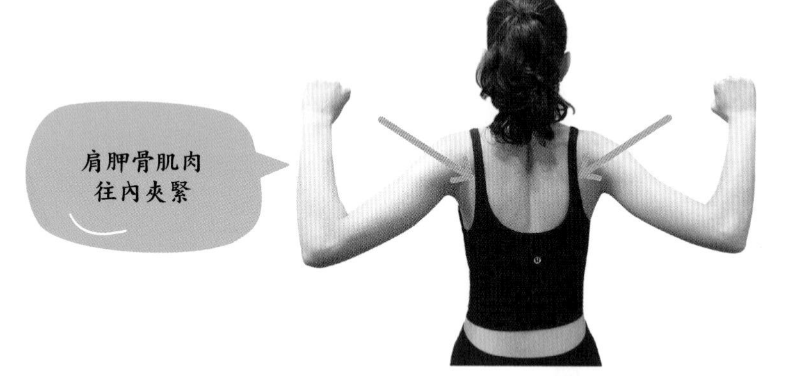

◀ 示範影片

肌力運動 3 ▶ 肩膀上抬與轉動

步驟
1

雙側肩膀用力往上聳肩維持10秒，之後完全放鬆垂放。重複相同動作10次，一天做2組。

肩膀往上聳肩
維持 10 秒

步驟
2

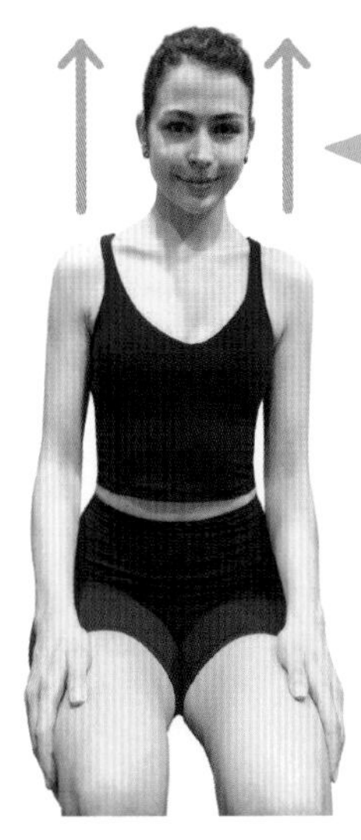

雙側肩膀由前往後，盡量大幅度旋轉轉動，重複10次。相同動作，肩膀由後往前轉動，重複10次，一天做2組。

雙肩旋轉轉動

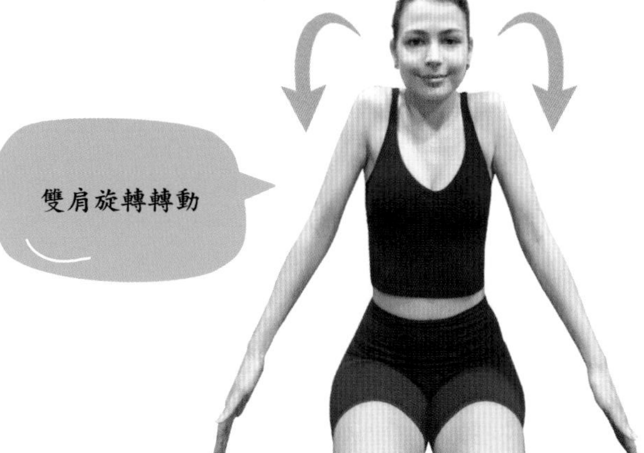

◀ 示範影片

平衡運動 ▶ 姿勢矯正

站立於牆前，腳跟、小腿、臀部、兩側肩膀與後腦勺緊貼牆面。

一手握拳至於腰後方，維持腰椎一個拳頭大小的弧度，並收小腹。

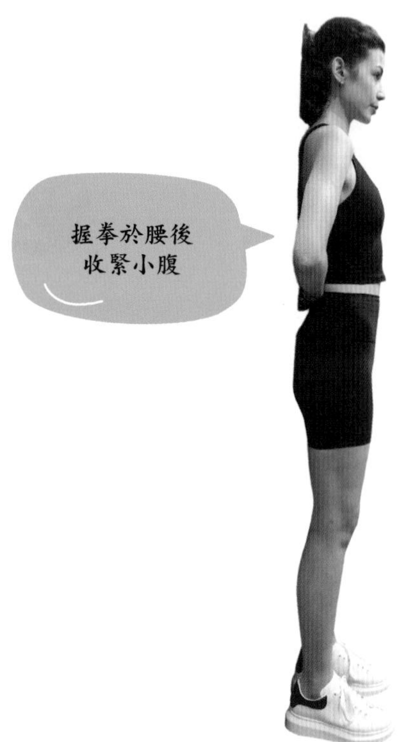

此時應感到全身後側肌肉用力，維持此姿勢1分鐘，一天做2次。

◀ 示範影片

肩關節保養運動法
Shoulder Exercise

肩關節保養運動的前8招為適合肩關節的伸展運動，後面8式為增強肌力的運動。所有運動應依據下列原則：

1. 受傷後，需要馬上進行短期的復原休息，減緩急性發炎的症狀。
2. 輕度的伸展運動，適合在肌肉、肌腱熱敷後進行。
3. 進行簡易的強化運動，要由最輕重量的負重物開始。
4. 進行增進耐力的運動，重量和頻率都要逐漸增加。
5. 若做運動時感覺到疼痛，就要立刻停止。
6. 確認自己運動的目的，遵循正確有效的運動方法。
7. 運動會受飲食、睡眠、疾病、壓力...等生理及心理因素影響，請隨時注意自己的身體狀況，切勿逞強去做超出自己體能範圍的運動，以免造成傷害、過度疲勞或不適，甚而對運動喪失信心。
8. 應選擇合格器材、護具及合宜場地運動。
9. 隨時吸收相關的知識，並做合理的判斷，以幫助自己得到更好的運動效果。

伸展運動 1 ▶ 鐘擺運動 1

雙腳微彎，彎腰向前，利用雙腳力量讓身體前後擺動。

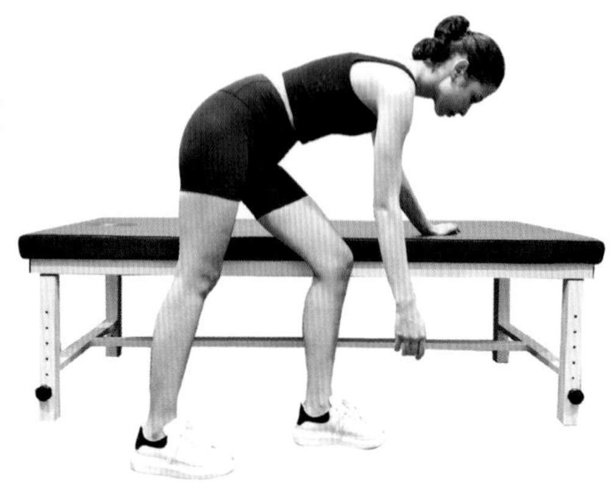

肩膀放鬆，讓手臂由肩關節處隨身體前後擺動。

肩膀放鬆
手臂前後擺動

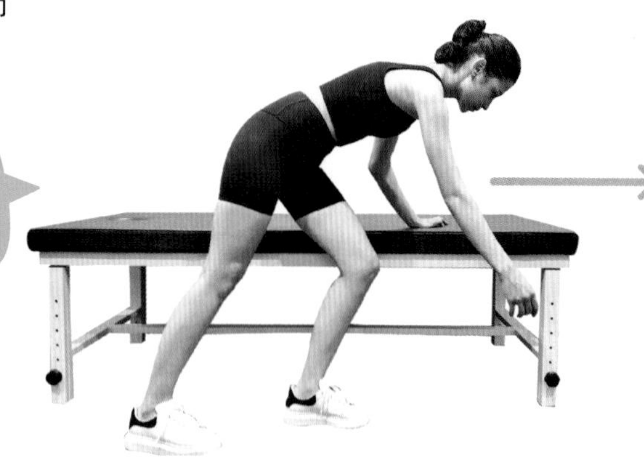

重複相同動作10次，一天做2組。

◀示範影片

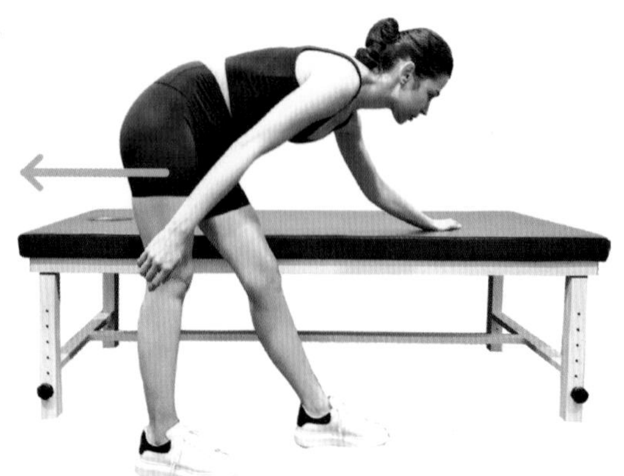

伸展運動 2 ▶ 鐘擺運動 2

雙腳微彎，彎腰向前，利用雙腳力量讓身體左右擺動。

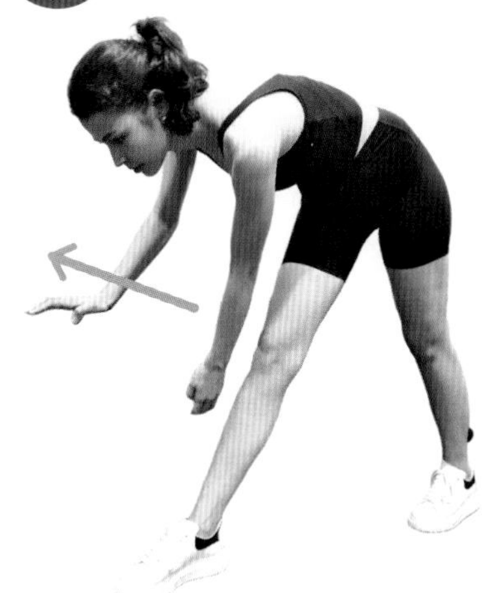

肩膀放鬆，讓手臂由肩關節處隨身體擺動。

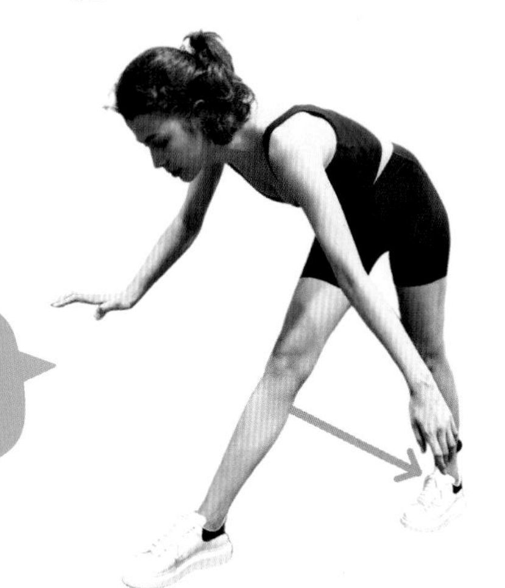

重複此動作10下，一天做2組。

◀ 示範影片

伸展運動 3 鐘擺運動 3

彎腰往前，肩膀放鬆，讓手臂由肩關節處隨重力搖擺。

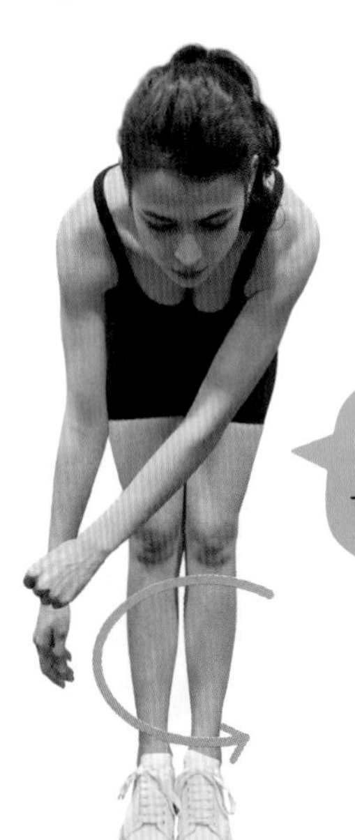

手搖擺做圓圈動作，先朝外轉動（逆時鐘方向），做10下。然後朝反方向（順時鐘）轉動，做10下。

肩膀放鬆
手臂隨重力搖擺

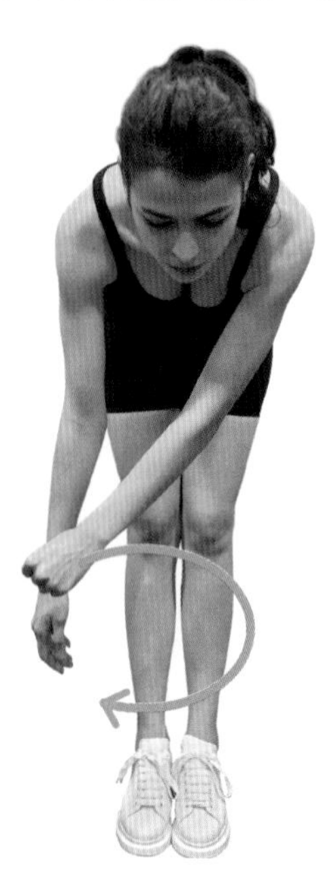

重複此動作（不同方向）10下，一天做2組。

◀ 示範影片

伸展運動 4 ▶ 三頭肌伸展

患側手高舉至頭上方，前臂放鬆自然垂下。

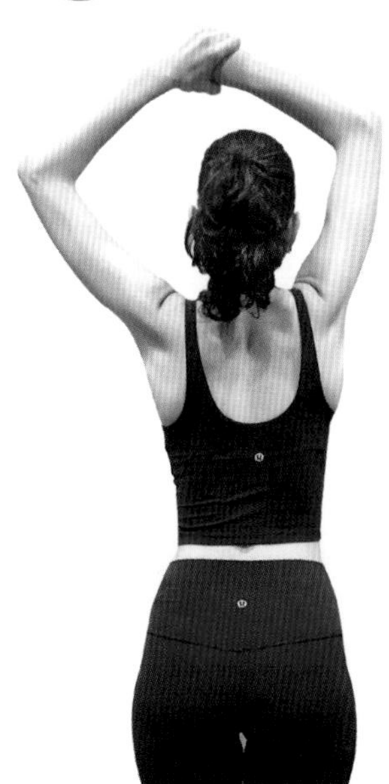

健側手扶握患側手腕，往健側方向拉伸，此時應感到患側上臂後側及外側肌肉之伸展。

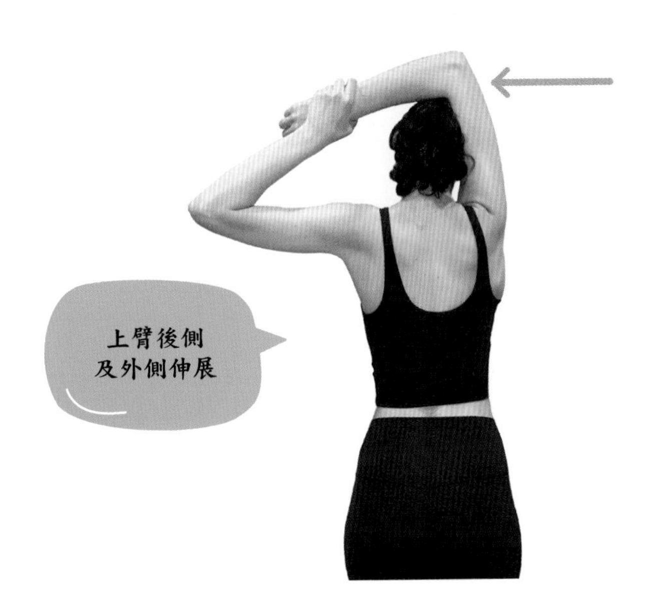

維持此姿勢10秒，重複10下，一天做2組。

◀示範影片

伸展運動 5 前胸交叉伸展

步驟
1

將患側手腕置於對肩。

步驟
2
保持 10 秒
重複相同動作 10 下

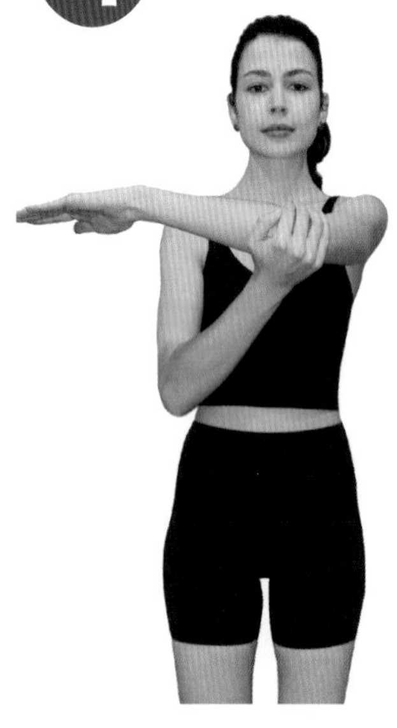

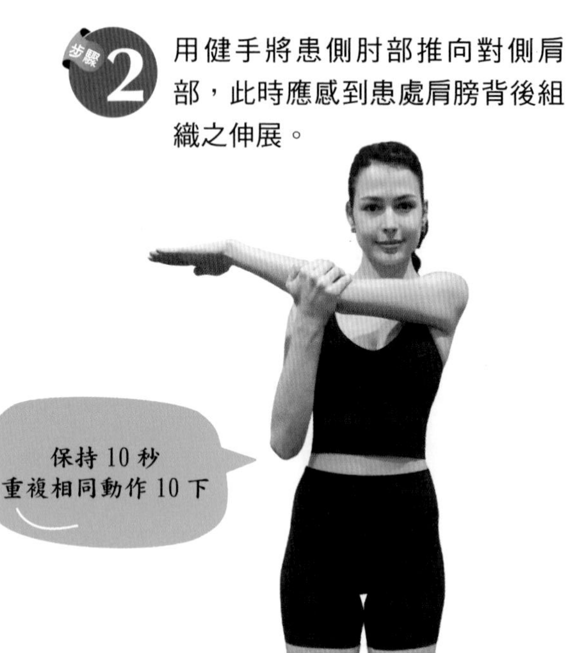

用健手將患側肘部推向對側肩部，此時應感到患處肩膀背後組織之伸展。

步驟
3

維持此姿勢10秒，重複10下，一天做2組。

◀示範影片

伸展運動 6 ▶ 手指爬牆

患肢靠牆站（面牆），距牆50公分。

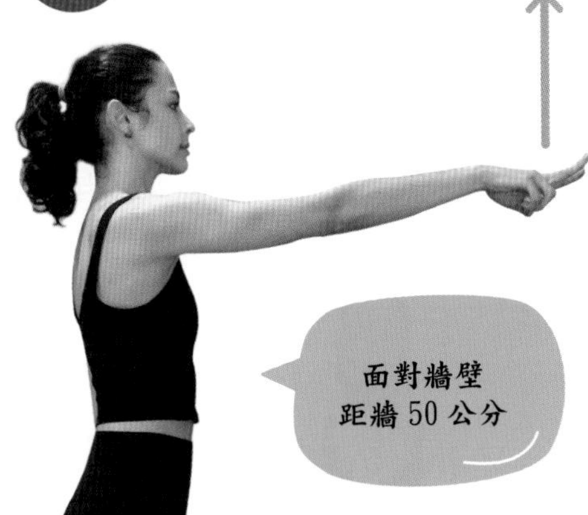

手臂位於身體前方，用手指靠牆往上順走，至肩能忍受之最高處。手在最高處停留5秒，再慢慢靠牆往下。

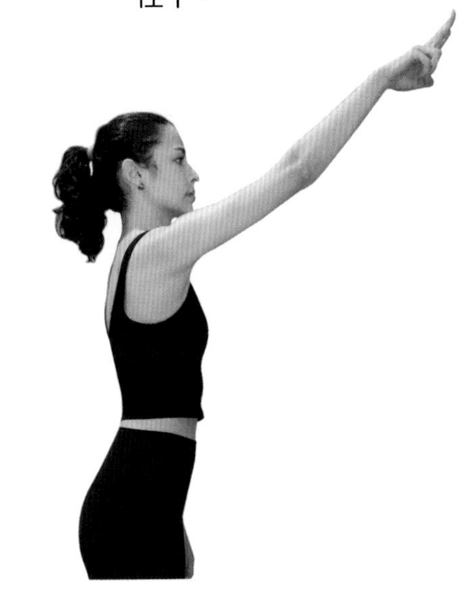

每組重複10下，一天做2組。

◀示範影片

伸展運動 7 外展伸展

執一木棍於身體前方，一手握住木棍一端，另一手握住另一端。

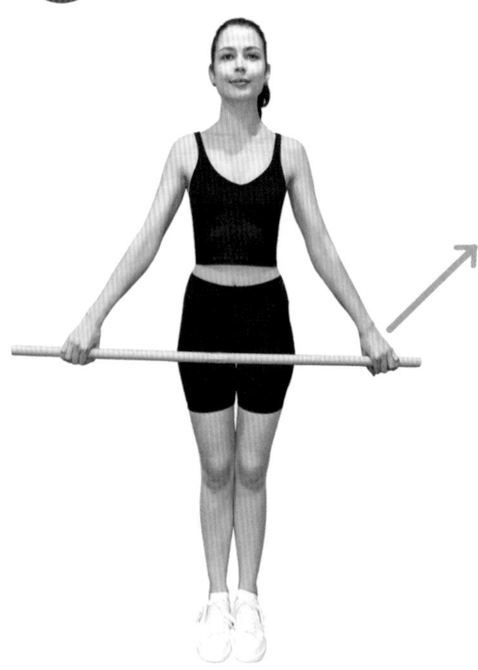

將木棍向患手方向推舉至最高處，停留10秒後再恢復至原來的位置。

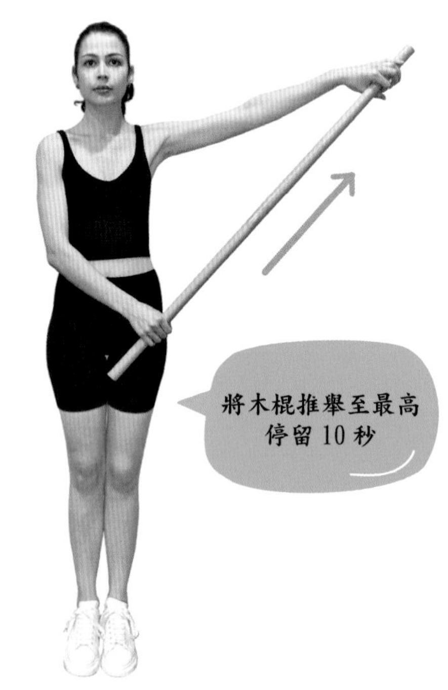

每組重複10下，一天做2組。

伸展運動 8 內轉伸展

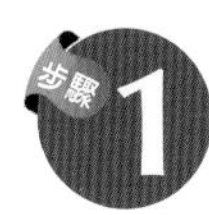

患手置於背後抓住毛巾一端，健手置於肩之上方握住毛巾另一端。

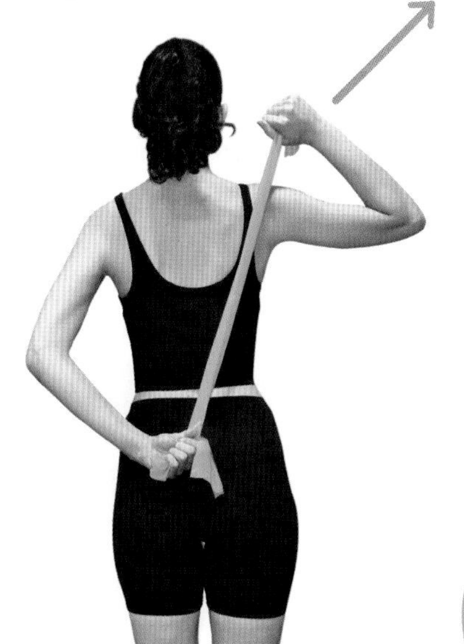

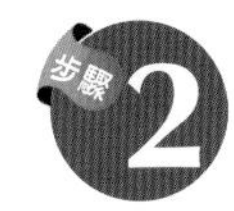

健手於身體上方，握住毛巾往上拉。盡量抬高在背後的患手，在最高處停留約10秒。

盡量抬高患手
停留 10 秒

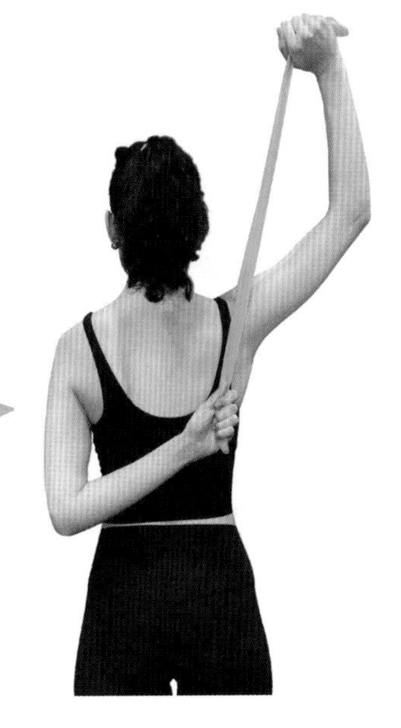

重複此一動作10次，一天做2組。

◀示範影片

肌力運動 1 ▶ 二頭肌運動

將彈力繃帶（也可使用啞鈴，建議從0.5公斤開始）的一端踩於腳下，另一端用手握住適當長度。

維持上臂不動，前臂往上收縮用力。

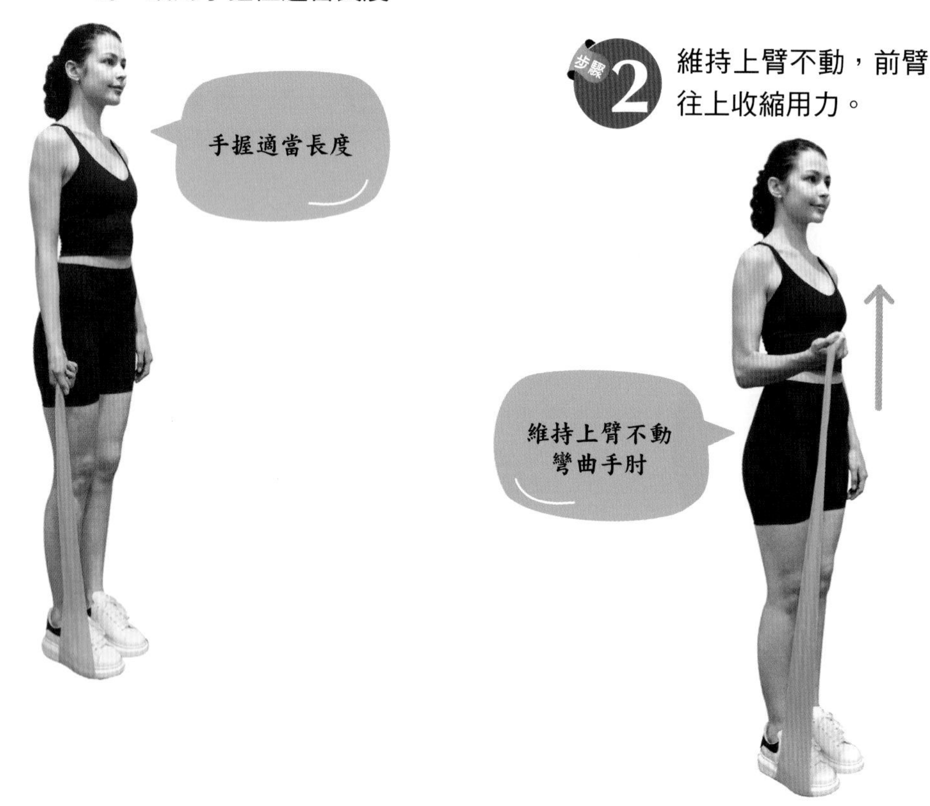

維持此姿勢10秒，重複10次，一天做2組。

◀示範影片

肌力運動 2 ▶ 手臂前舉

將彈力繃帶（也可使用啞鈴，建議從0.5公斤開始）的一端踩於腳下，另一端用手握住適當長度。

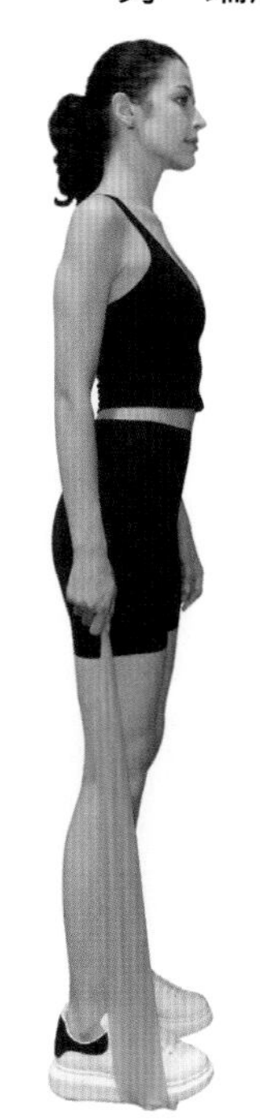

手肘伸直，手臂往前用力舉高至與肩膀同高。

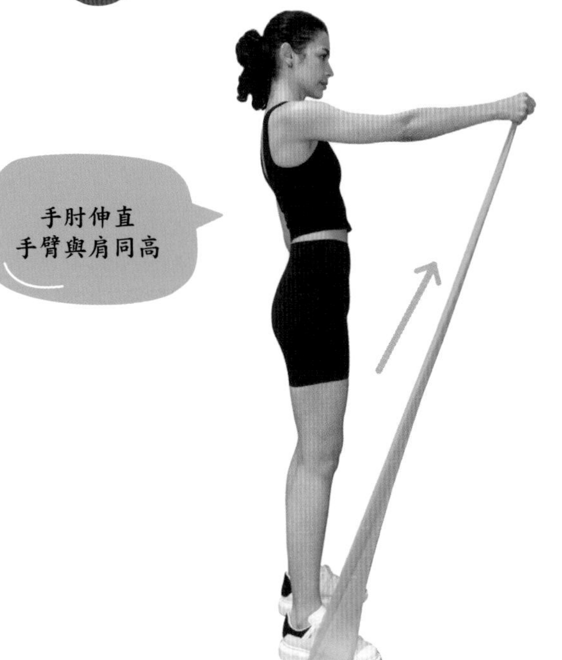

維持此姿勢10秒，重複相同動作10次，一天做2組。

◀ 示範影片

肌力運動 3 ▶ 手臂外展

將彈力繃帶（也可使用啞鈴，建議從0.5公斤開始）的一端踩於腳下，另一端用手握住適當長度。

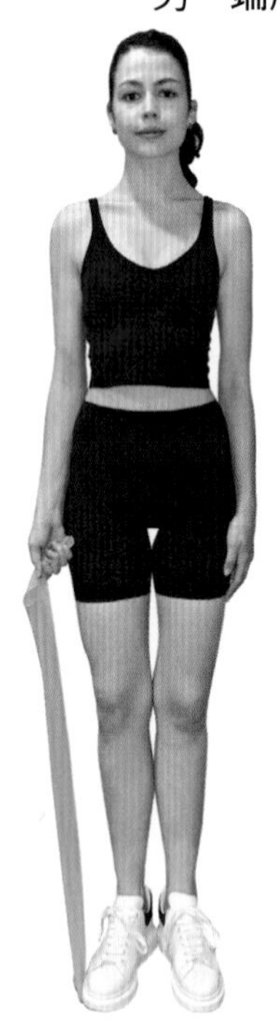

手肘伸直，手臂往外用力舉高至與肩膀同高。

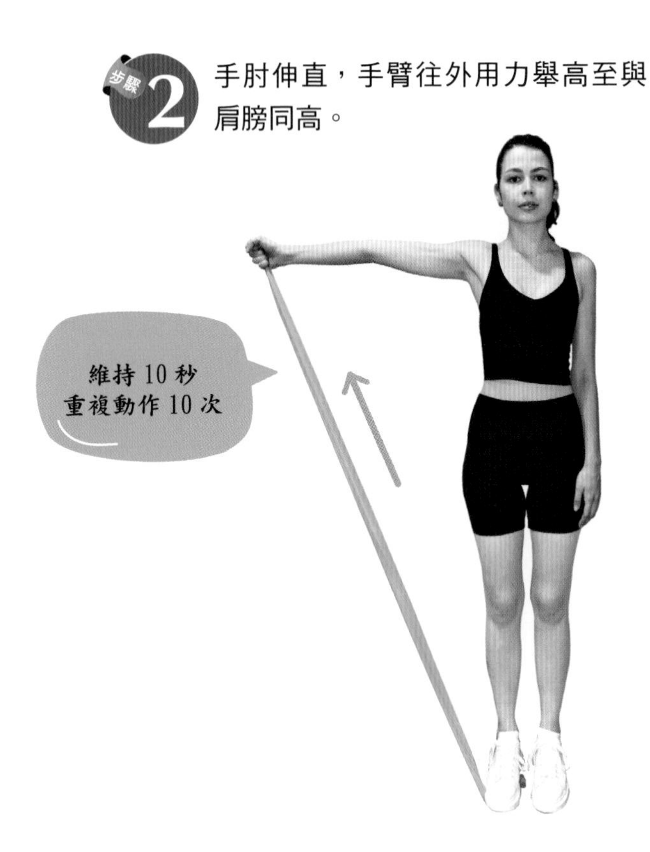

維持此姿勢10秒，重複相同動作10次，一天做2組。

◀示範影片

肌力運動 4 D1 彎曲運動

患手握住彈力繃帶一端固定，
健手握住另一端適當長度。

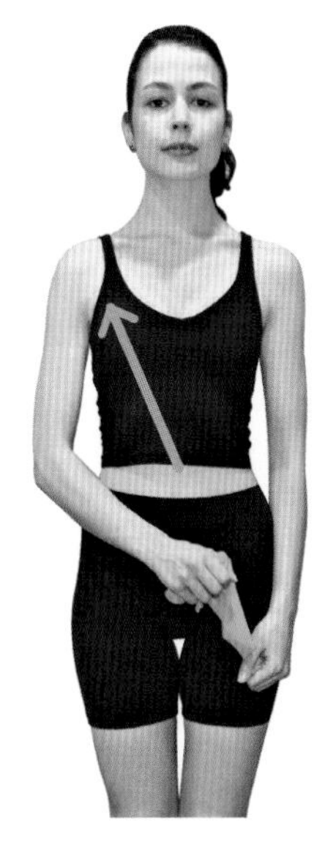

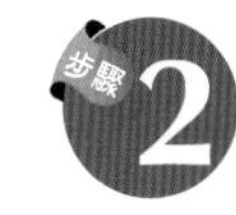

手肘伸直，手臂朝上方往外45度斜角用力拉伸。

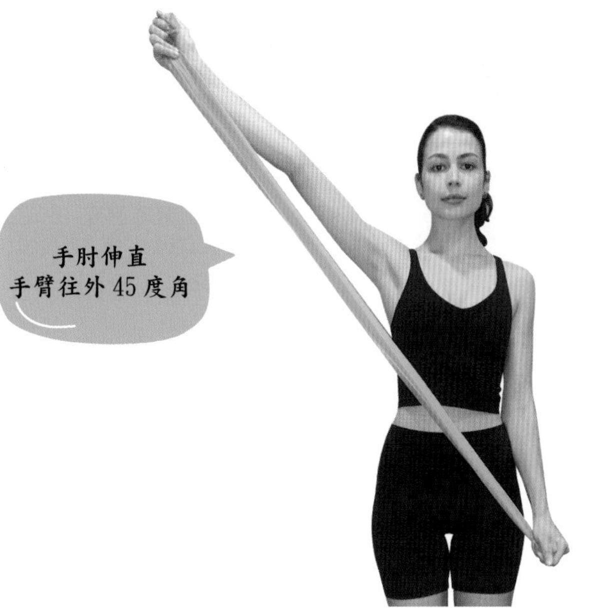

維持此姿勢10秒，重複相同動作10次，一天做2組。

◀ 示範影片

肌力運動 5 D2 彎曲運動

將彈力繃帶一端踩於腳下，另一端用患手握住適當長度。

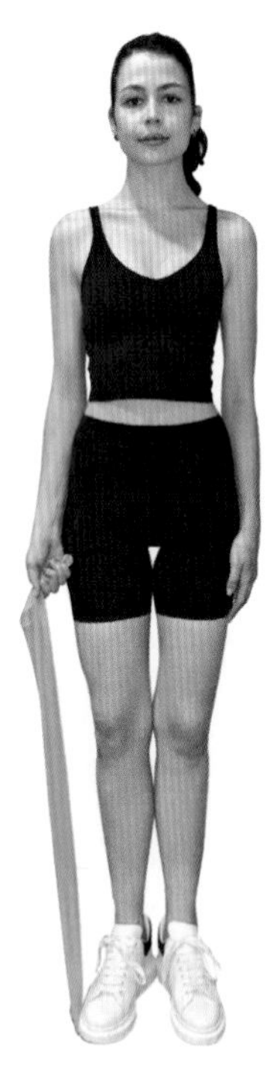

手肘伸直，拇指朝外，手臂往內45度斜角用力往上拉伸。

手肘伸直
手臂往另一側45度角

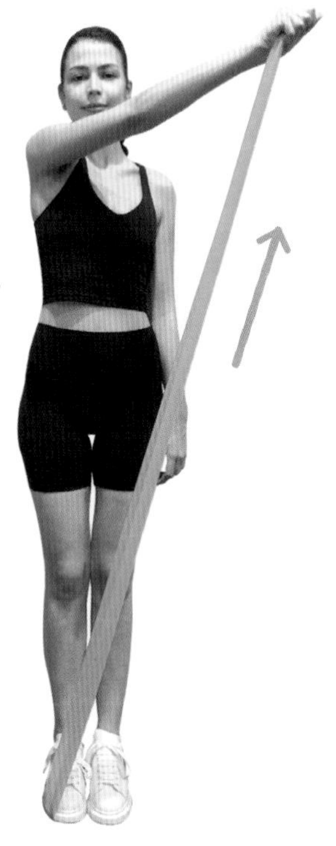

維持此姿勢10秒，重複相同動作10次，一天做2組。

◀示範影片

肌力運動 6 ▶ 棘上肌運動

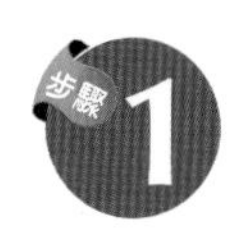

將彈力繃帶（也可使用啞鈴，建議從0.5公斤開始）的一端踩於腳下，另一端用手握住適當長度。

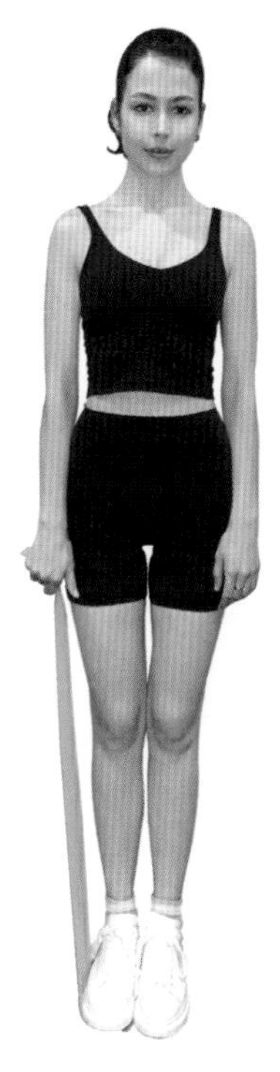

手肘伸直，拇指朝下，手臂往外45度斜角用力往上拉伸。

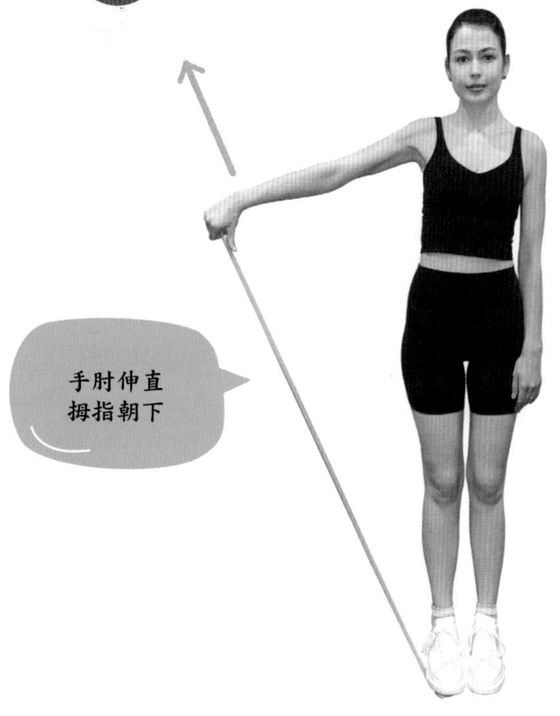

維持此姿勢10秒，重複相同動作10次，一天做2組。

◀ 示範影片

肌力運動 7 外轉運動

兩手臂置於身體腰部兩側，雙手握住彈力繃帶。

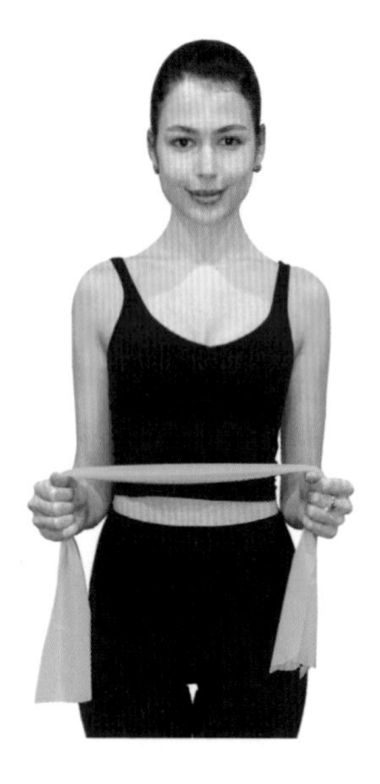

兩手肘彎曲90度，夾緊腰部，手往外旋直到感覺肩後方肌肉收縮。

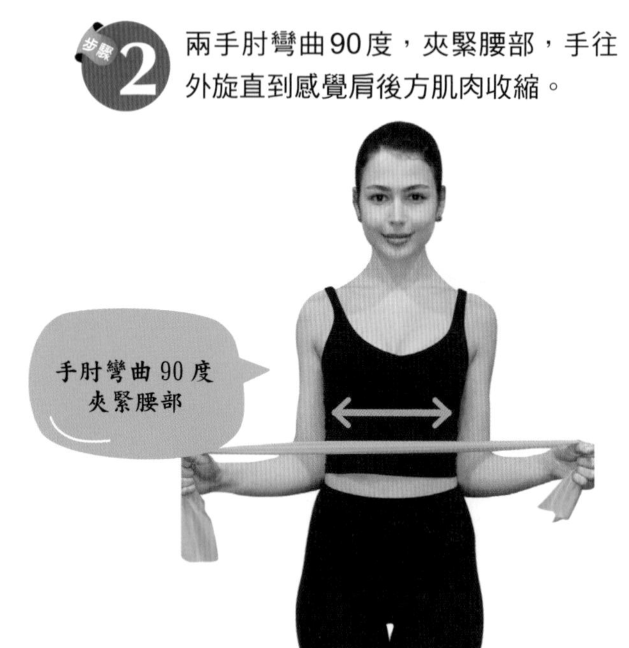

維持此姿勢10秒，重複相同動作10次，一天做2組。

◀示範影片

肌力運動 8 ▶ 內轉運動

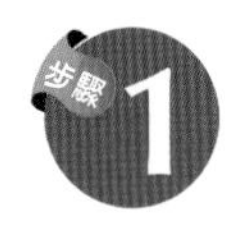

將彈力繃帶的一端綁在門把上。

患側手肘彎曲90度，置於身體腰部，手握彈力繃帶。

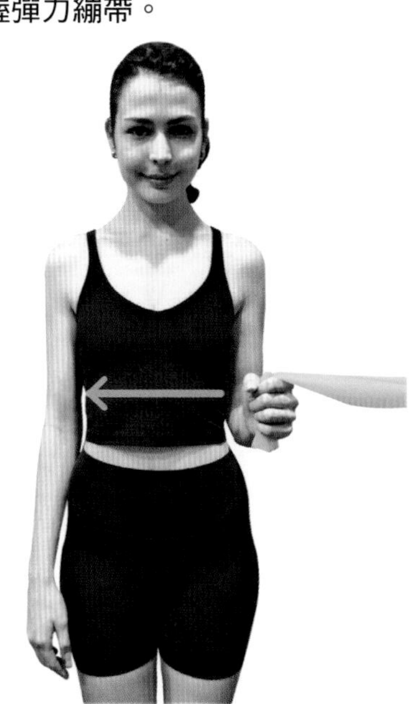

手肘夾緊腰部，手往內旋直到感覺前胸肌肉收縮。

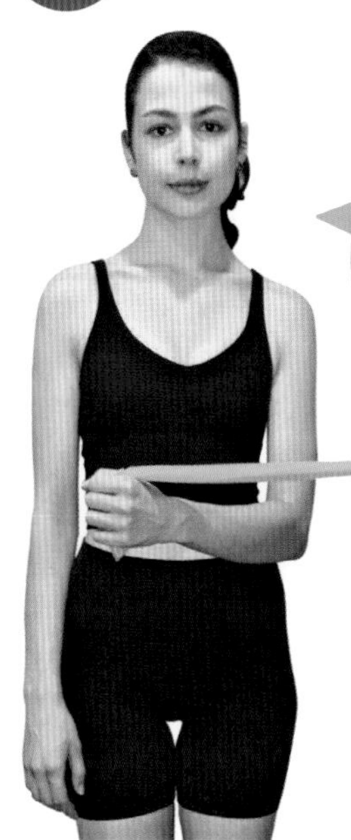

手肘夾緊腰部
維持 10 秒

維持此姿勢10秒，重複同動作10次，一天做2組。

◀示範影片

手肘保養運動法
Wrist Exercise

所有運動應依據下列原則：

1. 受傷後，需要馬上進行短期的復原休息，減緩急性發炎的症狀。
2. 輕度的伸展運動，適合在肌肉、肌腱熱敷後進行。
3. 進行簡易的強化運動，要由最輕的負重物開始。
4. 進行增進耐力的運動，重量和頻率都要逐漸增加。
5. 若做運動時感覺到疼痛，就要立刻停止。

伸展運動 1 ▶ 伸腕肌群伸展

步驟1 患側手臂伸直，手背朝上並放鬆。

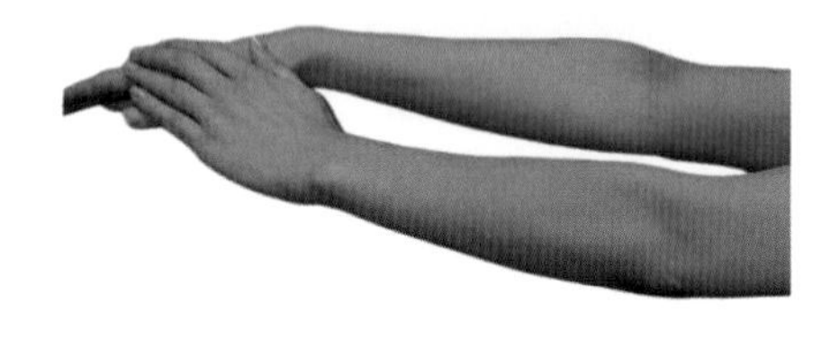

步驟2 健手扶握患側手背，往下施力。

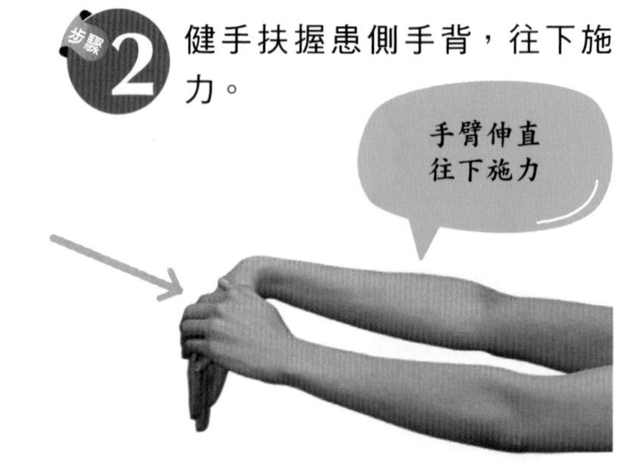

步驟3 維持此姿勢10秒，重複10次，一天做2組。

◀示範影片

伸展運動 2 ▶ 曲腕肌群伸展

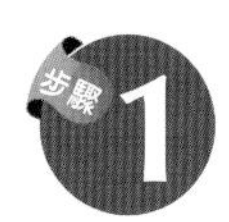

患側手臂伸直，手掌朝上並放鬆。

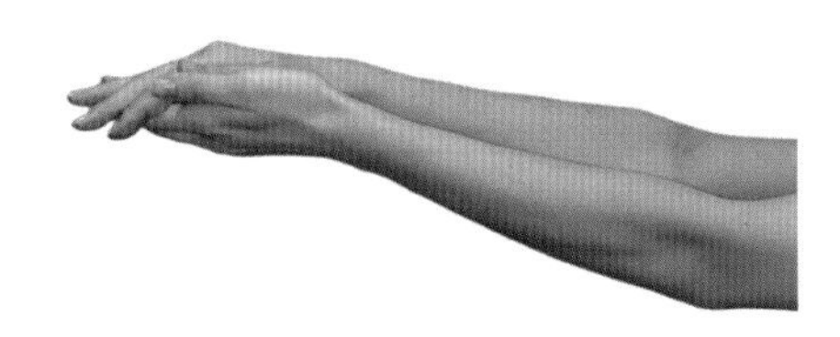

健手扶握患側手掌，往下施力。

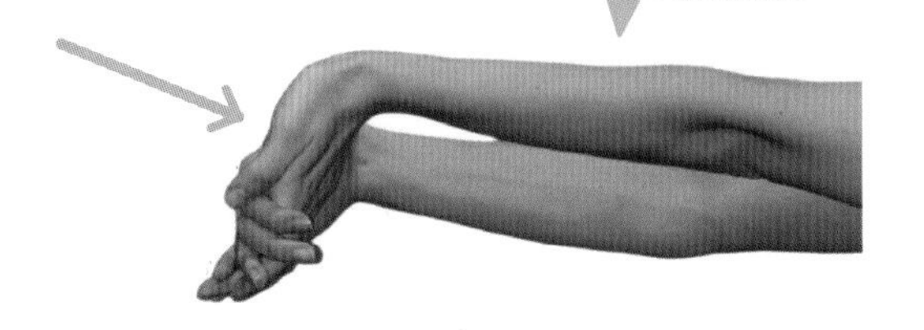

維持此姿勢10秒，重複10次，一天做2組。

◀示範影片

肌力運動 1 ▶ 伸腕肌群運動

手背朝上，手肘彎曲90度。

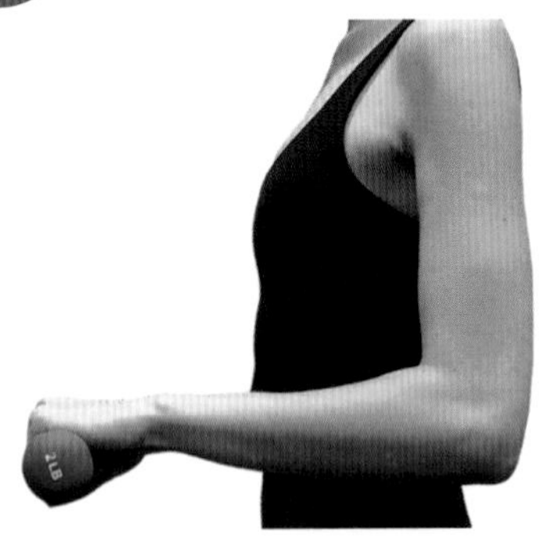

步驟 2 手握啞鈴並往上施力。

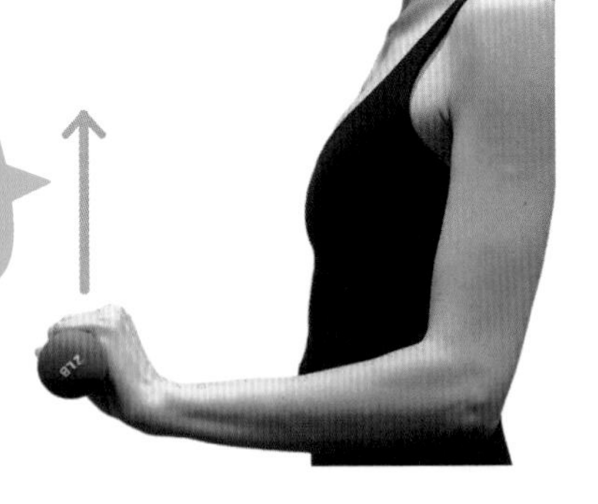

步驟 3 維持此姿勢10秒，重複10次，一天做2組。

◀示範影片

肌力運動 2 ▶ 曲腕肌群運動

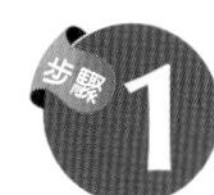

手掌朝上，手肘彎曲90度。

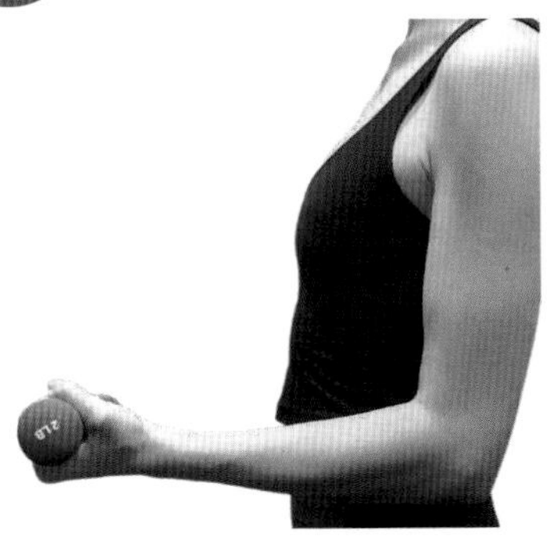

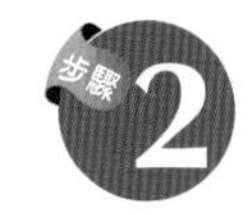

手握啞鈴並往上施力。

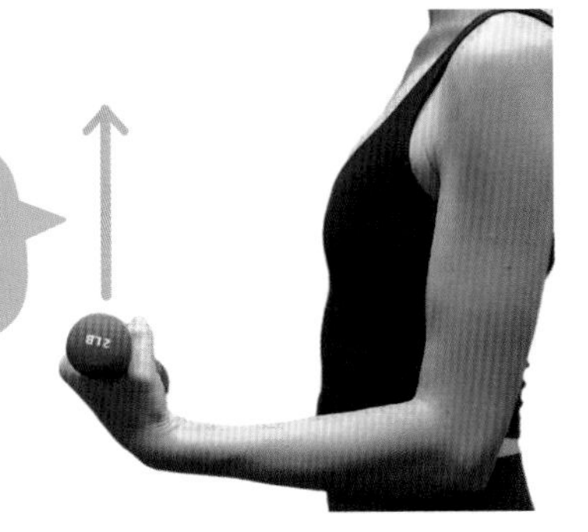

維持此姿勢10秒，重複10次，
一天做2組。

◀ 示範影片

腰部保養運動法
Back Exercise

進行保養腰部的運動時，每天應運動30分鐘，不規律的運動反而可能傷害背部，同時也建議先做2~3分鐘的暖身運動及步行。所有運動應依據下列原則：

1. 受傷後，需要馬上進行短期的復原休息，減緩急性發炎的症狀。
2. 輕度的伸展運動，適合在肌肉、肌腱熱敷後進行。
3. 進行簡易的強化運動，要由最輕重量的負重物開始。
4. 進行增進耐力的運動，重量和頻率都要逐漸增加。
5. 若做運動時感覺到疼痛，就要立刻停止。
6. 確認自己運動的目的，遵循正確有效的運動方法。
7. 運動會受飲食、睡眠、疾病、壓力...等生理及心理因素影響，請隨時注意自己的身體狀況，切勿逞強去做超出自己體能範圍的運動，以免造成傷害、過度疲勞或不適，甚而對運動喪失信心。
8. 應選擇合格器材、護具及合宜場地運動。
9. 隨時吸收相關的知識，並做合理的判斷，以幫助自己得到更好的運動效果。

伸展運動 1 ▶ 下背伸展

背部平躺。

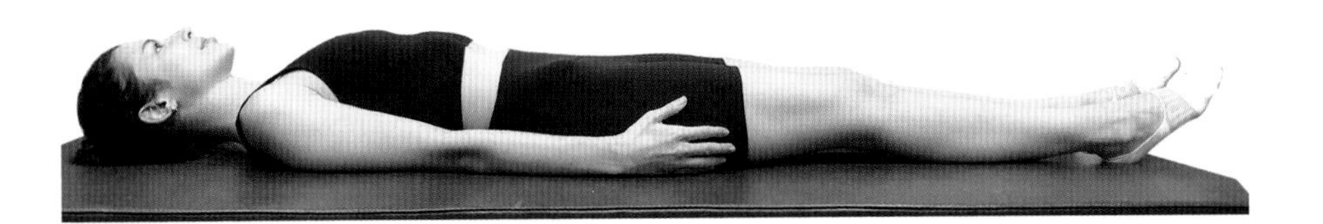

將右膝拉向胸部，維持10秒後伸直膝蓋。

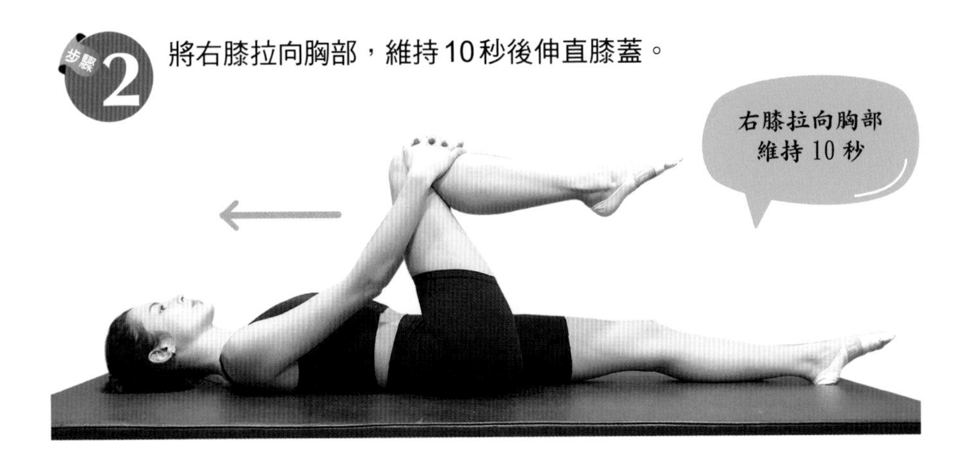

步驟 3

另一腿重複相同的步驟，重覆10次，一天做2組。

◀ 示範影片

頸部、上背
肩關節
手肘
腰部
膝關節
足踝

伸展運動 2 下背轉動伸展

背躺於床面，雙膝彎曲。

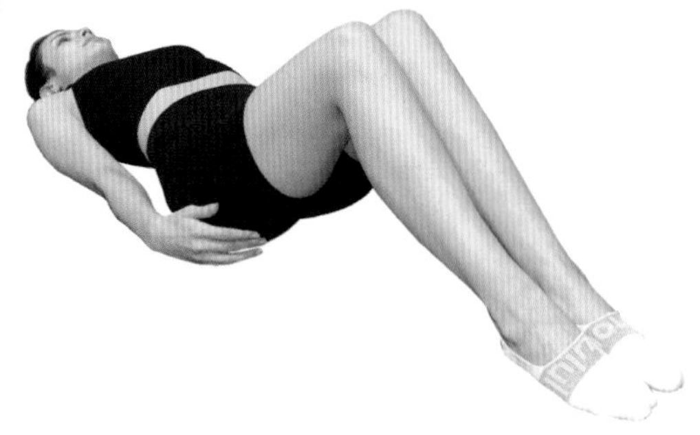

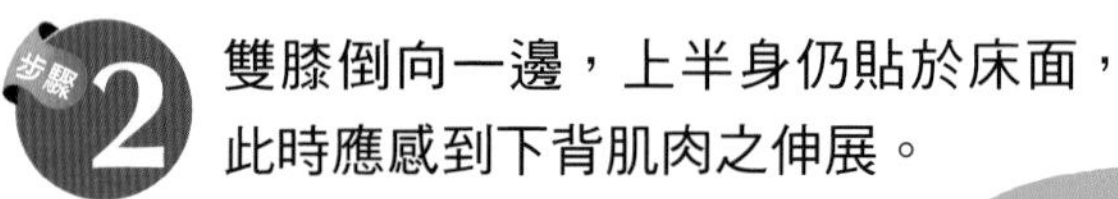

雙膝倒向一邊，上半身仍貼於床面，
此時應感到下背肌肉之伸展。

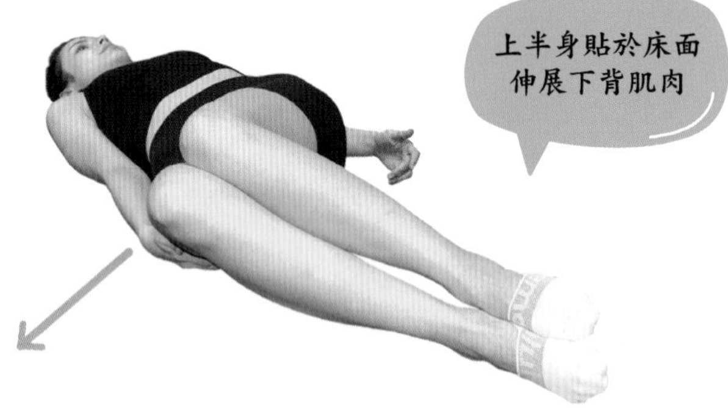

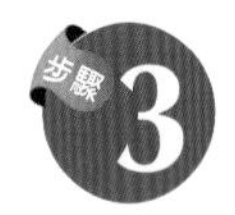

維持此姿勢10秒，然後換邊重複運動。
重複10次，一天做2組。

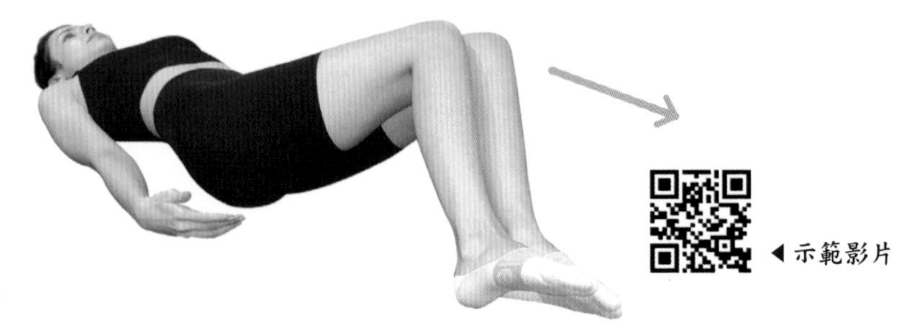

◀示範影片

伸展運動 3 梨狀肌伸展

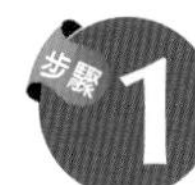
背躺於床面，將患腿彎曲交叉，置於另一腿外側。

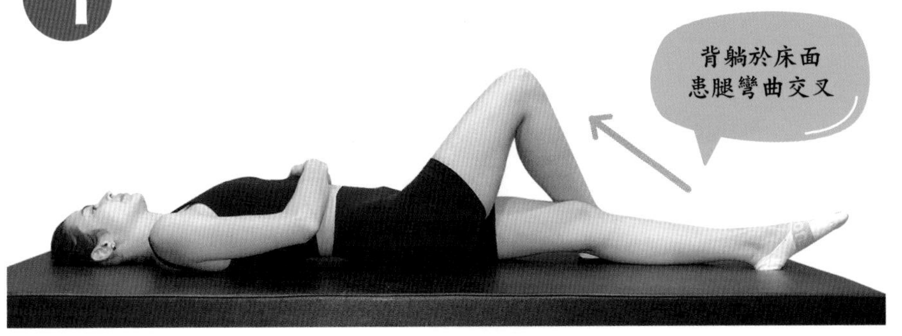

將雙膝拉向胸前，此時應感到患側臀部肌肉之伸展。

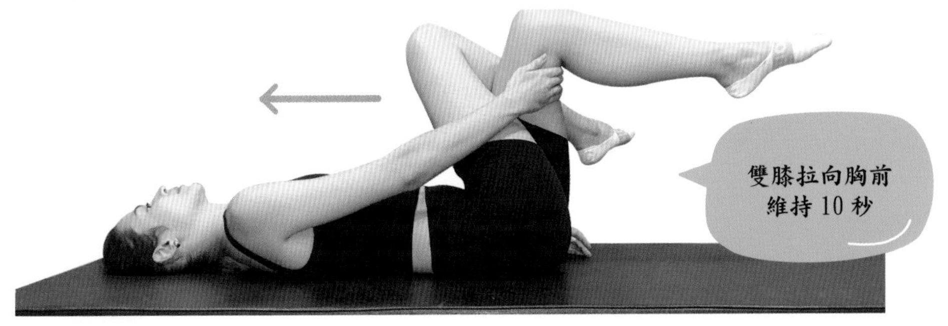

維持此姿勢10秒，重複10次，一天做2組。

◀ 示範影片

伸展運動 4 膕繩肌伸展

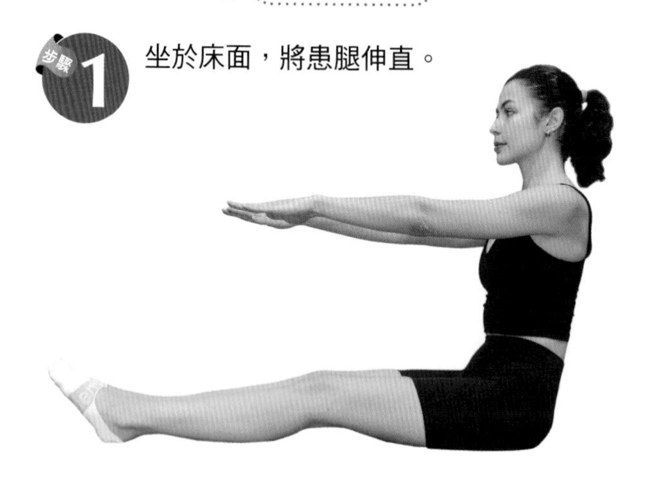

步驟1 坐於床面，將患腿伸直。

背部伸直，用手往前伸，並嘗試觸摸腳趾。此時應感到大腿後方肌肉之伸展。

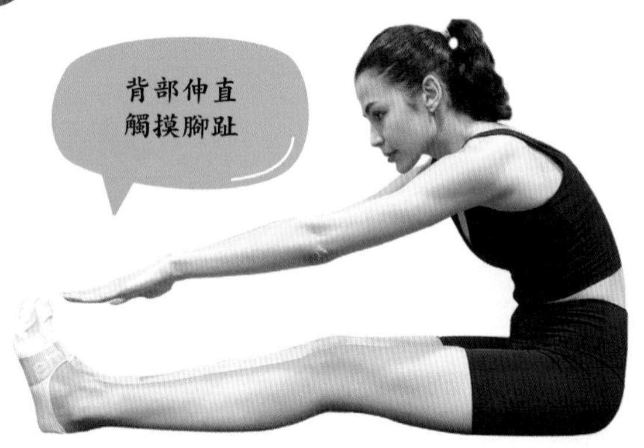

維持此姿勢10秒，重複10次，一天做2組。

◀示範影片

伸展運動 5 ▶ 中背伸展

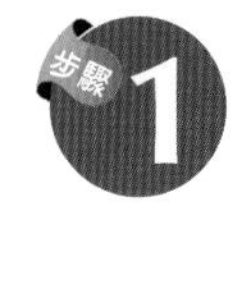

跪坐於床面。

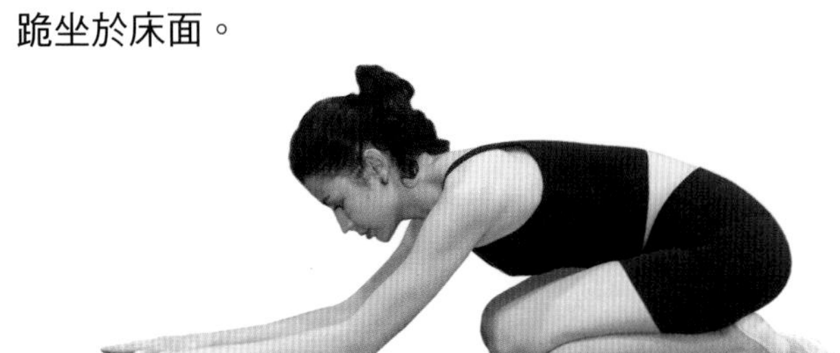

雙手置於前，上半身往前伸展，此時應感到中背肌肉之伸展。

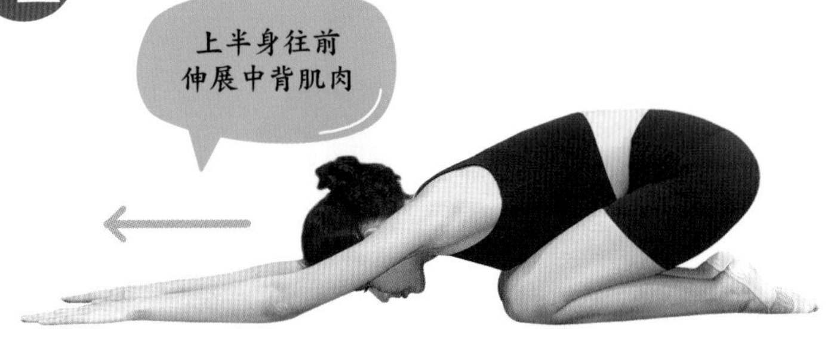

維持此姿勢10秒，重複10次，一天做2組。

◀示範影片

伸展運動 6 ▶ 中背轉動伸展

步驟1 跪坐於床面，雙手置於前，上半身往前伸展。

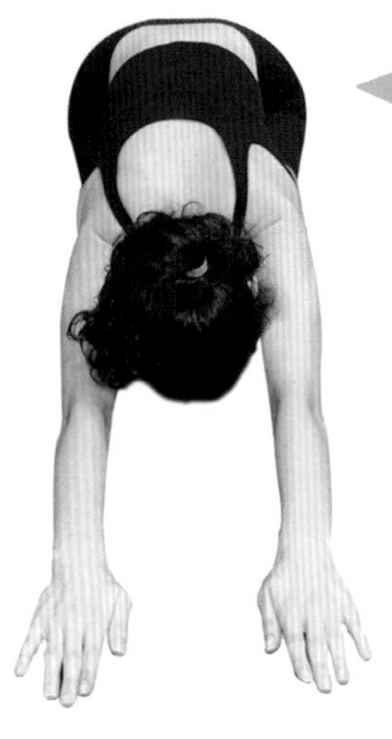

雙手置前
上半身往前

步驟2 向左及右兩邊伸展，每邊各維持10秒。

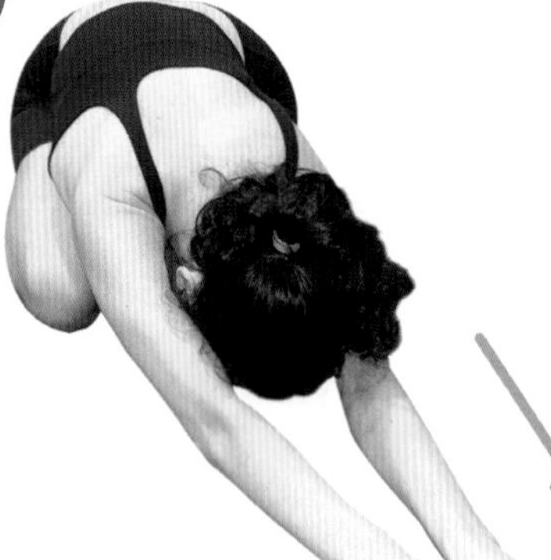

步驟3 重複10次，每天2組。

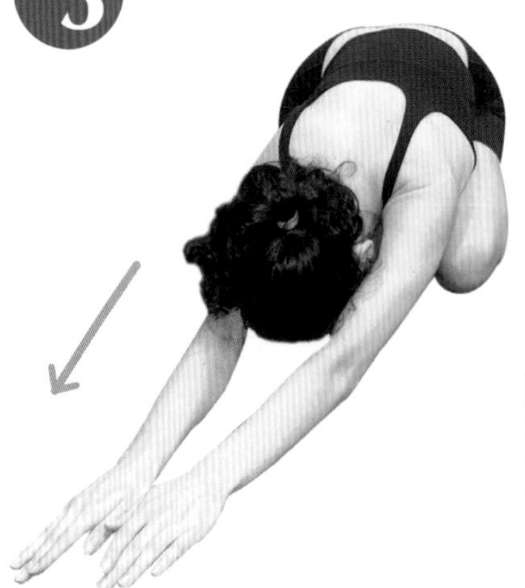

◀ 示範影片

伸展運動 7 ▶ 側伸展

高舉雙臂，超過頭部的位置。

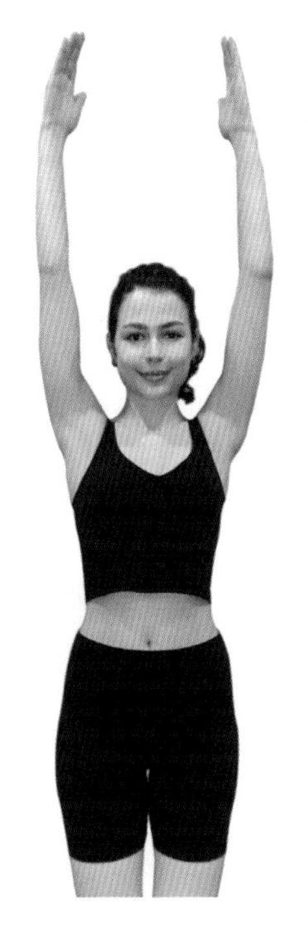

手臂慢慢彎向側邊，此時應感到側腰肌肉之伸展，維持此動作 10 秒。慢慢回到開始的位置，同樣動作彎向另一邊。

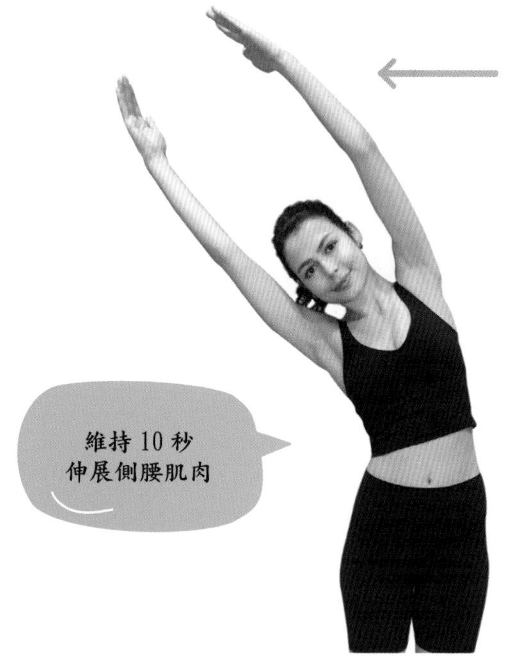

重複10次，一天做2組。

◀示範影片

伸展運動 8 旋轉伸展

右腳交叉至左腳前方，上半身向右旋轉，維持此姿勢10秒。

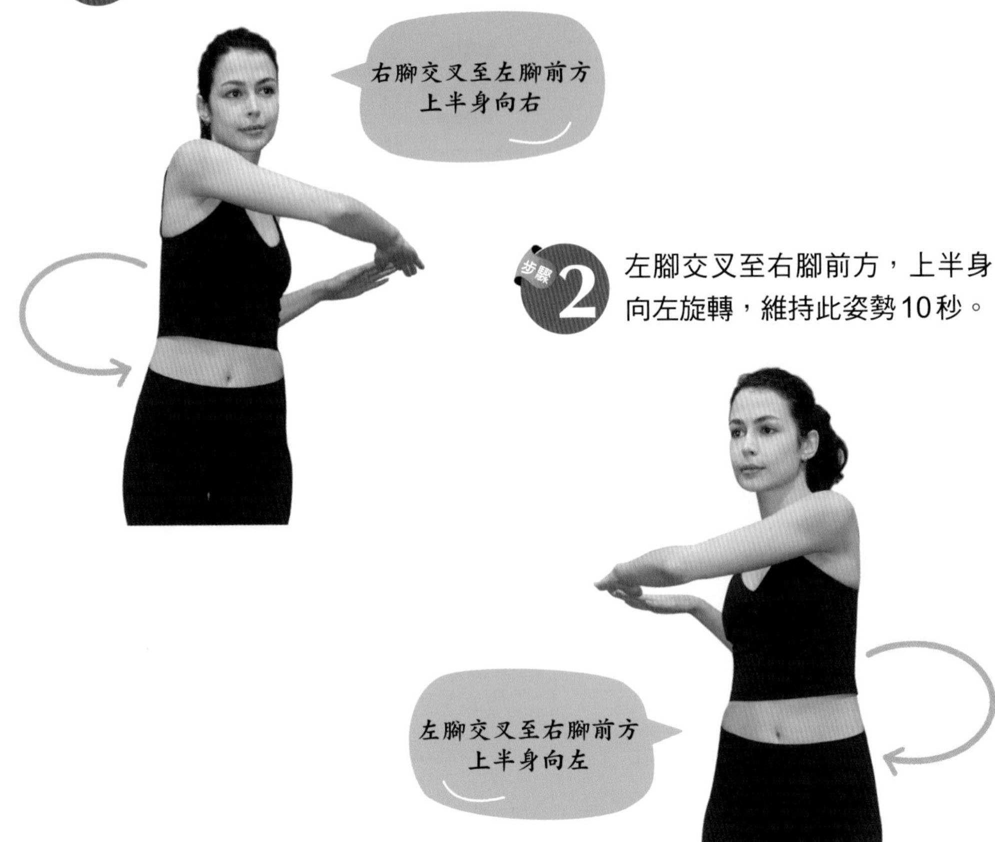

步驟2 左腳交叉至右腳前方，上半身向左旋轉，維持此姿勢10秒。

重複10次，一天做2組。

◀示範影片

伸展運動 9 腰方肌伸展

患腿朝牆，離牆一個手臂的距離，手臂自然靠牆，另一腿（健腿）交叉至患腿前方。

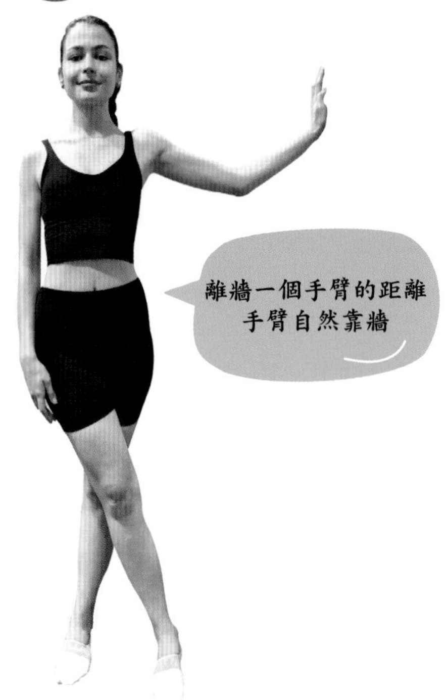

將腰臀往牆靠，上半身向反方向彎曲，維持此姿勢10秒。

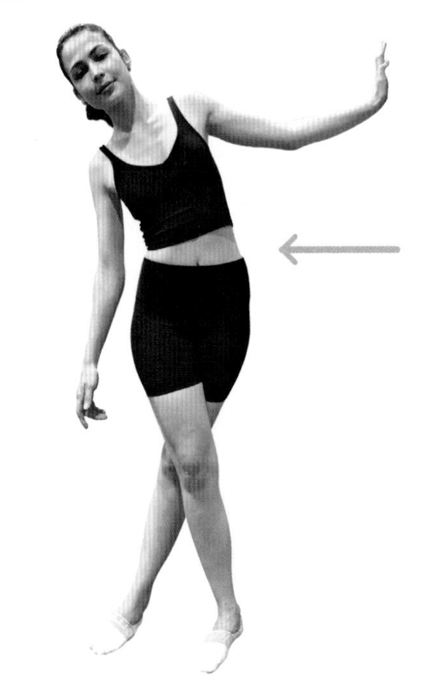

重複10次，一天做2組。

◀示範影片

肌力運動 1 ▶ 俯臥伸直

步驟 1 腹部平躺，手肘伸直。

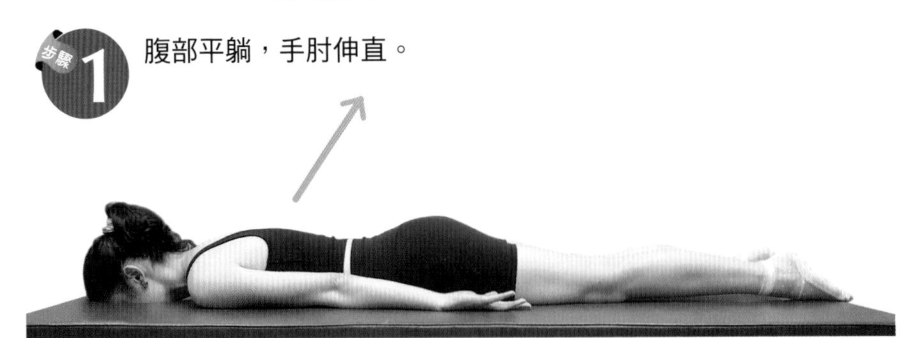

步驟 2 慢慢舉起頭、頸、肩膀和上半身（離床面10~15公分），背部放鬆並維持10秒。

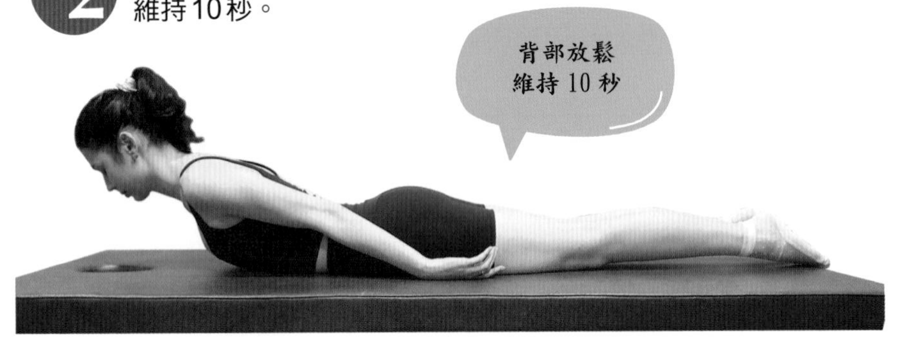

重複10次，一天做2組。

◀示範影片

肌力運動 2 骨盆傾斜

步驟1 平躺在床上，雙腿彎曲。

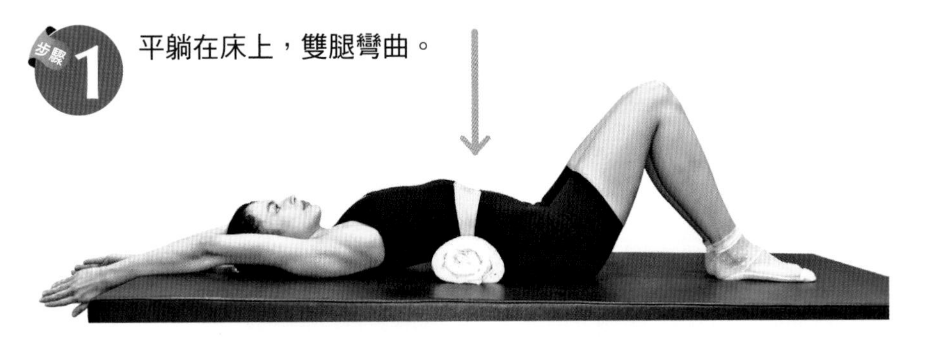

步驟2 將腰部壓向床面，同時繃緊腹部肌肉。

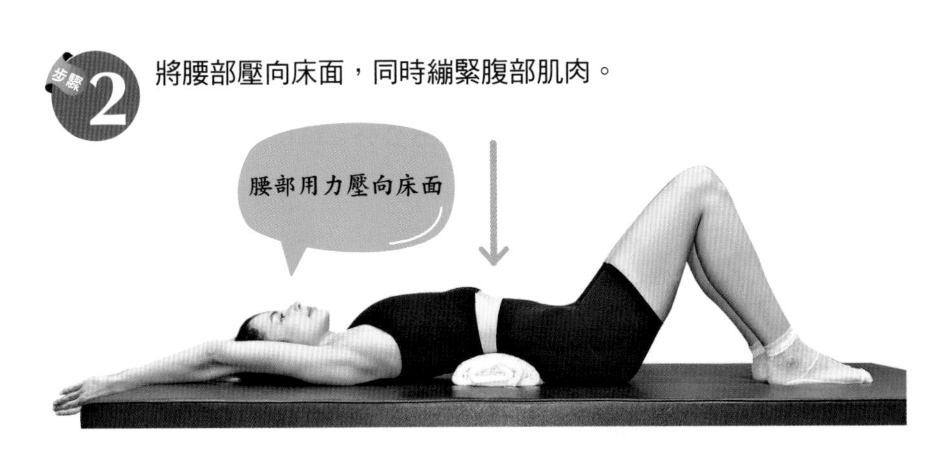

步驟3 維持此姿勢10秒，重複10次，一天做2組。

◀示範影片

肌力運動 3 ▶ 半仰臥起坐

步驟 1 背部平躺，雙膝彎曲。

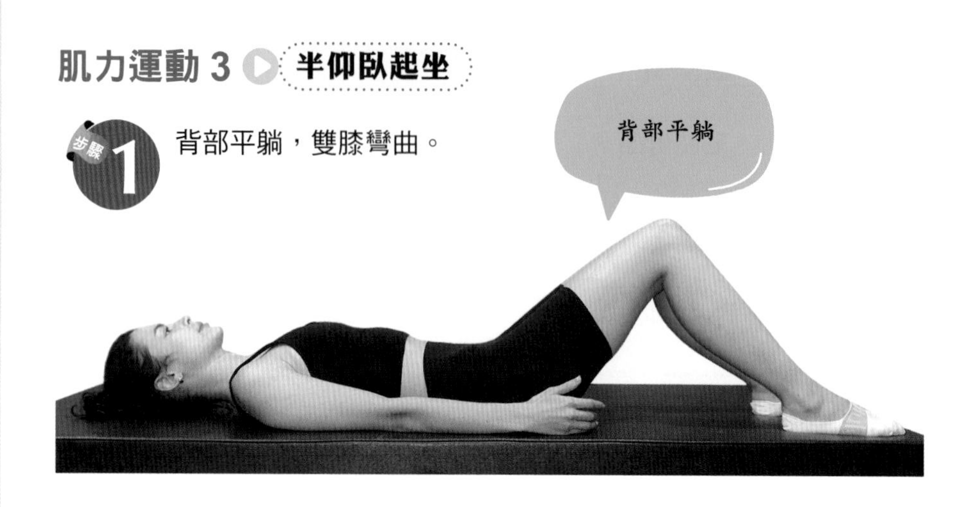

步驟 2 慢慢抬起頭、頸和肩膀，離床面約15公分。維持此動作10秒，再慢慢回到開始的位置。

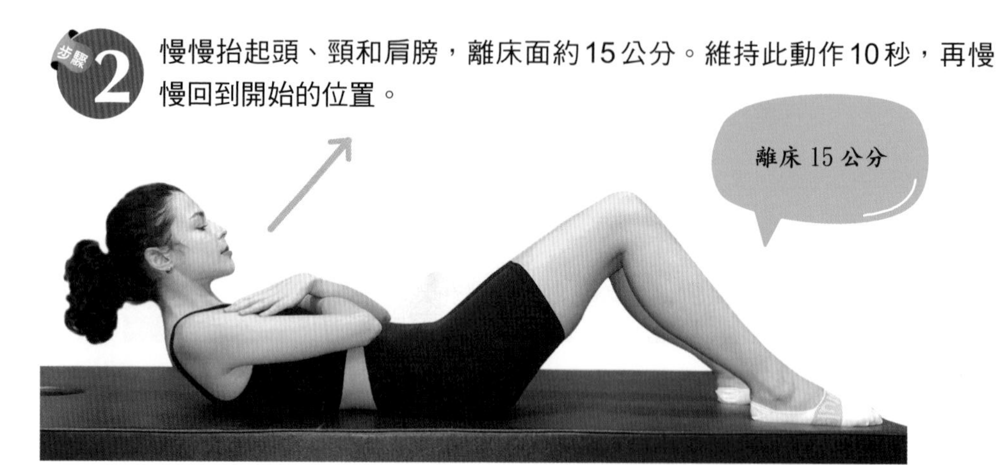

重複10次，一天做2組。

◀ 示範影片

肌力運動 4 ▶ 對角仰臥起坐

背部平躺，雙膝彎曲。

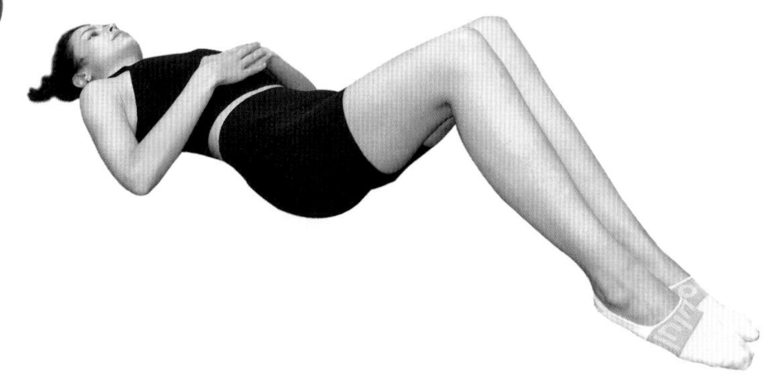

雙手向前，腹部肌肉收縮，向一邊半坐起。維持此動作10秒，然後再慢慢回到開始的位置。

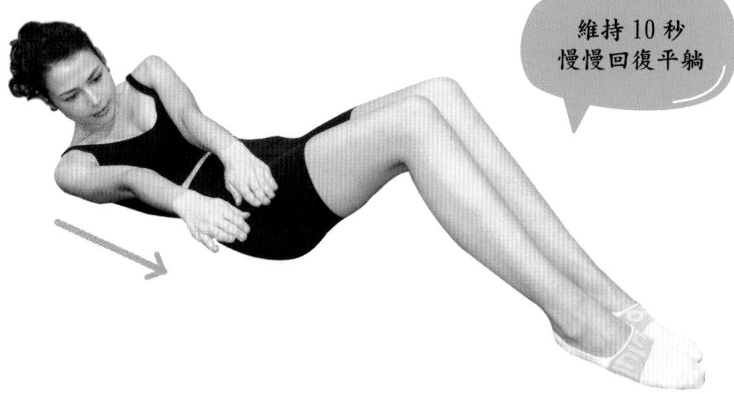

另一邊重複運動。一組10次，一天做2組。

◀ 示範影片

肌力運動 5 ▶ 髖部上抬

步驟1 背部平躺，膝蓋彎曲。

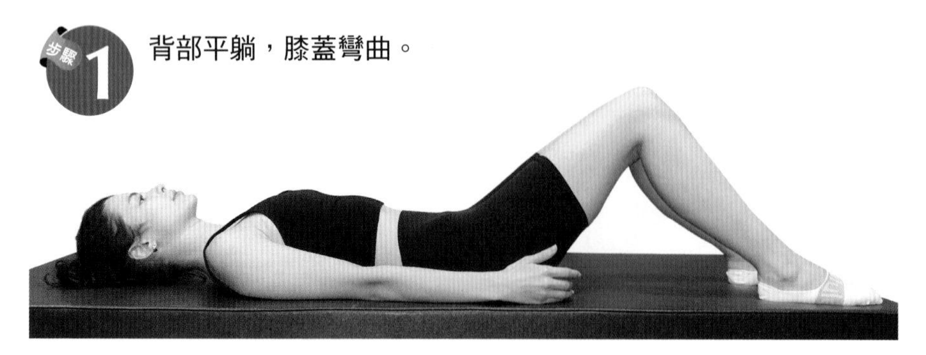

步驟2 背部伸直，將臀部抬離床面，讓身體從膝關節到肩膀形成一直線。

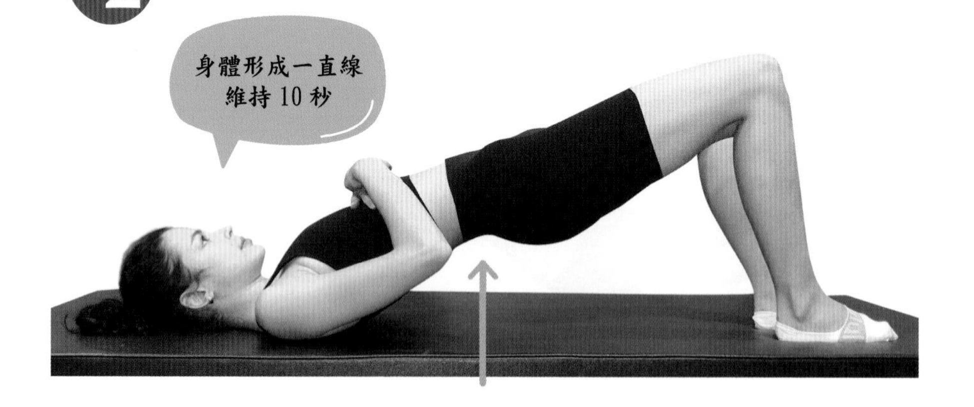

步驟3 維持此動作10秒，重複10次，一天做2組。

◀示範影片

肌力運動 6 髖部伸展

背躺於床面，患腿伸直。

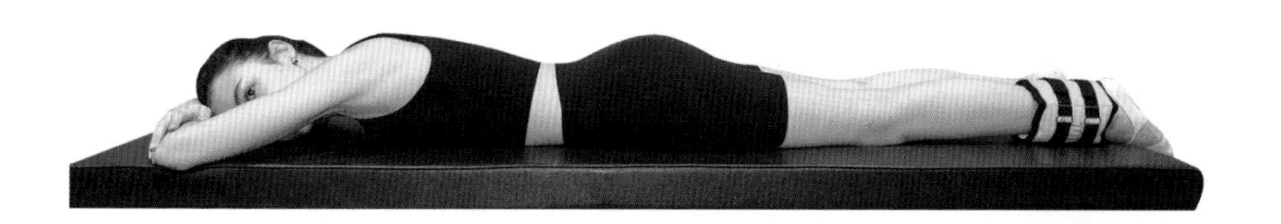

慢慢舉起腿，維持膝關節伸直。保持此動作10秒，然後慢慢放下。

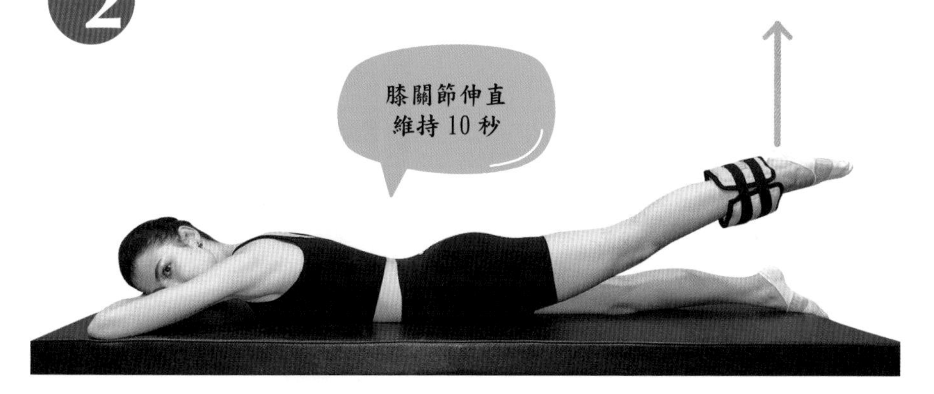

雙腿都重複10次，一天做2組。

◀ 示範影片

肌力運動 7 ▶ 滑牆運動

背牆直立，保持背部、臀部及腳跟貼緊牆面。

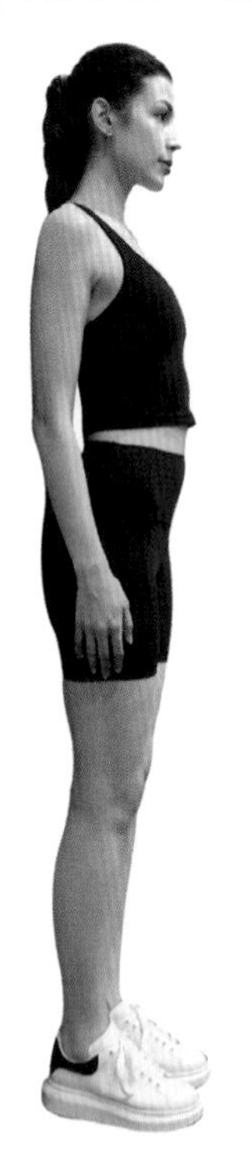

慢慢彎膝，下蹲約 10 公分，然後慢慢伸直膝關節，膝彎度絕對不可以超過 30 度（膝不能超過腳趾）。如無任何疼痛，可試著手握重量以增加肌肉負荷。

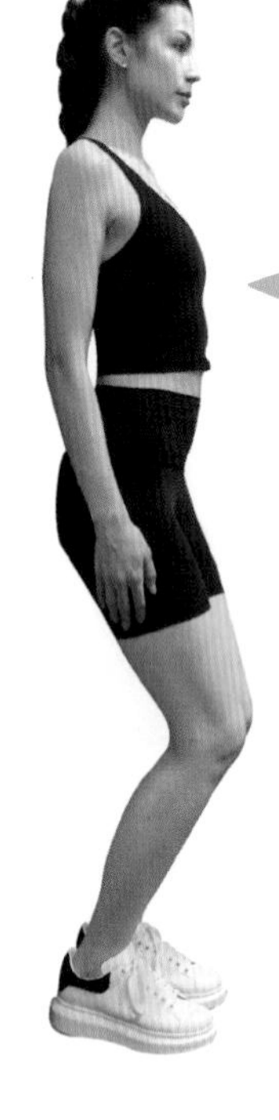

下蹲約 10 公分
膝蓋不超過腳趾

重複 10 下，一天做 2 組。

◀ 示範影片

進階運動 1 ▶ 貓拱背伸展

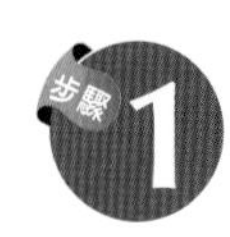

雙手雙膝支撐於床面（或地面），將上中背往上拱起，維持此姿勢10秒。

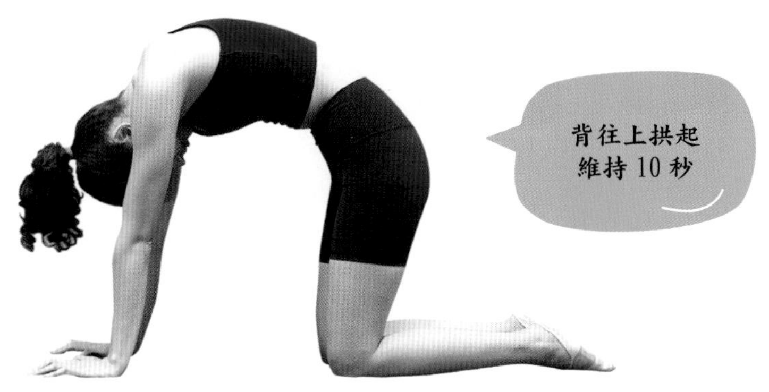

接著將上中背向下垂。

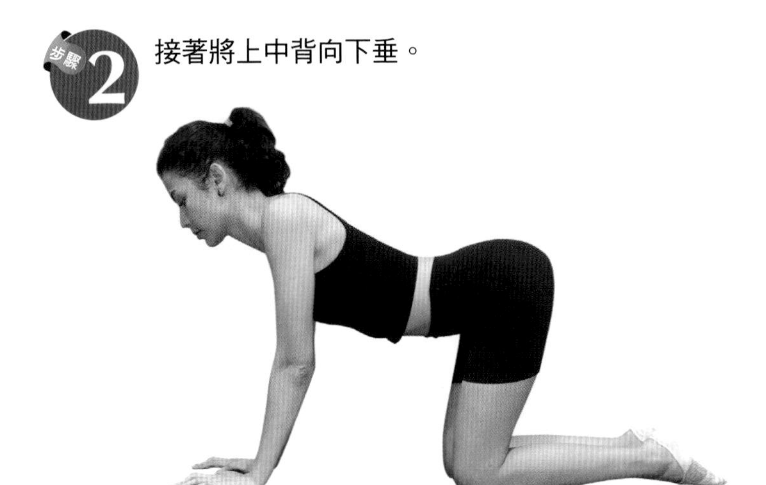

重複10次，一天做2組。

◀ 示範影片

進階運動 2 ▶ 上肢伸展

雙手雙膝支撐於床面。

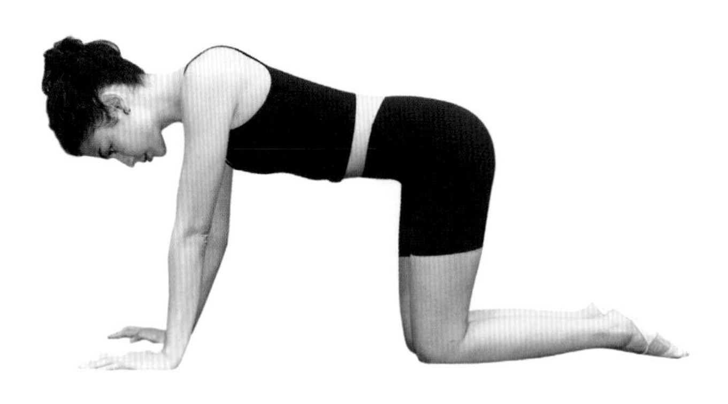

步驟 2

將一手臂向前平舉，背部維持水平不動。維持10秒，再慢慢放下，重複10次，然後換邊重複運動。

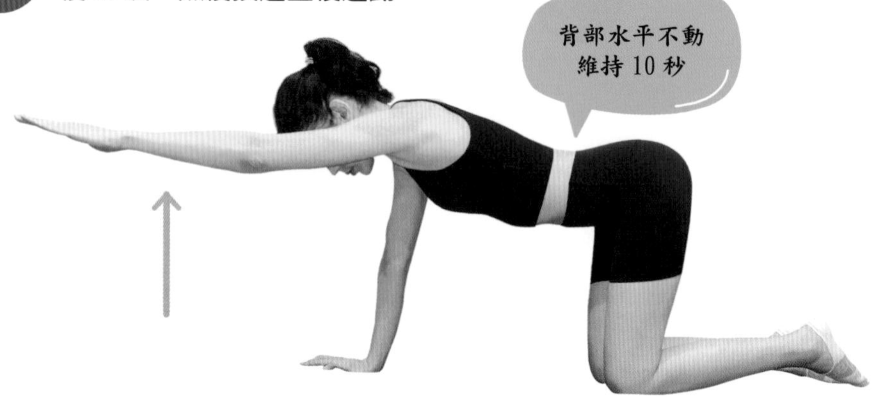

兩邊各10次，一天做2組。

◀示範影片

進階運動 3 ▶ 下肢伸展

雙手雙膝支撐於床面。

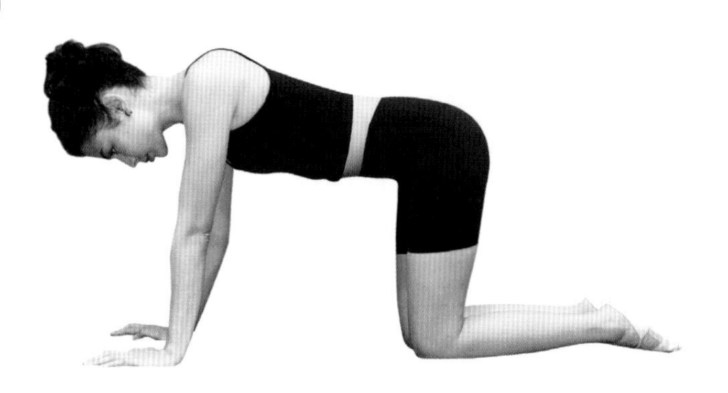

將一腿向後伸直，背部維持水平不動。維持10秒，再慢慢放下。重複10次，然後換邊重複運動。

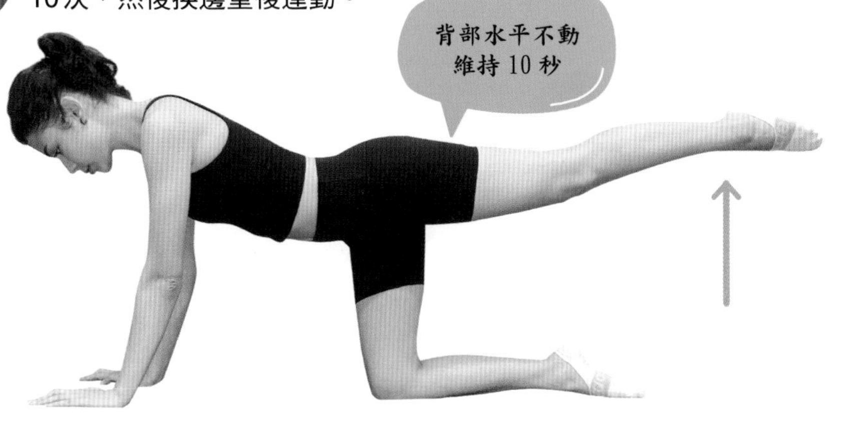

兩邊各10次，一天做2組。

◀ 示範影片

頸部、上背

肩關節

手肘

腰部

膝關節

足踝

進階運動 4 上下肢交替伸展

雙手雙膝支撐於床面。

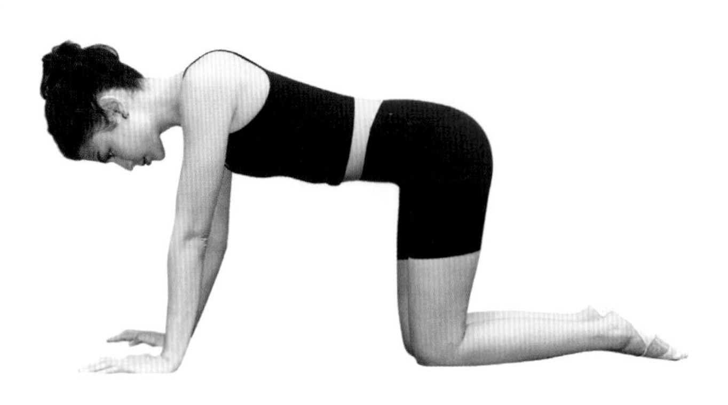

將右手、左腿伸直，背部維持水平不動，維持10秒，再慢慢放下。重複10次，然後換邊重複動作。

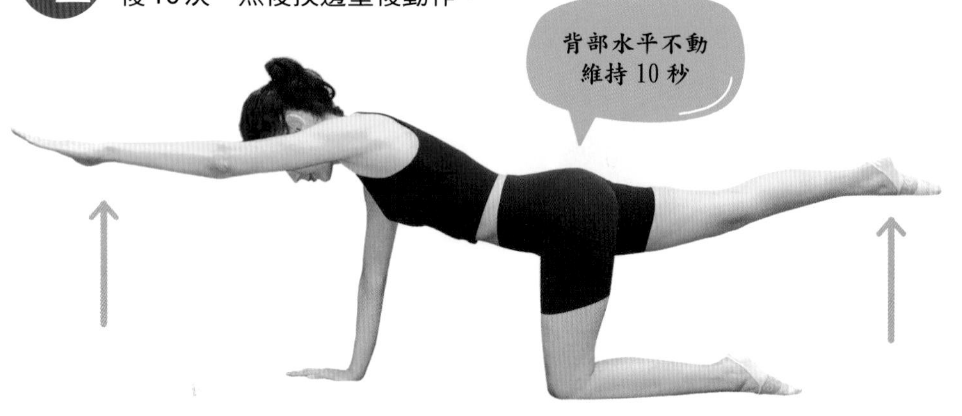

兩邊各10次，一天做2組。

◀ 示範影片

進階運動 5 上下肢交替伸展（俯臥）

步驟 1 腹部平貼於床面。

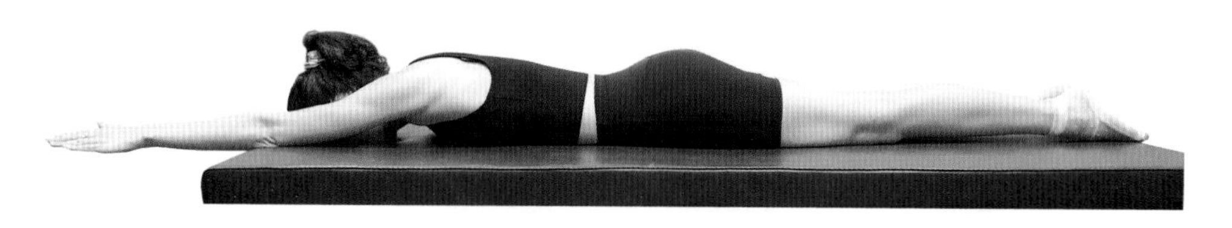

步驟 2 將右手、左腿伸直，向上舉起，維持10秒，再慢慢放下。重複10次，然後換邊重複動作。

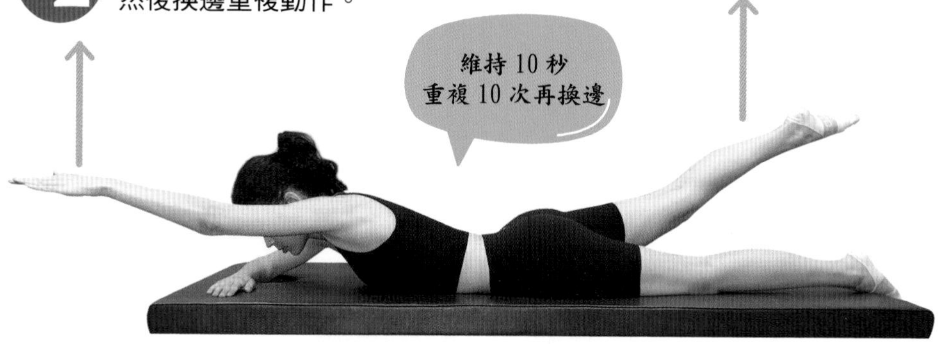

步驟 3 兩邊各10次，一天做2組。

進階運動 6 ▶ 下肢剪刀開合

步驟 1 背部平躺，雙腿朝天花板舉起，膝關節伸直。

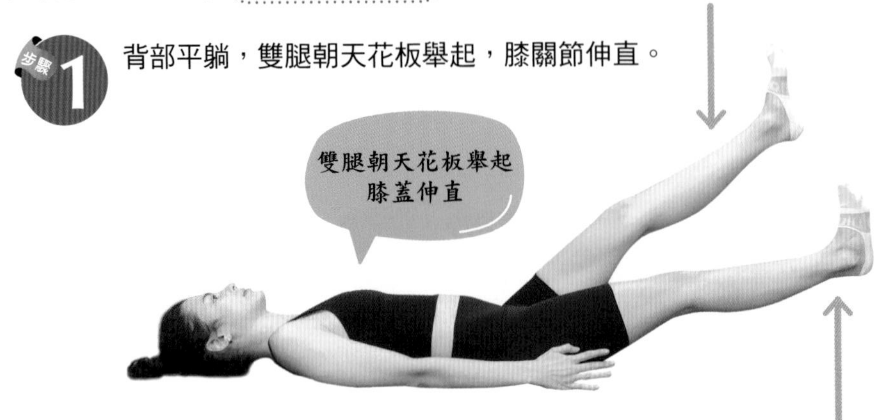

步驟 2 慢慢將腳上下開合10次，再慢慢將腳左右開合10次。

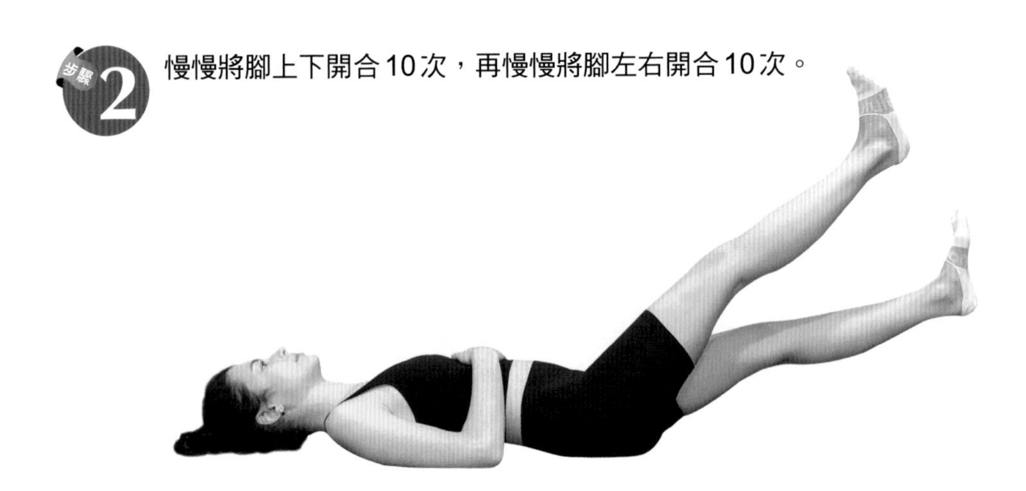

步驟 3 重複10次，一天做2組。

◀示範影片

膝關節保養運動法
Knee Exercise

想要維持膝關節健康，最重要的是正確運動。如果運動不當，症狀可能加重或持續。所有運動應依據下列原則：

1. 受傷後，需要馬上進行短期的復原休息，減緩急性發炎的症狀。
2. 輕度的伸展運動，適合在肌肉、肌腱熱敷後進行。
3. 進行簡易的強化運動，要由最輕的負重物開始。
4. 進行增進耐力的運動，重量和頻率都要逐漸增加。
5. 若做運動時感覺到疼痛，就要立刻停止。

伸展運動 1 ▶ 膝部伸展

步驟1 面朝下平躺於床面，放置一毛巾於大腿下。

步驟2 雙膝垂出床面，自然放鬆往下垂放，伸展大腿及膝後側。

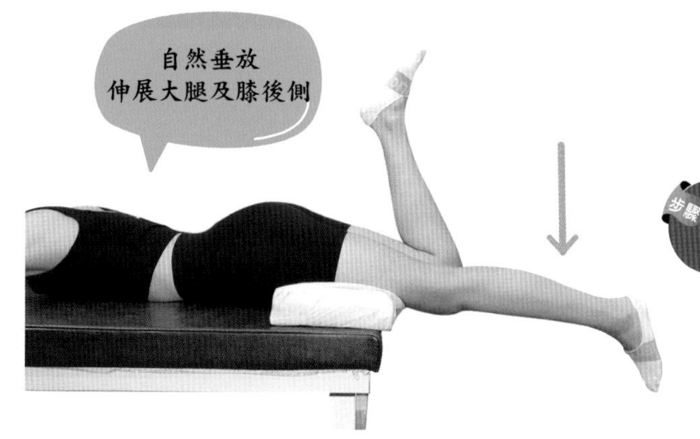

步驟3 維持此姿勢1分鐘，一天2組。

◀示範影片

伸展運動2 股四頭肌伸展

腹部平躺。

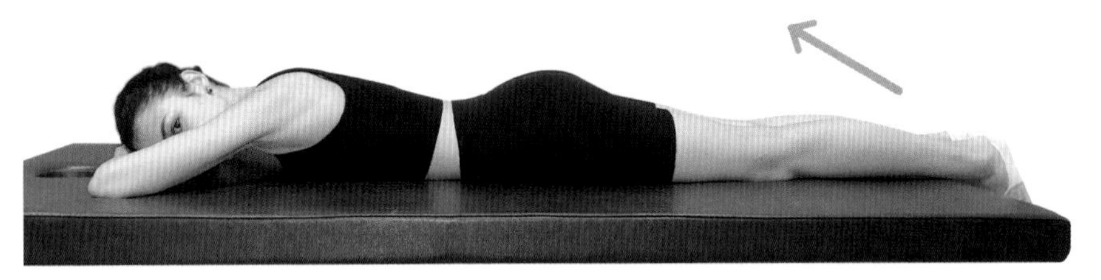

步驟2 將患腿拉向臀部，此時應感到大腿前方肌肉之伸展。

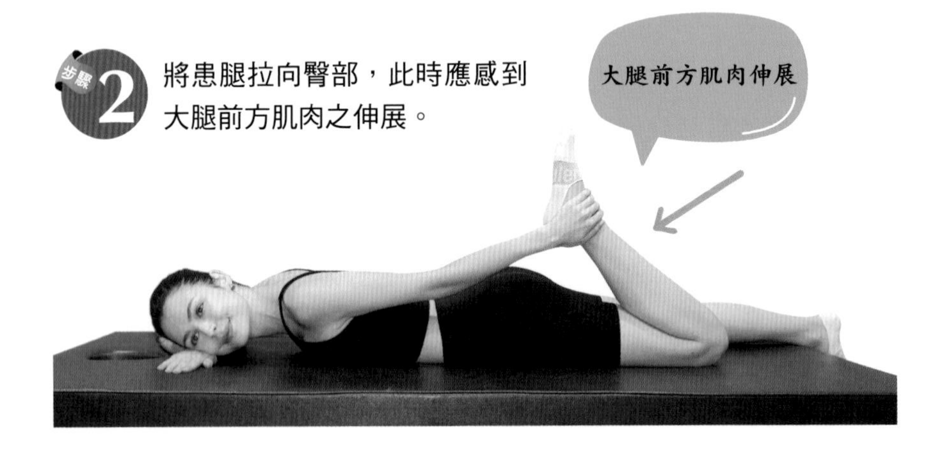

維持此姿勢10秒，重複10下，一天2組。

◀示範影片

伸展運動 3 ▶ 膕繩肌伸展

步驟 1 坐於床面，將患膝伸直。

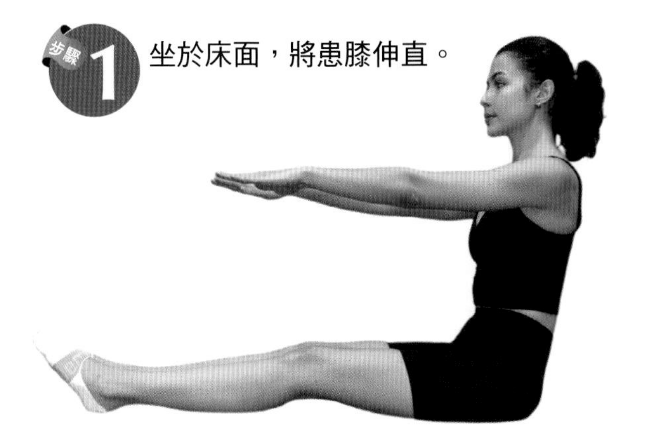

步驟 2 背部伸直，手臂往前伸，並且嘗試觸摸腳趾。此時應感到大腿後方肌肉之伸展。

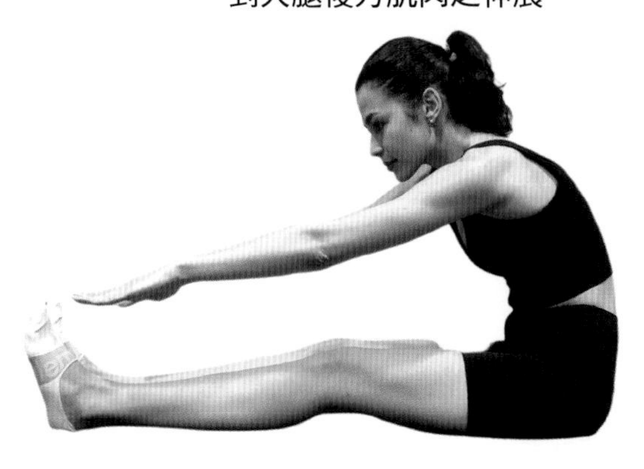

步驟 3 維持此姿勢10秒，重複10下，一天做2組。

◀示範影片

293

伸展運動4 IT Band（髂脛束）伸展

患腿側朝牆，離牆一個手臂的距離，手臂自然靠牆，另一腿（健腿）交叉至前方。

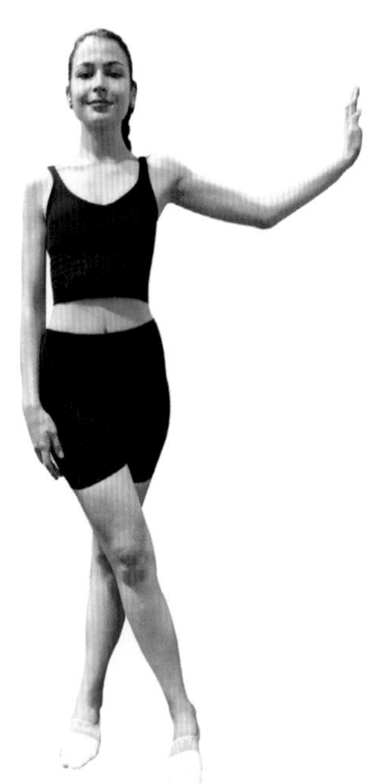

將腰部往牆靠，上半身向反方向彎曲。此時應感到患側大腿外側之伸展。

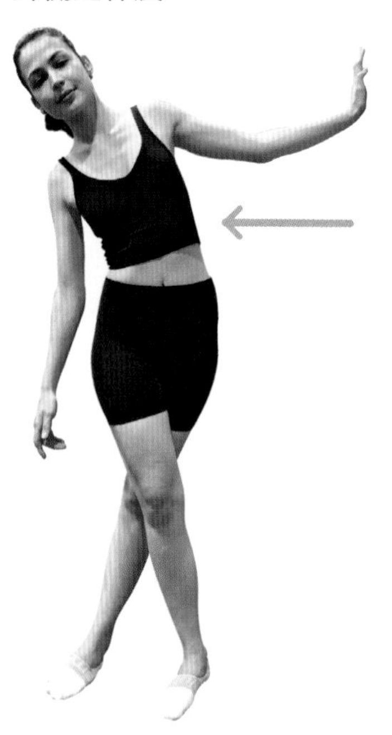

步驟3

維持此姿勢10秒，重複10下，一天做2組。

◀示範影片

伸展運動 5 ▶ 小腿肌群伸展

面朝牆壁站立，手掌扶牆，健腳離牆約20公分，患腳置於健腳後約40公分。

身體向前斜傾，雙腳腳跟不離地，且膝關節維持伸直。此時應感到患腳後的小腿與跟腱拉緊。若想增加跟腱伸展，您也可以試圖保持患膝伸直，同時身體向前增加健腿的彎曲程度。

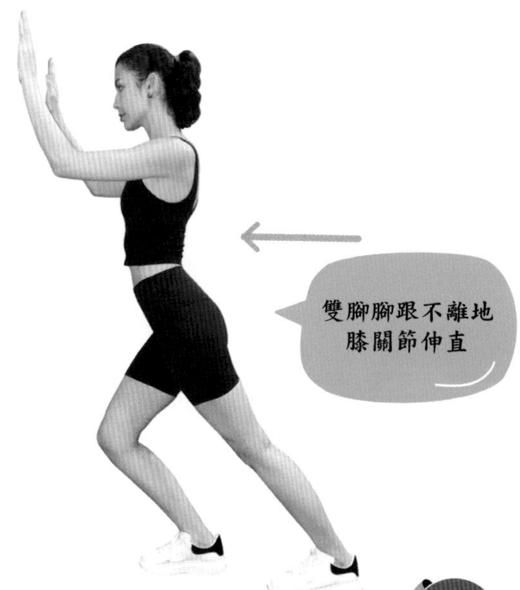

步驟3 維持此姿勢10秒，重複10下，一天做2組。

◀ 示範影片

肌力運動 1 ▶ 股四頭肌靜態用力

背躺於床面，患腿伸直，在患腿膝下置一枕頭。

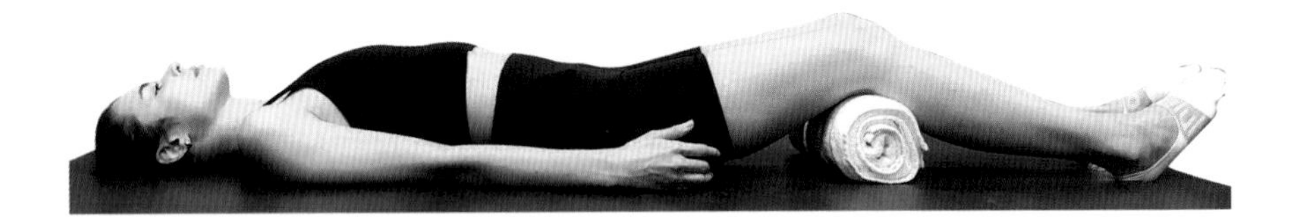

步驟 2

試著用膝後部頂壓枕頭，此時應感到大腿前方肌肉（股四頭肌）用力繃緊。

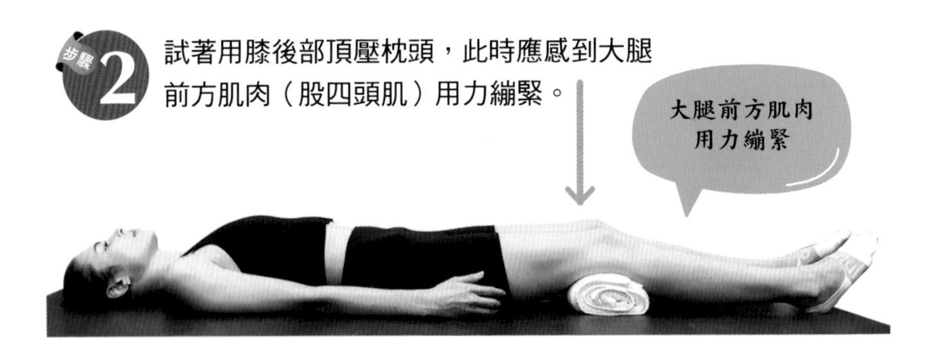

步驟 3

維持此姿勢10秒，重複10下，一天做2組。

◀ 示範影片

肌力運動 2 終端伸直

背躺於床面，患膝下置一枕頭。

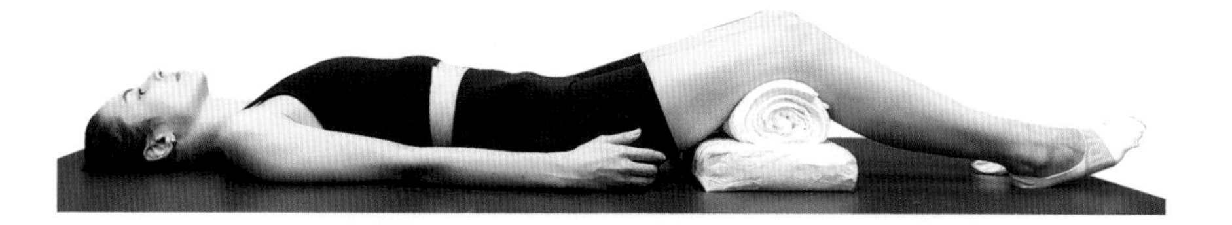

步驟 2

大腿放鬆，慢慢抬起小腿至膝關節完全伸直。當膝部較有力時，可在腳踝增加重量以加強肌力。

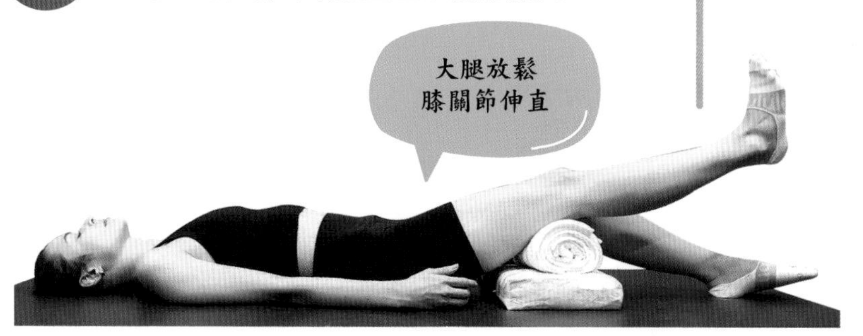

維持此姿勢10秒，重複10下，一天做2組。

◀示範影片

肌力運動 3 ▶ 彎膝運動

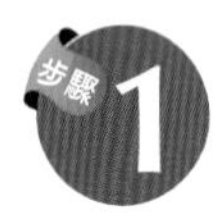

面朝下躺於床面，患腳由床面慢慢朝天花板抬高，做彎膝運動。當膝部較有力時，可在腳踝增加重量以加強肌力。

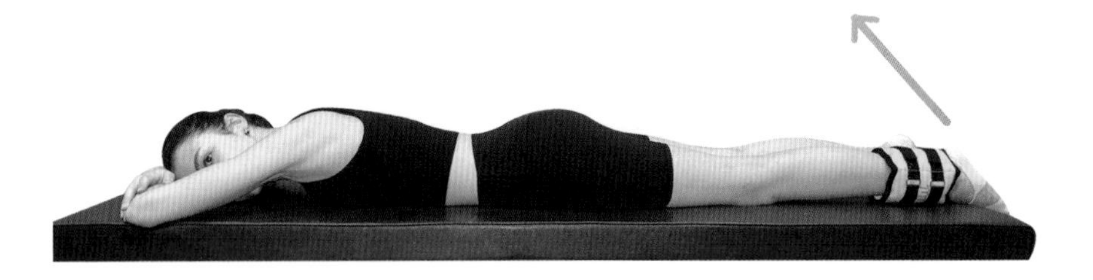

維持此姿勢10秒，再慢慢放下，重複10下，一天做2組。

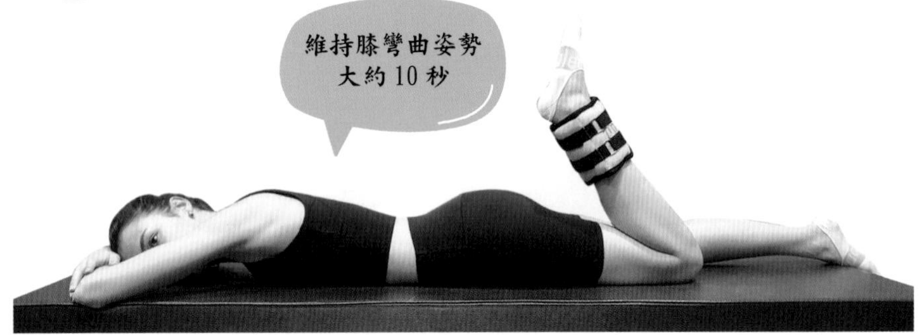

◀示範影片

肌力運動 4 ▶ 直腿抬高

背躺於床面，患腿伸直。

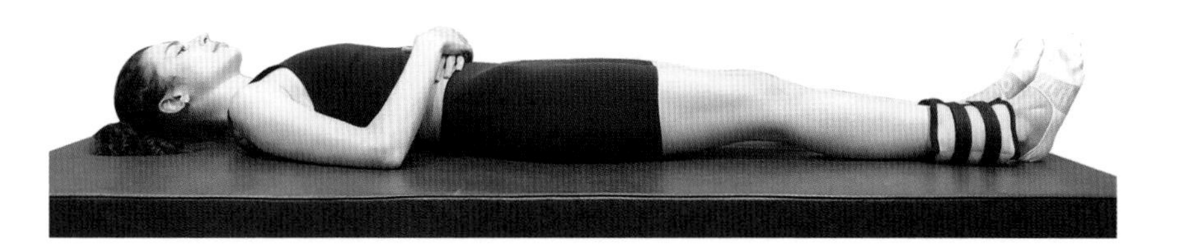

步驟2

慢慢抬高患腿，保持膝關節伸直，在高處停留10秒後慢慢放下。

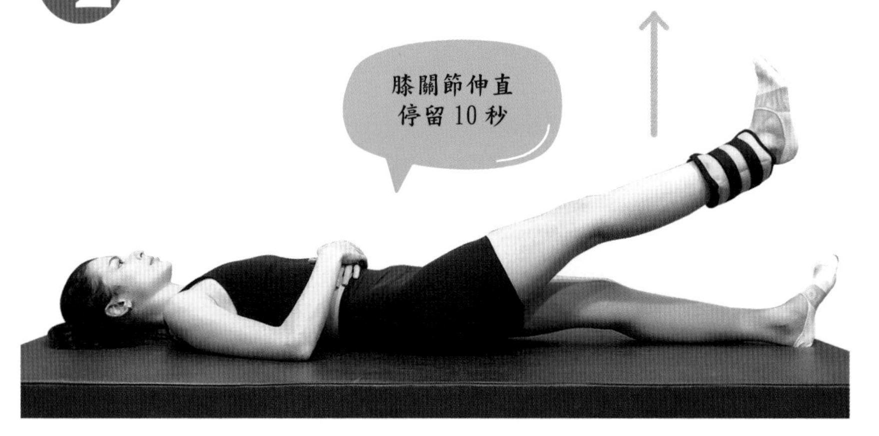

重複10下，一天做2組。

◀示範影片

肌力運動 5 髖部外展

步驟 1 側躺，患腿在上，患腿伸直。

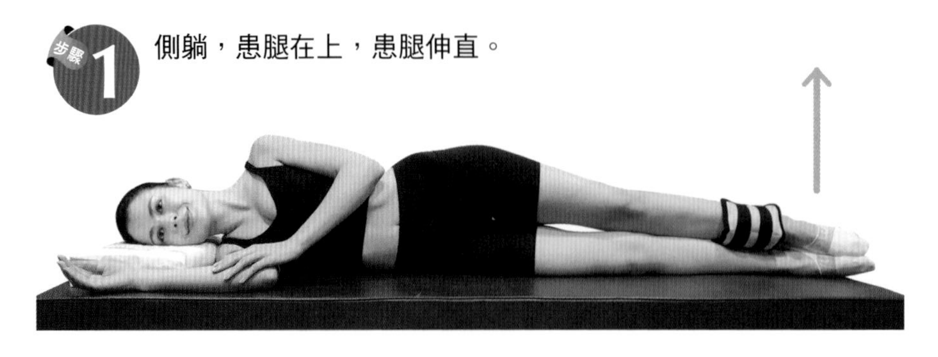

步驟 2 患腿保持伸直並往上抬起，在高處停留 10 秒後慢慢放下。

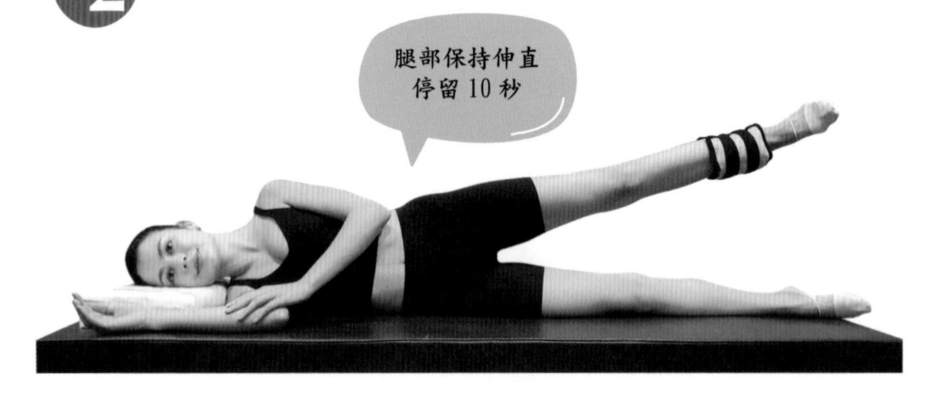

步驟 3 重複10下，一天做2組。

◀ 示範影片

肌力運動 6 ▶ 髖部伸直

腹部平躺。

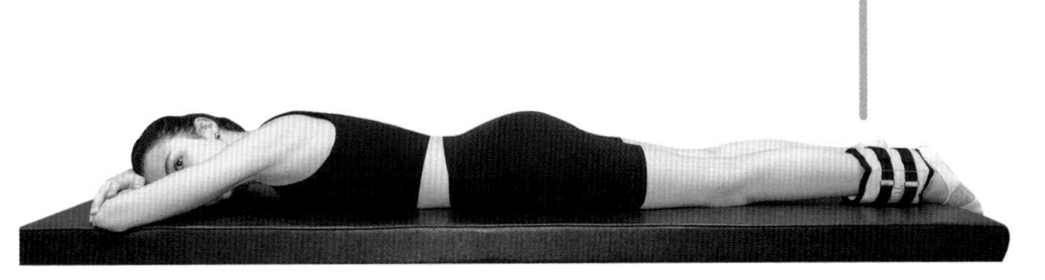

慢慢舉起大腿、維持膝關節伸直。保持此姿勢10秒，然後慢慢放下。

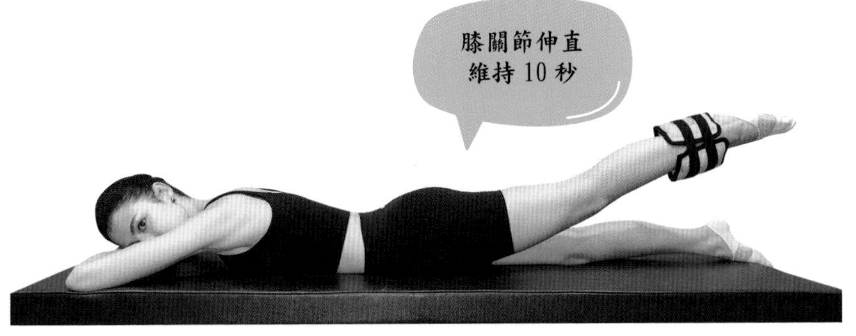

重複10下，一天做2組。

◀ 示範影片

肌力運動 7 滑牆運動

背牆直立，保持背部、臀部及腳跟貼緊牆面。

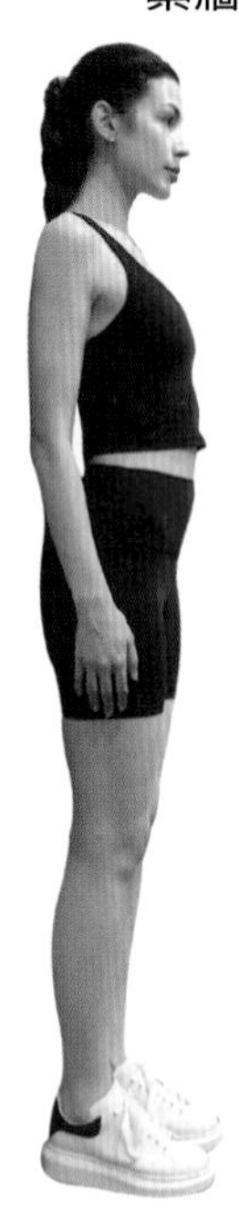

慢慢彎膝，下蹲約10公分，然後慢慢伸直膝關節，膝彎度絕對不可超過30度（膝不能超過腳趾）。若無任何疼痛，可試著手握重量以加強肌肉負荷。

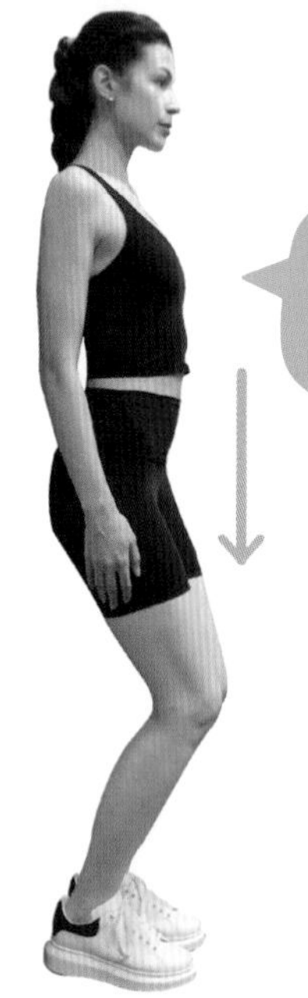

重複10下，一天做2組。

◀示範影片

肌力運動 8 ▶ 跨蹲運動

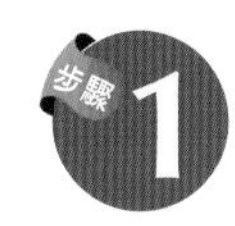

將一腳置前，另一腳置後。

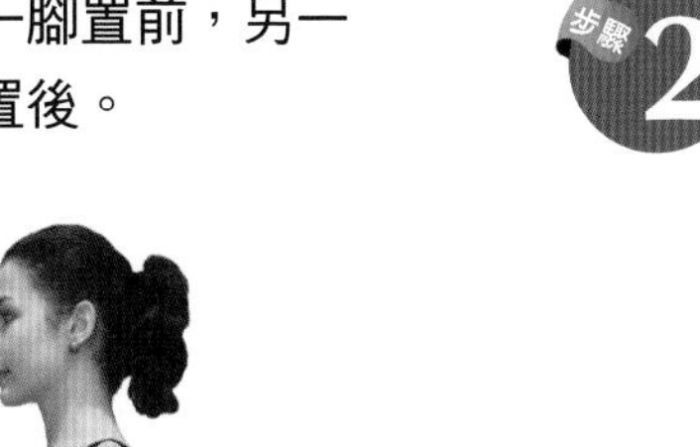

身體垂直向下，使兩膝約呈90度。上身應保持直立，且前膝不可超過腳趾。

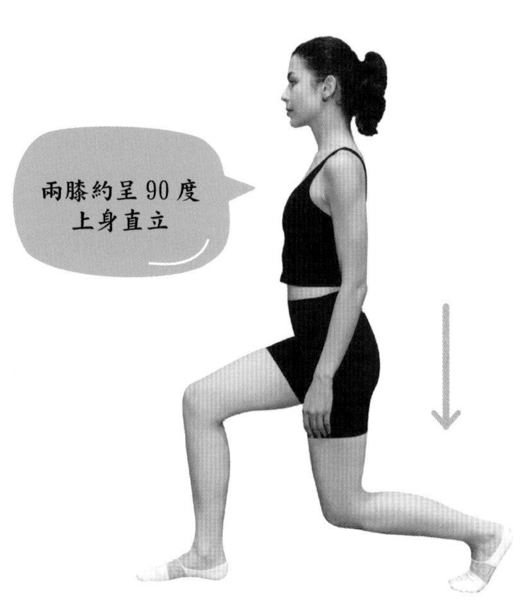

維持此姿勢10秒，再慢慢站起，重複10下。換腳重複運動，一天各做2組。

◀示範影片

足踝保養運動法
Ankle Exercise

足踝運動非常簡單容易，建議在受傷或開刀第2天後立即開始進行。這些運動可以透過伸展與強化的動作幫助足踝有效復原，就算患部完全康復，最好也能養成每日運動足踝的習慣，預防再次受傷。所有運動應依據下列原則：

1. 受傷後，需要馬上進行短期的復原休息，減緩急性發炎的症狀。
2. 輕度的伸展運動，適合在肌肉、肌腱熱敷後進行。
3. 進行簡易的強化運動，要由最輕的負重物開始。
4. 進行增進耐力的運動，重量和頻率都要逐漸增加。
5. 若做運動時感覺到疼痛，就要立刻停止。
6. 確認自己運動的目的，遵循正確有效的運動方法。
7. 運動會受飲食、睡眠、疾病、壓力...等生理及心理因素影響，請隨時注意自己的身體狀況，切勿逞強去做超出自己體能範圍的運動，以免造成傷害、過度疲勞或不適，甚而對運動喪失信心。
8. 應選擇合格器材、護具及合宜場地運動。
9. 隨時吸收相關的知識，並做合理的判斷，以幫助自己得到更好的運動效果。

伸展運動 1 小腿肌群伸展

面朝牆壁站立，手掌扶牆，健腳離牆約20公分，患腳置於健腳後約40公分。

身體向前斜傾，雙腳腳跟不離地，保持患腿伸直。此時應感覺患腳後的小腿及腳跟肌腱拉緊，若想增加跟腱伸展，您可同時增加健腿的彎曲程度。

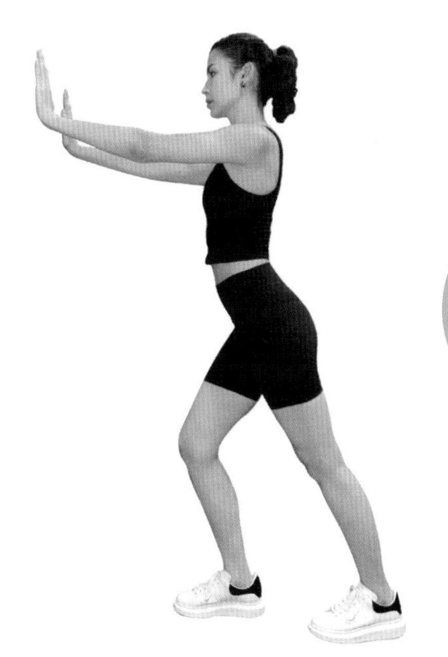

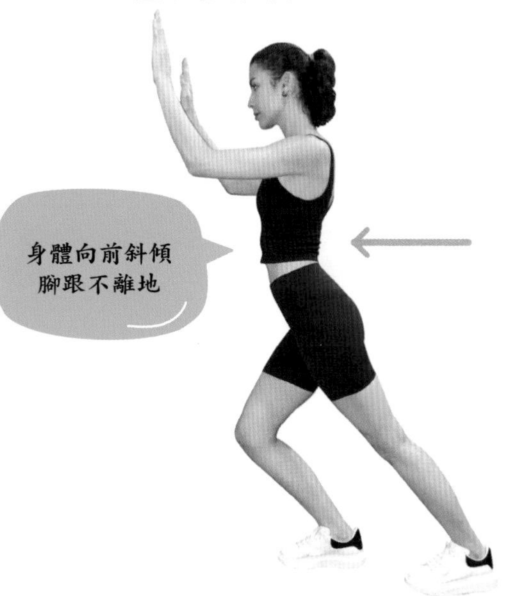

保持此姿勢10秒，重複10下，一天做2組。

◀ 示範影片

肌力運動 1 足踝上下

足踝懸空，坐於高椅上，腳背上掛沙袋。

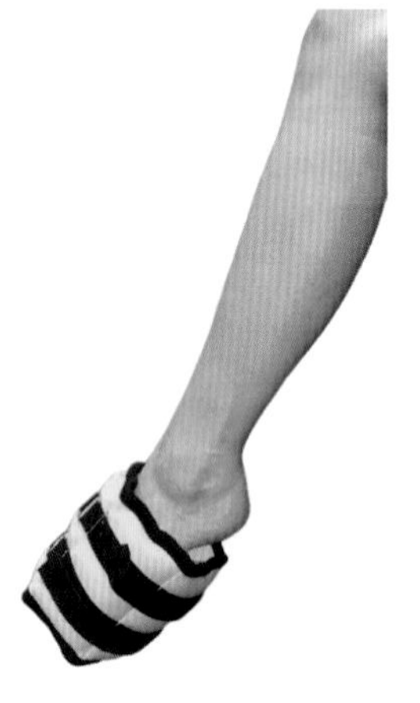

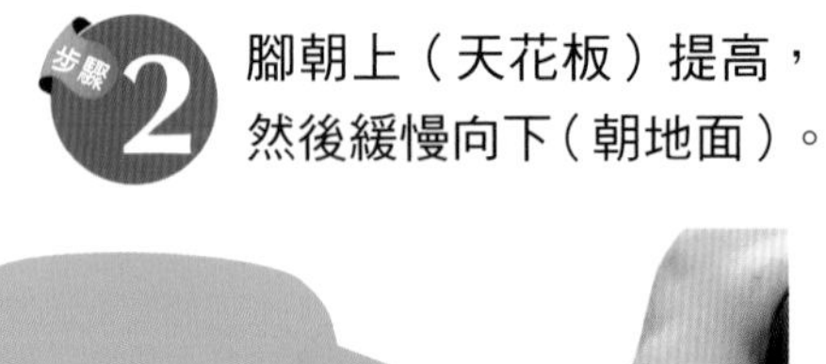

腳朝上（天花板）提高，然後緩慢向下（朝地面）。

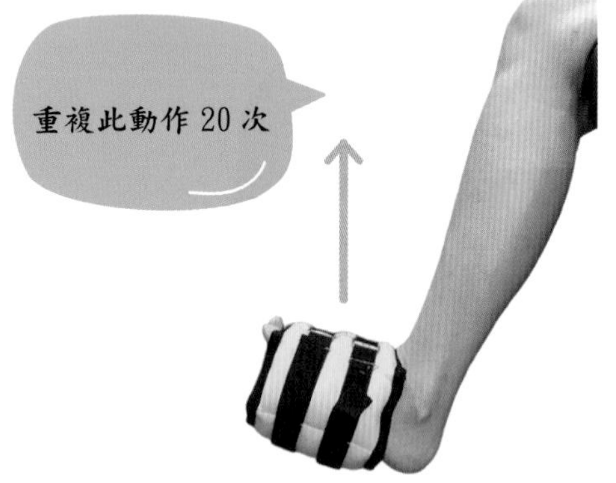

重複此動作20次，一天做2組。

◀示範影片

肌力運動 2 ▶ 足踝旋轉

足踝懸空，坐於高椅上，腳背上掛沙袋。

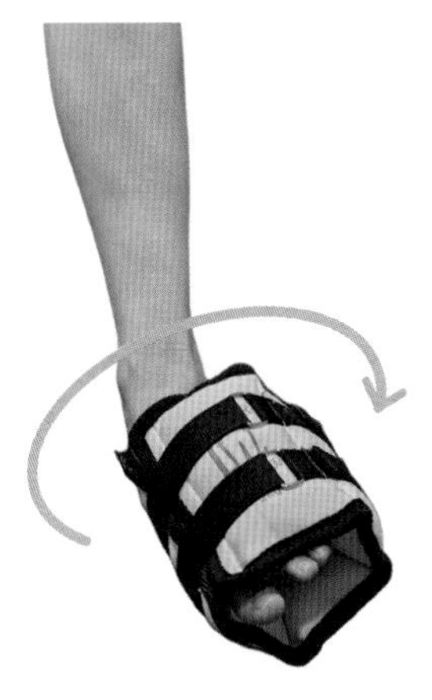

腳先朝順時鐘方向轉動，然後再朝反方向轉動（逆時鐘方向）。

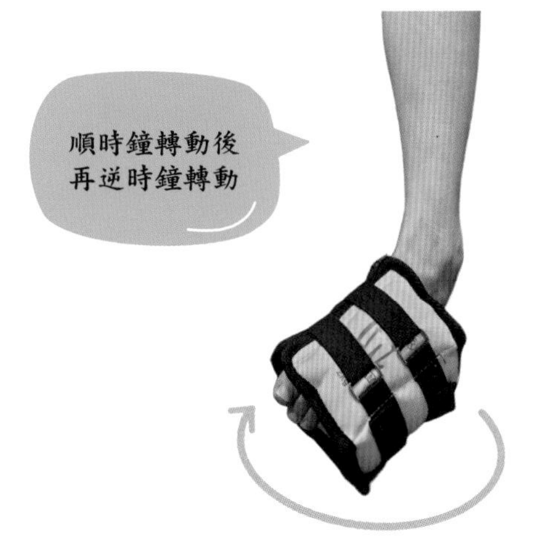

重複此動作20次，一天做2組。

◀示範影片

肌力運動 3 ▶ 踮腳尖運動

將腳前半段置於約三公分的木板或書本上。

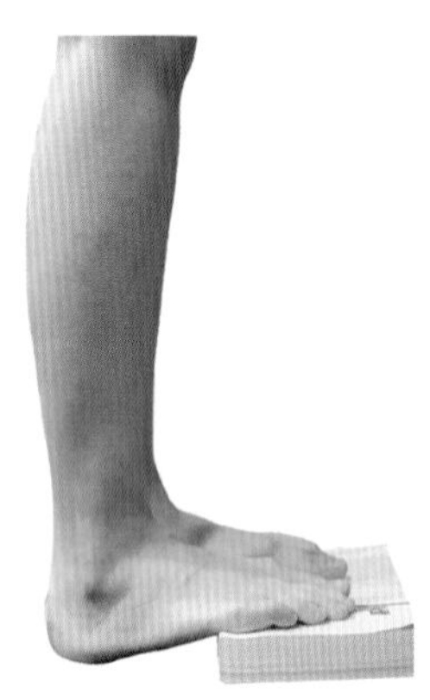

步驟 2

緩慢將腳跟離地，盡量舉高，停在最高處約5秒鐘，再緩慢放下。

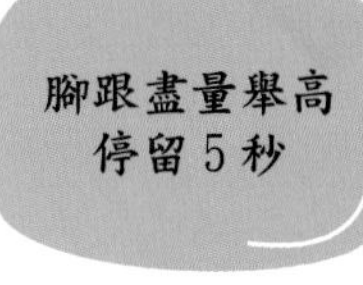

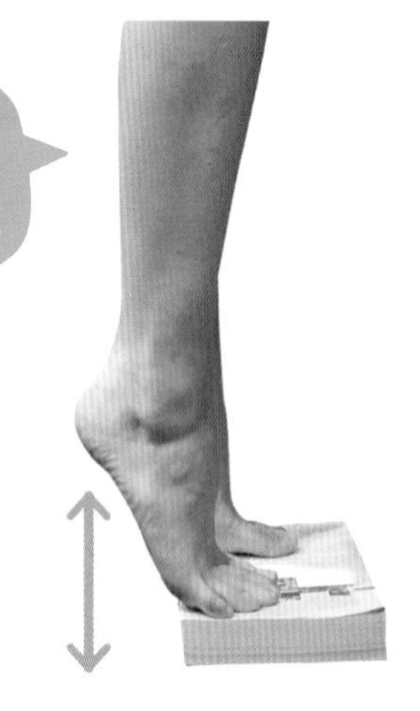

重複此動作20次，一天做2組。

◀示範影片

平衡運動 1 ▶ 單腳平衡

健腳彎曲舉起，患部單腳站立。

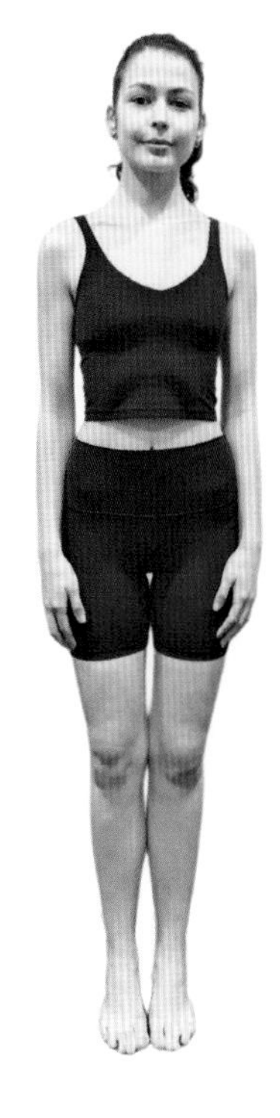

保持平衡，維持此姿勢至少1分鐘且不跌倒。

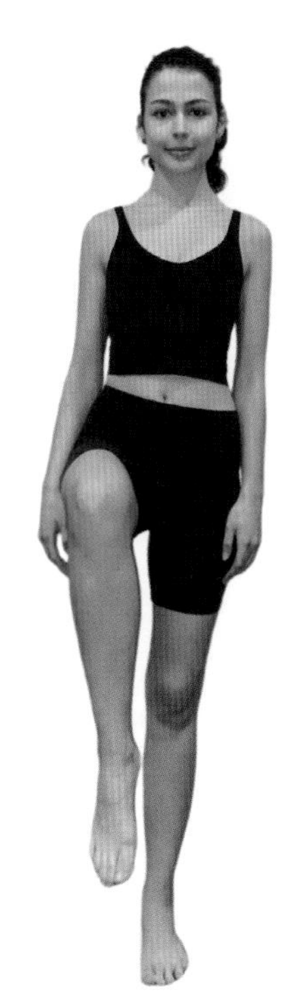

若此動作沒有問題，可閉眼增加難度。

◀示範影片

平衡運動 2 ▶ 單腳半蹲

患部單腳站立，慢慢彎曲膝蓋再伸直。

一開始可以先用雙手扶握桌椅輔助，之後再慢慢放手以增加難度。

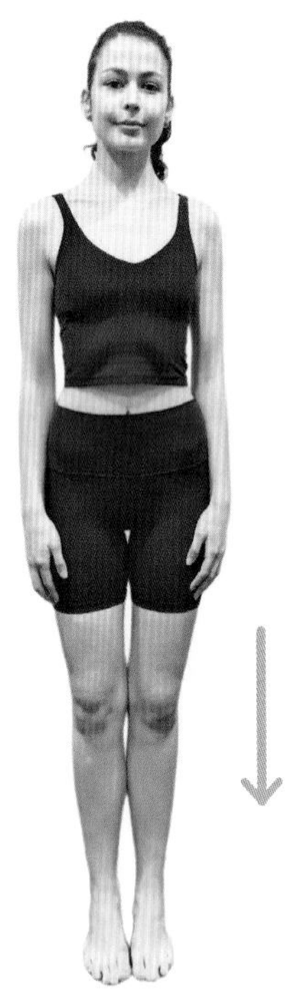

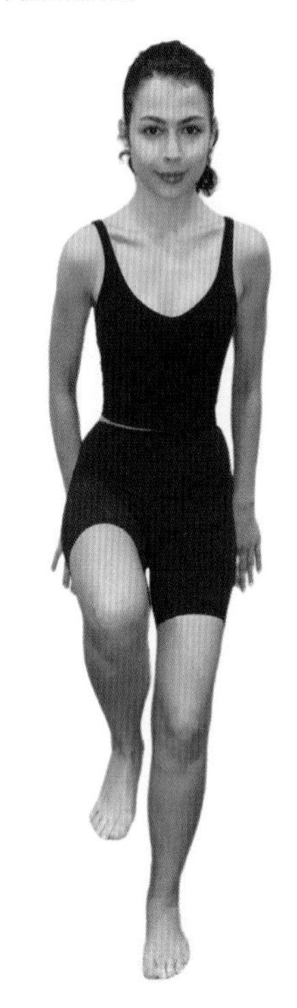

重複10次，一天做2組。

◀示範影片

平衡運動 3 單腳動態平衡（前後）

患部單腳站立並維持平衡。

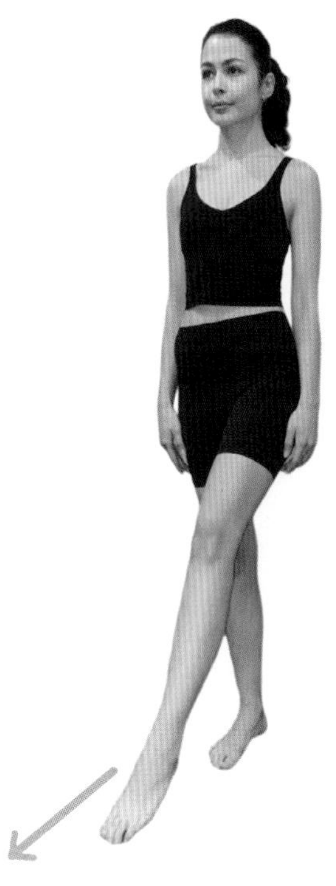

維持身體直立不動，健腳膝蓋伸直，往前和往後擺動。

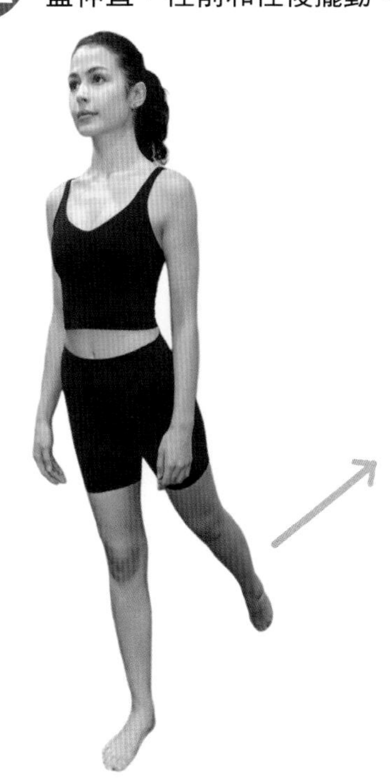

重複10次，一天做2組。

◀示範影片

平衡運動 4 單腳動態平衡（內外）

患部單腳站立並維持平衡。

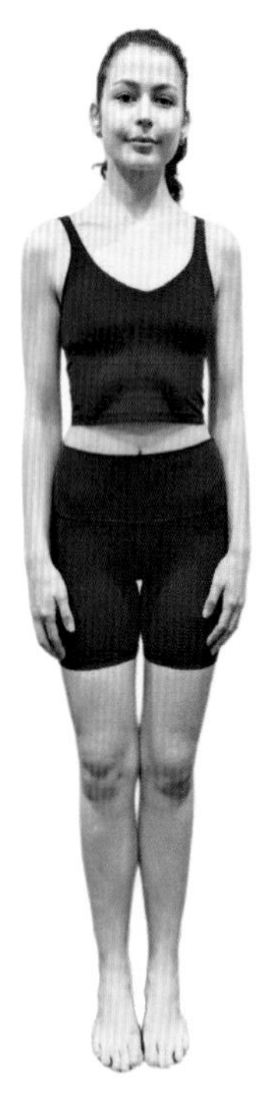

維持身體直立不動，健腳膝蓋伸直，往外擺動。

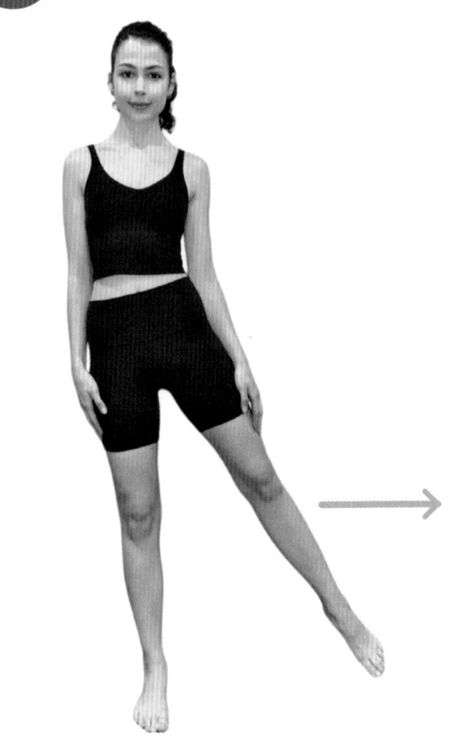

重複10次，一天做2組。

◀示範影片

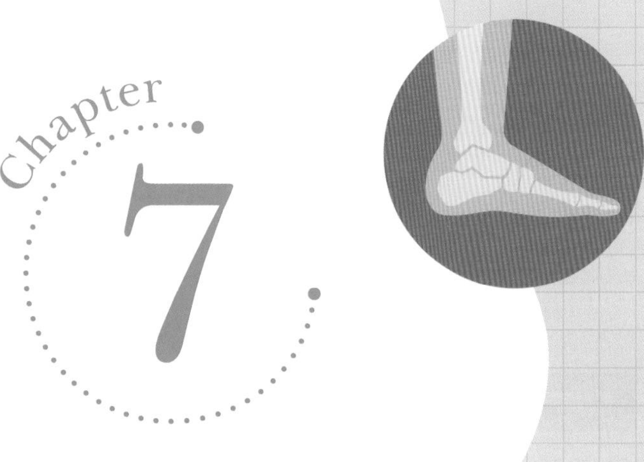

Chapter 7

關節保養與飲食

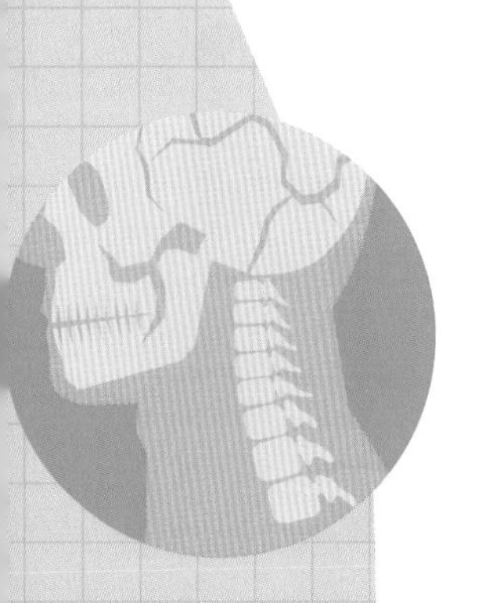
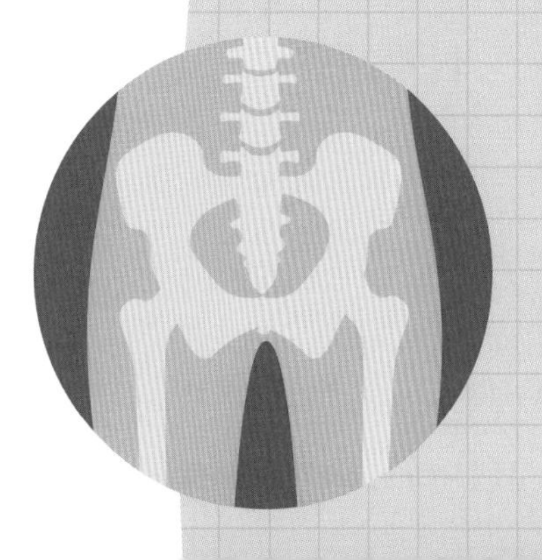

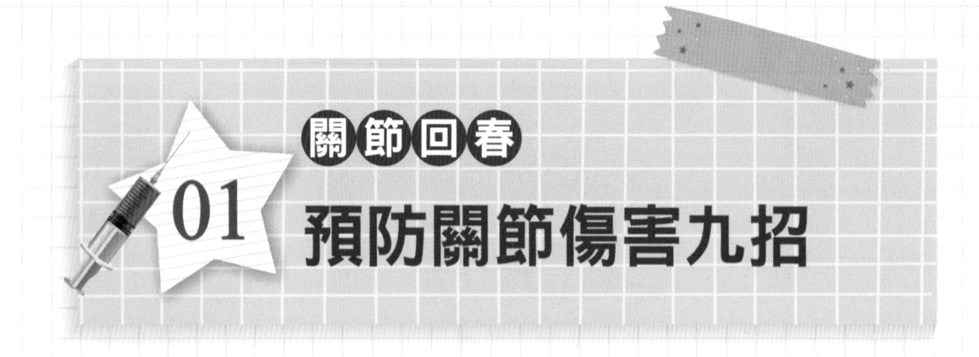

關節回春 01 預防關節傷害九招

1. 維持正確姿勢、人體力學以及舉重技巧

日常坐姿

從頸部、背部、腰部、手肘到腳都有倚靠、支撐，因此，要坐滿椅子，背部要能完全服貼椅背，膝蓋與地面要稍大於90度，讓雙腳腳板能平放地面，必要時可使用腳凳或軟墊、箱子墊高。椅子要有扶手，能調整到適當高度，讓雙手可以自然垂下敲打鍵盤，手臂不會騰空或聳肩。最好有頭枕與頸部同高，支撐脖子，讓頸部得以放鬆。

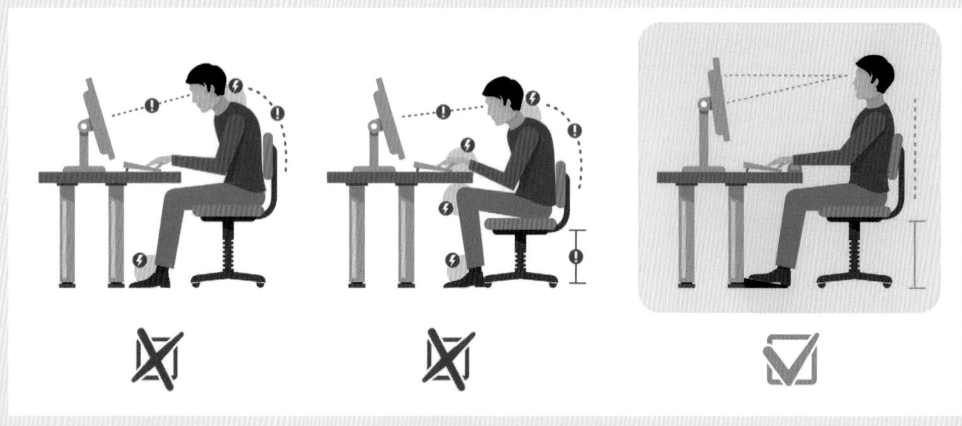

錯誤坐姿、正確坐姿

日常站姿

1. 通勤等車、等電梯時，可縮小腹、挺直脊椎，練習深、長的呼氣、吸氣，利用站著的機會，鍛鍊身體軀幹中心、橫膈膜到骨盆腔底之間的核心肌群，讓核心肌群發揮保護、支撐脊椎的功能。

2. 沒座位必須久站時，可尋找稍微突起的踏板，盡量輪流將一隻腳踩在踏板上，以屈曲臀部、膝蓋，避免腰椎過度前傾，能減輕腰部的負擔。
3. 盡量少穿高跟鞋。如果必須要穿，盡量選擇5公分以下、鞋跟粗的鞋比較好，重心較穩，同時要注意隨時收緊腹部，以減少腰部前傾的弧度。
4. 腰痛期間，洗臉可先微彎膝蓋再彎身；刷牙或梳髮時，可一腳在前，一腳在後，減少脊椎的受力。

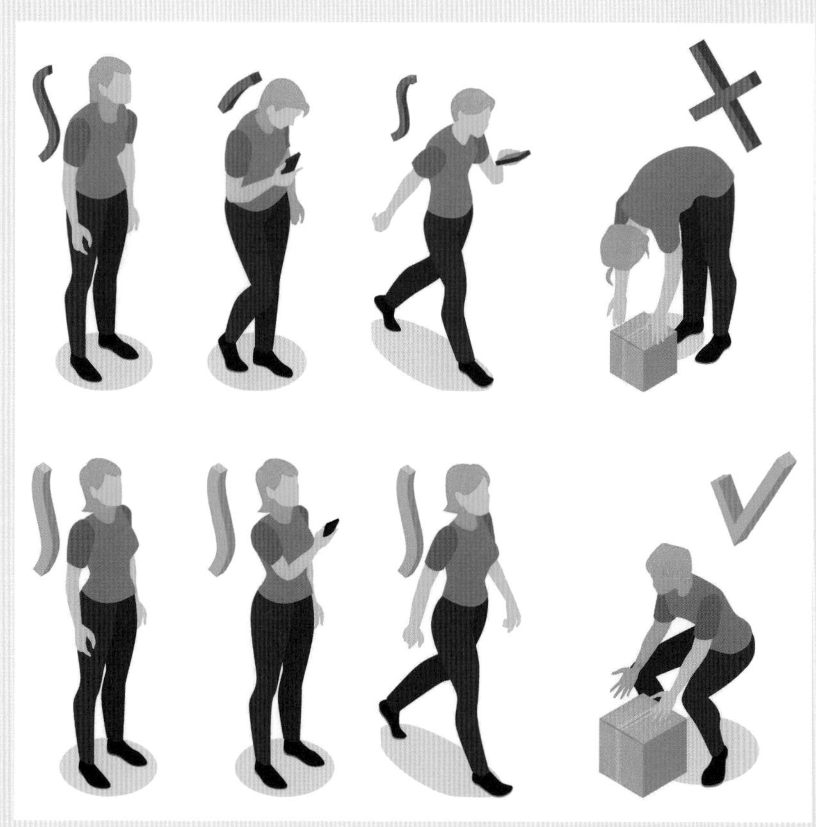

錯誤站姿、正確站姿

日常提重物

1. 避免只用單側肌肉出力，重物分袋裝，提拿時讓重量能平均分攤於兩手，並將物品靠近身體。
2. 單側背重物時，肩膀容易不自覺抬高，使身體傾斜，如果物品很重，更容易讓身體歪一邊，因此不需移動時，最好將包包放下，以減少身體負擔。
3. 盡量使用雙肩後背式背包，讓背包中心靠近背部，分散肩背部壓力，尤其是背包較重或需要走比較遠的路時。
4. 以手挽、手提、手勾的姿勢輪流變化提包包，每10分鐘換邊一次，能避免單側肌肉用力過度，減輕雙手負擔。

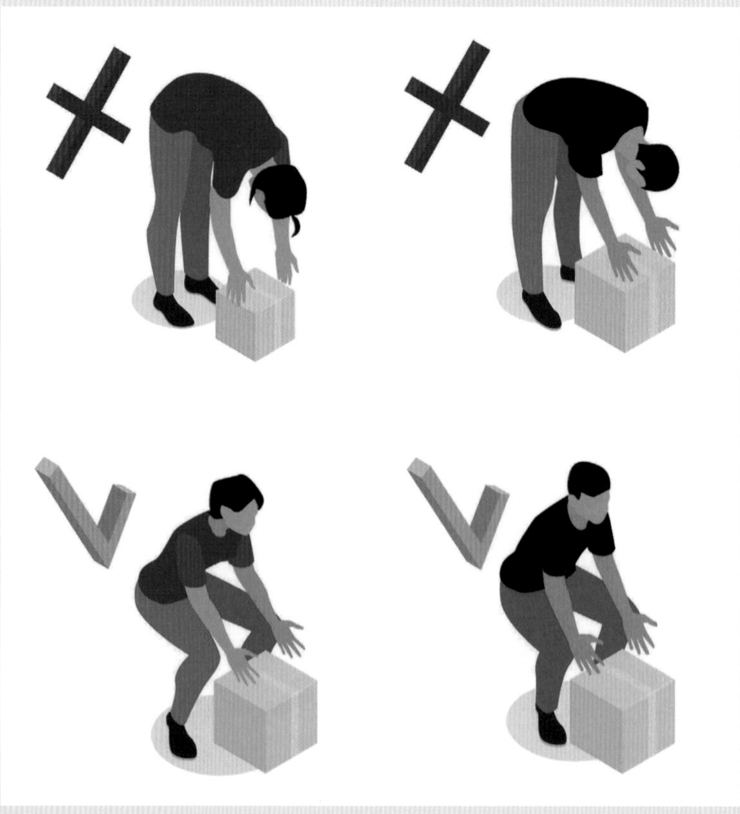

錯誤提物姿勢、正確提物姿勢

2. 加強肌力訓練或阻力訓練（resistance）

60歲以後人體的肌力會減少20%，及早加強肌力，以防止關節受傷。至少應每星期2次運動訓練，每次重複8~10回。

定期的肌力訓練好處不少，將肌肉練強壯一點，除了可以提升肌肉關節組織的整合性與力量，強化肌力可以吸收撞擊力，防止受傷；若遇到較大的撞擊力，肌肉已將衝擊重力吸收掉，雖然肌肉會受傷，但是對骨頭來說比較不容易斷掉，能把傷害降到最低。

3. 日常伸展運動與本體神經訓練（請參考第6章）

4. 安排周全的調適計劃與訓練，每週3次有氧及無氧運動

最好定期每週3次進行有氧運動、無氧運動，同時鍛鍊肌肉耐力與強度，可以降低傷害發生時的嚴重性，把傷害降到最低。有氧運動如跑步、腳踏車、游泳等，心跳增加到平常的1.5倍，呼吸增加到平常的2倍，持續20分鐘以上為佳，也才能達到減重的目標喔！

5. 避免在身體狀況欠佳或生病時從事運動或比賽

身體狀況不佳或生病時，就不要勉強運動或參加比賽，以避免因體力不佳而導致的受傷。

6. 運動時需佩戴保護性佳的安全設備，並確認場地照明充足

例如溜直排輪時要戴護手肘、護手腕、護膝等配備。護手腕更是重要之護具，一定不能少，因為跌倒時手腕最容易受傷，護手腕能發揮較大的保護效果。而運動場所絕對要有足夠的照明，以避免受傷。

7. 從事運動前有適當的暖身運動，進行運動感到疼痛時就應該休息

透過熱身運動可提高體溫和增加肌肉的血液循環。運動前熱身最重要的功能是降低受傷風險及預防受傷，且有助於減少肌肉酸痛。量力而為是運動的基本原則，建議初期可以從簡單、活動量少的類型開始，如果第二天疼痛加劇，就表示運動過度。

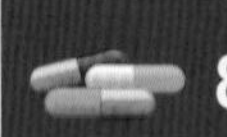

8. 養成睡眠充足的習慣，避免飲酒過度，遠離毒品，預防注意力渙散

9. 感到疑惑時，隨時向專業醫師諮詢相關問題

關節回春

02 傷害後快速復原之絕招

1. 遇到突發性疼痛或關節受到急性傷害時，先以冰敷消炎，不做不適當的按摩、矯正

關節受到急性傷害時，應先以冰敷消炎，如果此時進行不適當的按摩、矯正，或使用「祖傳秘方」（常含類固醇或其他未經檢驗之藥品），通常會讓受傷情形更加嚴重。

特別是病人因為沒照X光，常在不知有骨折的情況下就接受按摩、整骨，結果骨折斷裂的部分卡住，讓情況更佳惡化。曾有父母帶著手腕腫脹的孩子到國術館就醫，對方說：「這應該是關節移位，拉一下就好了」結果在拉的過程中，骨折斷裂的部分卡住，更拉不回去。

另外一個例子是半月板破損，病人在急性矯正之下，讓整個半月板破裂得更大！原來的傷勢還能用縫治法復原，後來只能剪掉，導致發生退化性關節炎的時間往前推。

2. 避免用針灸治療急性韌帶或肌腱傷害

傷口腫起的周遭要特別小心感染！急性受傷時，記得要避免針灸。曾有病人在受傷的急性期接受針灸，結果感染蜂窩性組織炎，為病情增加意外的變數。肌腱或韌帶受傷時，通常會流很多血，平常我們皮膚的表皮都有細菌，因為有皮膚阻隔不會造成什麼問題，一旦被蚊子叮咬或針灸扎了一個洞，細菌跑進皮下就會發生狀況，造成皮下組織蜂窩性感染。因此，肌腱或韌帶急性受傷腫脹時，腫起傷口的附近必須特別小心感染，盡量不做侵入性的動作。

3. 立即諮詢有認證的骨科運動醫學專家，且馬上接受經驗豐富的物理治療師治療

就受傷而言，大約百分之五十的傷勢會在一周內自行恢復，只需要休息和避免刺激的活動。但其他百分之五十的傷勢需要很長時間才能恢復，即使復原後，受傷組織也永遠不會完全回到正常狀態（因為隨著年紀增長，組織老化不可避免，且受傷組織無法完全再生）。因此，最重要的是，除了接受經驗豐富的物理治療師治療外，更需要接受再生療法，允許組織再生，實現完全恢復且更年輕強化的組織。

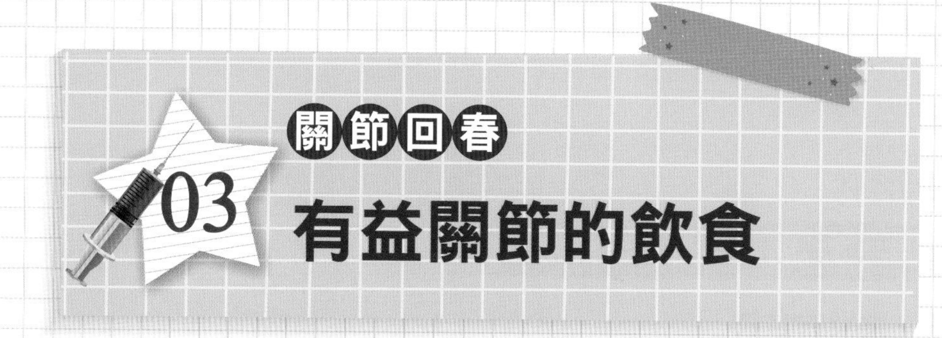

關節回春 03 有益關節的飲食

1. 大量攝取蔬果，有助延緩身體老化

理論上，大量攝取抗氧化作用好的蔬菜與水果，可以延緩皮膚的老化，減慢細胞死亡的速度，讓肌肉、肌腱退化的速度慢一點。食物中的鳳梨、藍莓、番茄、櫻桃、奇異果、南瓜、芝麻菜、芥蘭等蔬菜和水果，都具有不錯的抗氧化作用。

2. 吃對食物對抗骨質疏鬆

身體的肌肉、韌帶會依照時間慢慢地自然老化，就像我們無法讓骨質疏鬆停止一樣。成年人的骨質過了35歲以後，每年可能會減少1%；50歲後每年可能會減少3~5%，男性大約3%，女性停經後因為荷爾蒙的關係，可能減少5%。但這只是大概，實際上因人而異。

隨著年紀增加，骨質會不斷流失，這種骨頭的退化是必然的現象，只是我們可以透過運動，以及攝取維生素D、鈣與多曬太陽，延緩骨質疏鬆的速度。而富含鈣質的食物，像是紅肉、牡蠣、海鮮、起司、芝麻、小魚乾、香菇、乳製品、豬肝、牛肝、綠葉蔬菜、豆腐等等，也都是對抗骨質疏鬆的好幫手。此外，每天走路30分鐘、每兩天跑步20分鐘，及阻力訓練、負重運動，都有助於增加骨骼強度。跑步初期可以從5分鐘開始，每跑5次後，試著增加5分鐘，漸漸增加運動強度。

3. 對關節有益之食物

減少發炎的食物

1. Omega-3 每日 1 公克
    - 亞麻籽：2 湯匙 = 3.2 公克 Omega-3
    - 核桃：四分之一杯 = 2.27 公克 Omega-3
    - 鮭魚：120 公克 = 1.5 公克 Omega-3
    - 牛肉（草食）：120 公克 = 1.1 公克 Omega-3（以草餵養的澳洲牛，肉質口感雖不像非草食牛那麼好，但是 Omega-3 含量較多，不過這並非科學化的定論。）
    - 沙丁魚：90 公克 = 1.3 公克 Omega-3
    - 丁香：2 湯匙 = 0.2 公克 Omega-3
    - 橄欖油：200 公克 = 2 公克 Omega-3
    - 黃豆：1 杯 = 1 公克 Omega-3
    - 豆腐：240 gm = 0.7 公克 Omega-3
2. 維生素 D 每日 200IU

    在許多研究中，維生素 D 用於骨頭方面，可降低類風濕關節炎的症狀。
    - 沙丁魚：80 公克 = 200IU（降低類風濕關節炎 33%）
    - 低脂肪牛奶：2 杯 = 200IU
3. 維生素 C 每日 90 毫克

    有膝關節退化性關節炎者，每日從天然食物中攝取維生素 C 的機會，甚至可增加到 1,500~2,500 毫克。
    - 牛肝：300 公克 = 90 毫克
    - 花椰菜：300 公克 = 90 毫克

4. 硒（Selenium）每日 55 微克

在許多研究中，硒可降低類風濕關節炎的症狀。

- 巴西堅果：3~4 個堅果 = 272 微克
- 鮪魚：90 公克 = 63 微克

5. 槲皮素（Quercetin）

槲皮素屬於類黃酮素之一，類黃酮素是一群多酚化合物，在植物中的作用主要是防止細胞受到氧化傷害，並讓植物看起來鮮豔亮麗以吸引蟲鳥協助傳宗接代。槲皮素的抗氧化作用很強，遠在維生素 C、E 之上，對人體的好處包括抗氧化、預防心血管疾病、減少發炎。

- 櫻桃：1.5 杯
- 富含槲皮素的蔬菜、水果包括：紅洋蔥（皮）、蘋果（皮）、紅葡萄、柑橘、綠花椰菜、覆盆子、蔓越莓。

6. 兒茶素（EGCG）

- 綠茶：3~4 杯（綠茶製程中未經過發酵，含大量的兒茶素多酚，具有抗氧化、預防癌症、促進心血管健康的作用。）

避免增加發炎的食物

避免攝取含 Omega-6（歐米加 -6）以及澱粉類、脂肪的食物，這些食物會增加發炎的程度。

- 以下是歐米加 -6 含量較多的食物，例如向日葵油、紅花油、牛肉（以飼料、牛奶餵養的牛）、牛奶、椰子油、棕櫚油。
- 澱粉類食物包括米、飯、麵。
- 牛肉，有研究指出是經飼料、玉米、牛奶餵養的牛隻。

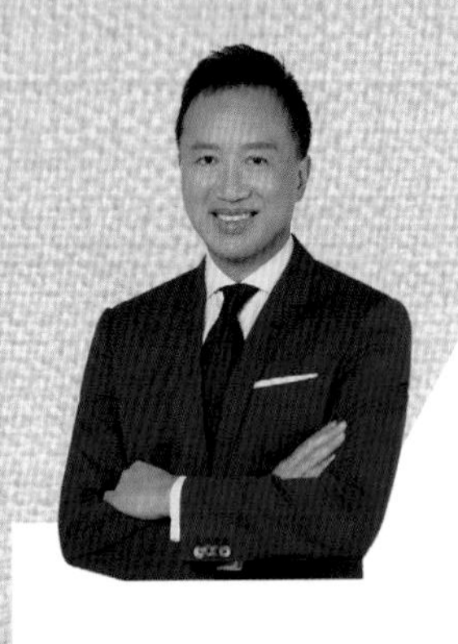

3分鐘認識痛風性關節炎

▶關節紅又腫，尿酸作祟

與類風濕性關節炎、退化性關節炎完全無關，痛風性關節炎是人體的免疫系統攻擊尿酸結晶產生的結果。

原因

大部分是飲食造成的，紅肉、海鮮、帶殼海鮮、小扁豆、菠菜、豆腐、啤酒等食物所含的嘌呤（普林）被分解之後變成尿酸，尿酸一般從腎臟排出。但是體內水分不夠的人，無法順利排出尿酸，導致尿酸變成身體內的結晶。有時開刀後，身體產生某些變化，也可能導致無法排出尿酸。

症狀

發紅、腫脹，腫到皮膚表皮變薄，像是快撐破一樣光亮。若腫脹到這種程度，通常只有痛風或細菌感染性關節炎才會出現，因此有時候是細菌感染造成的關節炎。首次發作位置通常會在大姆趾的根部，關節會突然紅腫、發熱、疼痛，病人往往會被痛醒，除了腳趾，膝蓋、腳踝、手腕關節、手肘關節也可能產生症狀，不停發作就會逐漸形成痛風結晶（痛風石），導致關節變形。

好發族群

愛吃高嘌呤（普林）食物的人；有痛風體質的運動選手，在訓練期或大量運動後水分不足，身體無法排出尿酸時也容易發作；另外還有車禍開過刀的人，雖然以前不曾痛風，也可能臨時病發。

治療方式

痛風者要特別小心退化性關節炎，因為痛風每發作一次，軟骨就死亡1%，所以應該要避免痛風！除了避免高嘌呤（普林）食物，如酒精，果糖、含糖飲料及富含嘌呤的蔬菜（如豆類，豌豆，扁豆，菠菜）之外，平常多喝水，做好飲食控制，避免體重增加（過胖會使排泄尿酸的能力降低），多運動，都有防治痛風的作用。臨床上，醫師會使用消炎止痛藥及秋水仙素，減輕關節發炎疼痛，服藥後大約1~2天，症狀就能得到緩解。如果發作頻繁，就該使用降尿酸藥物。

飲食原則

1. 急性發病時，建議選擇低嘌呤含量的食物，像是奶類、蛋類、米、麥、甘薯、葉菜類、瓜類蔬菜與水果，蛋白質最好都由蛋類、奶類提供，不宜攝取肉類、豆類。非急性發病期間，則應維持飲食的均衡，少吃高嘌呤食物。

2. 黃豆與各類豆製品，例如豆乾、豆腐、豆漿、醬油等，雖含較多的嘌呤，但是因為嘌呤的種類與肉類不同，所以不是急性發病的時候，還是可以少量食用。

3. 富含嘌呤的肉湯、肉汁需忌口。

4. 少吃動物內臟與蝦、蟹、貝類等海鮮，以免血中尿酸增高。

5. 食慾不振、沒吃正餐時，應補充含糖飲料，避免身體內的脂肪加速分解，引發痛風。

6. 每天至少攝取6~8大杯的水（至少2000~3000cc）。

7. 避免喝酒，空腹飲酒尤其容易導致急性發作。

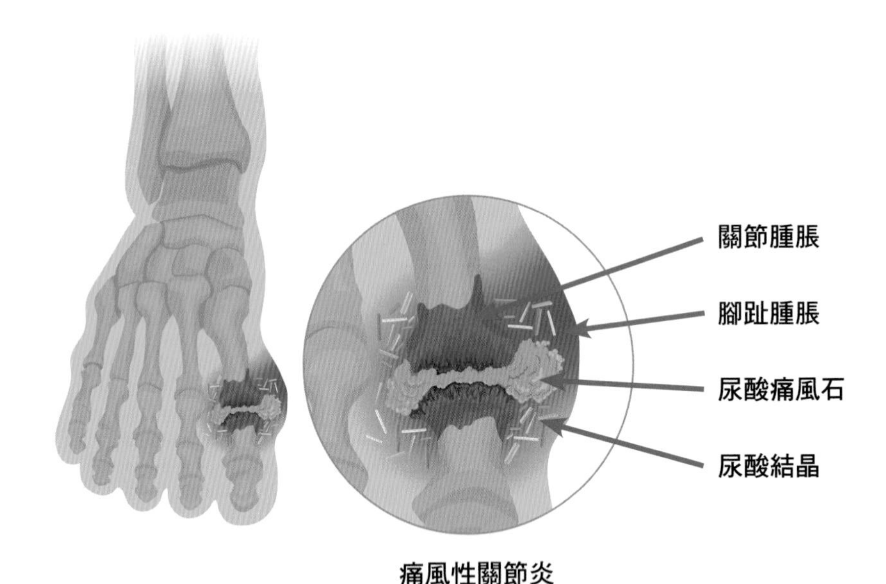

痛風性關節炎

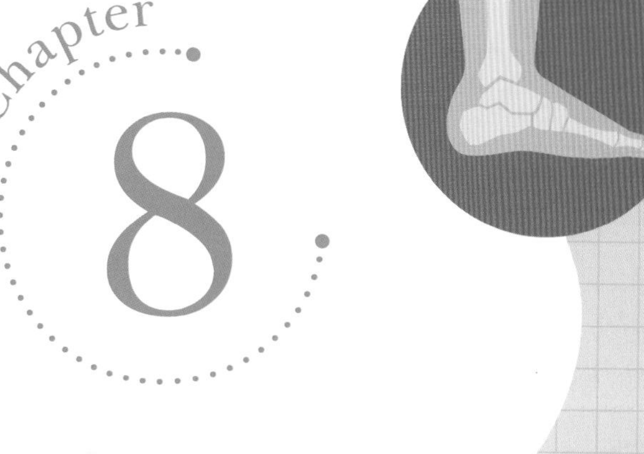

Chapter 8

韓偉醫師Q&A

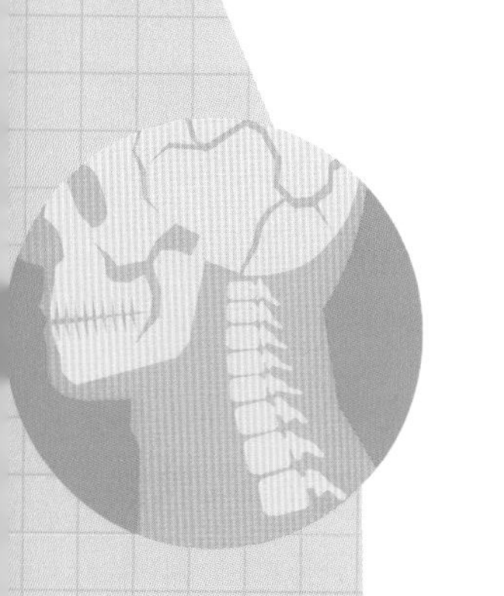

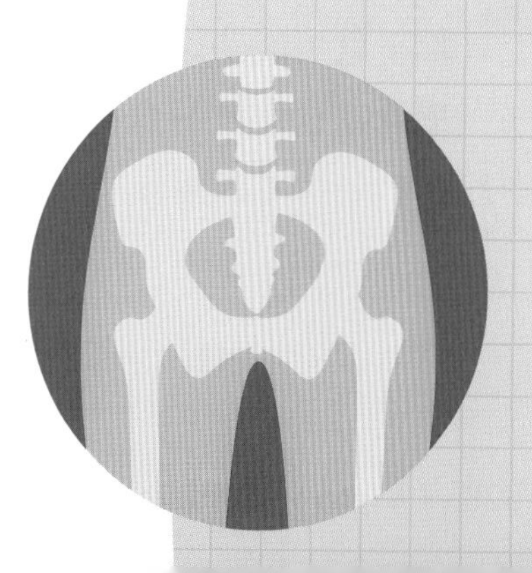

關節回春

01 關節常見迷思

Q1 吃鈣可以補骨頭，是真的嗎？

A 鈣、氟都是骨頭的成分之一，氟在人體內較為穩定，並不會增加或減少。但是鈣會隨著生理代謝排出人體而不斷流失，骨頭要以鈣維持硬度，所以攝取鈣補骨頭確實有需要。對年輕人來說，只要正常飲食，就不需要操心鈣質不足，然而年紀大了以後，尤其是停經、較少曬太陽、胃功能不佳、吸收比較差的長輩，屬於鈣質不足的危險族群，就可能要透過補充鈣片或多攝食富含鈣質的食物，預防骨質疏鬆。

Q2 吃鈣或維生素可以補軟骨？

A 不，鈣和維生素（維生素D）不會促進軟骨再生。軟骨的再生潛力非常有限，沒有任何藥物或補充品可以促進軟骨再生。只有少數使用幹細胞促進軟骨增生的技術，經科學證明有效，但結果因治療方法而異，且再生軟骨細胞數目也很有限，更不用說龐大的成本。然而，科學研究及臨床報告已證明，透過自體細胞激素（免疫蛋白）和生長因子，不僅可以阻止軟骨破壞（瑞尖自體細胞激素），還允許一定數量的軟骨再生（瑞尖自體再生因子）。

Q3 吃「維骨力」或注射玻尿酸可以補軟骨嗎？

A 常有病人詢問我：「醫師，吃維骨力可以補軟骨嗎？」為什麼一提到關節，不少人會直接聯想到「維骨力」與玻尿酸，以為它們是萬靈丹呢？這可能是受到廣告宣傳的影響，其實吃「維骨力」補軟骨是不正確的觀念，沒有任何食物或藥物可以「補」軟骨！「維骨力」是一個品牌名稱，真正的成分是葡萄糖胺，吃維骨力之所以有效，可以減輕關節炎的疼痛，是因為消炎的作用，但使用葡萄糖胺消炎的成功率大約是30％，效果比不上消炎藥。

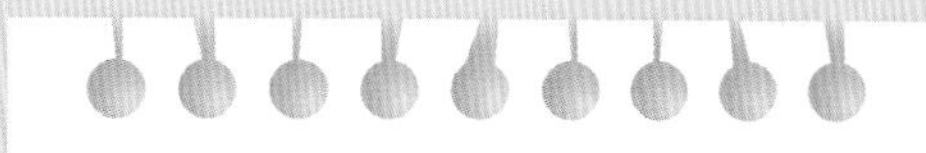

而且，不管是葡萄糖胺、軟骨素（膠原蛋白）或玻尿酸都不能讓軟骨重生，因為軟骨要新生，需要軟骨細胞，但死去的軟骨細胞是無法長出來的。葡萄糖胺和玻尿酸的作用有限，主要適用於退化性關節炎，其他地方都不適用，例如髖骨斷了，攝取再多葡萄糖胺和玻尿酸都沒有效；也沒有足夠的科學根據可以證實，透過注射玻尿酸能改善肌腱發炎，對於延緩軟骨細胞死亡的作用更是難以確定。

Q4 年輕人不會得退化性膝關節炎？

A 成年後軟骨再生潛力會終止，因此，如果成年後的軟骨受到損害，造成軟骨組織減少，則會增加對單一軟骨細胞的壓力，而因為細胞承受壓力，則會進一步加劇細胞死亡的速度。例如，軟骨壓力原本均勻地分布在軟骨細胞之間，軟骨如果損失百分之十，則意味著剩餘的每一個細胞（百分之九十）需要承受更多的壓力，而單一細胞的壓力增加，會導致細胞死亡更快。因此，如果一個年輕人的關節受傷（即膝蓋前十字韌帶斷裂），隨之而來的軟骨損傷將啟動軟骨破壞的持續過程。因此，在關節受傷的年輕患者中，很多都已患有關節炎。

Q5 關節炎和骨質疏鬆是一樣的嗎？

A 不一樣，關節炎是軟骨的死亡，骨質疏鬆是骨骼的死亡。軟骨是由軟骨細胞和柔性軟骨組織（彈性蛋白、膠原蛋白、葡萄糖胺）組成，而骨骼是由富含鈣和磷酸鹽的堅硬礦物組織組成。

軟骨是個非常薄、無血管、有彈性、耐壓縮力的組織；而骨骼血液循環豐富，且鈣化基質使其非常強壯。由於骨骼及軟骨是非常不同的組織，營養和補充劑也有很大的不同。骨骼需要維生素D和鈣進行再生，但由於軟骨在成人中無法再生，因此沒有補充劑可以促進軟骨再生。

Q6 保護關節應多食用豬腳攝取膠質？關節炎患者應避免食用香蕉？

A 膠原蛋白是軟骨的重要成分，可是從豬腳攝取膠質（膠原蛋白），卻沒有科學研究證明對關節有益。且軟骨無法在正常情況下再生，食用過多豬腳反而會增加血液裡的膽固醇。

依照中醫的說法，香蕉屬於寒涼性，食用過多會造成關節不靈活。可是因為軟骨的維護及再生是非常有限的，因此香蕉對關節無不好的影響。倒是香蕉能在最短時間內補給高熱量，也能提供豐富的鉀，使得人體內的電解質平衡，因此我們經常可以看見運動員比賽時吃香蕉。

Q7 個子高的女生比較容易腰痠背痛？

A 與同年齡的朋友相比，個子高的女生比較顯眼，可能會因為害羞、不想引起注意而駝背。肩胛骨往前，可以讓自己看起來矮一點，維持這種錯誤姿勢，長期駝背下來，就容易造成腰痠背痛。因為身體往前傾、部分往內縮的姿勢，腰背及臀部的肌肉都必須一直出力支撐，當然會痠痛，同時會增加關節的壓力。這類病人我們通常會建議每天靠牆站直，糾正姿勢，漸漸就能恢復正常。

Q8 人工關節置換後，可以一勞永逸嗎？

A 置換人工關節後，並非一勞永逸！一旦你的關節沒有剩下很多軟骨，關節置換是唯一的解決方案。這與受損之骨頭摩擦帶來的疼痛，及軟骨持續死亡帶來的化學刺激不同，手術是切除剩餘的軟骨，並從骨與骨接觸面轉變為金屬面接觸，消除疼痛和僵硬的症狀。

然而，從某種意義上說，這是一個破壞性的過程，你必須移除剩餘的軟骨和犧牲你原有的骨骼（即使使用較新的表面關節重新置換），才能將新的金屬關節放置在你的關節中。而關節置換的金屬（如同任何材料一樣）會隨著時間而磨損，因此正常使用置換關節的預期壽命平均為15~20年。

此外，由於金屬關節磨損的問題，更換後不建議進行跑步或跳躍等活動，因為會加速金屬磨損。一旦金屬關節磨損到一定程度，或從骨骼上鬆動（金屬關節是用人工水泥「黏合」到骨骼上），則需要進行另一次關節置換手術。

比較不建議進行第二次手術，因為與第一次手術相比，風險和併發症發生率會比第一次手術高很多。

Q9 重量訓練對孩子們來說安全嗎？會不會阻礙生長嗎？

A 在有重訓教練的監督下鍛鍊是安全的，完全不會阻礙生長，受傷才會對孩子生長產生較大的影響。不過，孩童的筋骨柔軟，其實不容易受傷，國外的孩子比較常做重量訓練，訓練肌肉，國內的孩子一般很少進行，十分可惜。

講個題外話，一般人以為練體操、舉重會長不高，其實這是一種倒因為果的誤解。體操、舉重選手會特別挑選天生較矮的人，因為個子長得太高，成績會受到侷限，自然會被淘汰掉。

以舉重而言，個子矮的只要舉150公分，個子高的要舉180公分，要多承受30公分的地心引力，在錙銖必較的運動競技世界裡，差1公分可能就是天壤之別了！但是一般人不知道，看到出賽的都是有體型優勢的矮個子選手，就以為這些選手都是為了訓練，而犧牲了長高的可能性。

Q10 若不運動的話，是不是容易有關節方面的問題？

A 是的。身體四肢越少伸展，關節、肌肉、肌腱、韌帶就越容易僵硬。而隨著年紀增加，骨頭、肌肉、韌帶都會慢慢萎縮，如果都不運動，韌帶就會縮緊，關節也縮緊，越緊當然就越容易斷裂。

就像橡皮筋，還沒硬掉、有彈性時，怎麼拉都會彈回去；而乾掉或繃緊的時候，一拉就會斷掉，受過傷的韌帶就如同乾掉的橡皮筋一樣脆弱。

Q11 爬樓梯是很好的鍛鍊嗎？

A 是，但是如果您的髕骨軟骨發炎，上下樓梯肢體的彎曲就會造成問題，還有可能會讓發炎變得更糟！依發炎的髕骨軟骨位置，會影響疼痛發作的情形，有時候是上樓梯比較痛，有時候是下樓梯較痛。不過，一般來說，下樓梯會對膝關節造成較大的壓力，即使關節正常，也不建議將下樓梯當成運動鍛鍊。

Q12 老人家多鍛鍊、動一動是不是比較好？

A 是的，多鍛鍊當然比較好，不僅能促進身心健康，對於預防疾病及關節受損也有幫助。如果本來就有關節方面的問題，也不能忽略治療，宜雙管齊下。

Q13 懷孕期間可以運動嗎？

A 可以，但懷孕畢竟增加了胎兒的重量，因此可以進行低衝擊的有氧運動，例如游泳、固定式自行車、步行等等。

Q14 轉手體操是不是要做 360 度的才舒服？

A 做任何的體操，要做到最大幅度的伸展，才算鍛鍊，就像開時速300公里的車，也要用到相對應的齒輪才跑得動一樣。

手臂能旋轉的幅度主要是透過韌帶控制，假設一個人的韌帶很緊，只能轉180度，超過了當然就容易受害。所以平常以適中的速度與力量，盡量做到最大範圍的伸展，鍛鍊韌帶對關節的控制功能，增加韌帶轉動的幅度與彈性，就越不容易受傷。

理論上，一個柔軟度佳的人，韌帶的旋轉幅度會比較大，不易受傷，不過也應該做好準備，更積極鍛鍊肌肉，萬一跌倒或撞擊時讓肌肉能撐住關節，使傷害降到最小。

Q15 常騎單車對膝蓋不好，是真的嗎？

A 爬樓梯和騎單車，會對髕骨軟骨增加壓力，有可能造成髕骨軟骨的發炎，但是只有少數人會如此，而且過一段時間就好了。爬樓梯和騎單車二者其實都是蠻好的運動，真的受傷了再來處理就好，不能因為可能對關節不好就不運動。真要說起來，跑、跳、急性扭轉對關節更不好，只要動，都必須承擔受傷的可能。

運動時關節承受的壓力（由小到大依序排列）：游泳＜騎單車＜健走＜爬樓梯＜慢跑＜跑跳＜急性扭轉。

Q16 關節不好、腰痛的人，是否都要睡軟一點的床墊？

A 最重要的是姿勢，和床墊軟硬度關係不大。

最佳的睡眠姿勢是維持人體脊椎原本的曲線幅度，使得頭往後、胸椎往後、腰椎往前。人體的脊柱由四段曲線構成，為了維持這樣的曲線，最好在腰部、膝蓋下各加墊子，而脖頸處也要有個大枕頭支撐，注意！並不是在頭部哦。建議選擇材質結實、彈性適中、通氣性高的枕頭，高度在10~12公分間較佳。

但是，就算特地在頸、腰、膝下都放了墊子，睡著後姿勢一變，角度、位置也會跟著改變。坊間標榜有3節或4節的床，效果仍有待商榷，不建議購買。畢竟睡眠習慣不同，有人習慣趴睡、有人習慣側睡，而且很難整晚都維持固定的姿勢不變，只要翻身，對脊椎來說，墊子的角度和位置就不對了。

因此重點還是日常盡量維持脊椎原本的曲線，就像坐飛機時，航空公司通常會提供一個小枕墊，讓顧客放在腰部支撐；也有很多飛機直接改良椅子，設計成有弧度的椅子，也是基於相同的原因。

經常腰痠背痛的人應該常做站姿訓練，每天至少靠牆站2分鐘，站直、挺胸、縮小腹，有意識地將腰往後撐，頂住牆壁，維持2分鐘。養成習慣後，從走到坐，便都能保持良好的姿勢。

至於軟硬度，我們並非勸人睡硬床，不過太軟的床，躺上去之後，脊椎失去支撐，整個陷下去也不好；硬一點的床，至少符合脊椎曲線的範圍比較大。一般

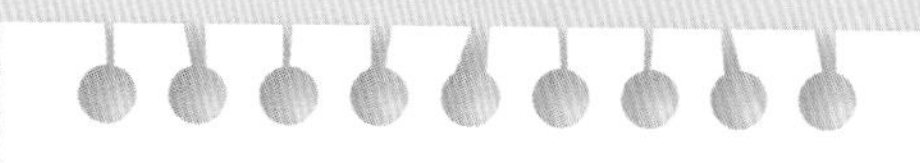

來說，建議選擇支撐力足夠、軟硬度適中的床墊，太軟的容易讓脊椎變形，太硬的床會使肌肉緊繃。

我們可以自己測試看看，最好是躺下時，胸部自然下陷約3公分，臀部下陷約2公分，這是人體脊椎呈自然彎曲曲線的最佳狀態。習慣側躺的人也一樣，膝蓋彎曲，便可以維持自然曲線。

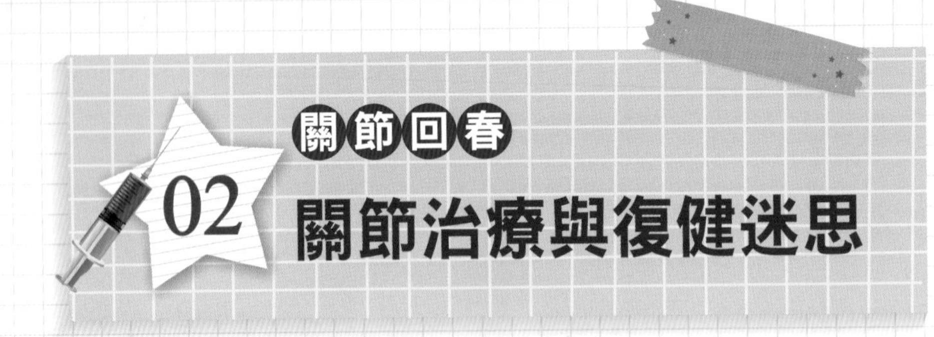

Q1 受傷之後，可以進行熱敷嗎？

A 熱能可以減少肌肉痙攣，讓持續抽筋的肌肉放鬆一下，但是熱敷無法減少腫脹或減少消炎，反而會擴張血管，增加出血，因此急性期不適合熱敷。應過了急性期再給予熱敷。

Q2 膝關節固定器（護膝）能保護膝關節嗎？

A 不，它只可能會增加神經反應的時間。唯一能減少傷害的是硬殼金屬類護膝。

Q3 手腕骨折需要做手術嗎？

A 幾乎95%都不需要手術，6歲以下的孩子基本上都不必動刀。事實上，大多數兒童的骨折會被認為是扭傷，由於兒童的復原力很強，骨折不開刀也會痊癒，通常4~6週後就好了，而且幾乎百分之百恢復正常。要注意的是，兒童不是小大人，治療方式與成人有很大的差異。

成人手腕骨折不經開刀，以石膏包覆，也可以復位痊癒，雖然骨頭可能會縮短一些，但還是可以行動自如，且能避免手術後的後遺症。

Q4 骨折後，需要多攝取鈣質嗎？

A 通常除了骨質疏鬆的老年人，一般成年人不需要特別攝取鈣質，人體內就有許多鈣，數量甚至多到我們要將它排出體外，而且日常飲食中也含有鈣，不必特別補充。

Q5 扁平足可以治癒嗎？使用矯正鞋墊有用嗎？

A 不，沒有足夠的證據證明矯正鞋墊可以治好扁平足，仍有不少人穿矯正鞋墊還是有扁平足。從骨科的觀點來看，扁平足是遺傳的，天生足底韌帶鬆掉，如果骨頭長得比韌帶快，韌帶就會緊繃，同第三章提到的，大概20%的人，在青春期約14、15歲左右便能自我糾正，足弓自然隆起復原。

Q6 長短腿能治好嗎？

A 真正的長短腿，是因為大腿骨或小腿骨縮短，所以進行手術才可以校正。長短腿病例很少，可能只有千分之一，我在門診中十幾年才遇到不超過五位，小兒骨科會遇到真正長短腿的病人可能會比較多一點。

一些感覺上像長短腿的情況，其實是因為姿勢不正確，身體歪斜一邊所造成。這些情況透過姿勢糾正訓練或物理治療，通常就會恢復正常，穿上矯正鞋反而會變成一邊高一邊低。

真正嚴重的長短腿病人，通常在16歲之前就會發現了，從新生兒出生起便有很多機會測量，發現異常的話一定會特別追蹤，小兒骨科都會幫忙量腳的長度，持續觀察到適合介入的階段，就會處理。例如在14歲將短的腿拉長，到16歲停止生長時，雙腿長度就會一致了。

Q7 類固醇真的很不好嗎？

A 不，類固醇是最有效的抗炎藥物治療。實際上，人體也會自然產生類固醇來對抗炎症及感染。造成大家對類固醇負面印象的主要原因在於，長時間、大量使用，應該說不論哪樣東西長期吃、吃多了，都容易出問題。例如服用消炎藥，連續吃上3~6個月，腎臟、肝當然會受損嚴重。

在美國，曾有位出名的運動選手，為了解決疼痛的困擾，詢問醫師能不能吃類固醇，醫師評估他的病情和身體後說可以，沒想到，這位選手吃了五個月後，竟然變成需要洗腎！怎麼會這樣？「我問你能不能吃，你說可以OK的！」他憤而對醫師提出告訴。但是，他根本沒告訴他的醫師，他一天吃15顆！「你是我的醫師，你應該要解釋給我聽，一天不能吃15顆類固醇。」實在沒人會想到，這位選手習慣性每天吃15顆類固醇……。

用太多、吃太勤、自己增加藥量，或是不敢吃、私下分給別人吃，這些都反映出民眾對於用藥安全缺乏正確的觀念，需要更多宣導與教育。再次提醒，吃藥前應先了解藥品的成分、特性，確實按照醫囑定時定量吃藥，才是愛護自己及對自己健康負責的態度。

說回被污名化的類固醇，人工合成的類固醇是一種消炎藥，其實我們體內本來就有天然的類固醇，是眾多荷爾蒙之中的一種，可協助身體消炎、止痛。基於緊急需要，暫時服用類固醇是適當的治療方式，然而不可諱言的，長期服用類固醇，確實會引起其他的副作用。以類風濕性關節炎的病人為例，因為身體一直不斷發炎，較嚴重的病人每天可能需要吃到60毫克的劑量，持續3~4個月後，會開始對身體產生一定的影響，包括影響肝、腎功能，眼睛、皮膚會變得乾乾的，臉出現腫脹的現象。

類風濕性關節炎的類固醇治療是比較極端的例子，一般骨科使用類固醇，大部分屬於高安全性的注射治療。以局部注射10毫克劑量的方式進行，可能其中5毫克被注射局部吸收，剩下的5毫克才會跑到血液中，而且通常是一週一次，頂多3次。就算每週注射類固醇，劑量也比類風濕病人少很多，更何況一週後類固醇就會消失，並不需要擔心過量。

Q8 可以使用護腰（硬殼或軟殼）治療腰痛嗎？

A 僅適合急性損傷或疼痛的短期使用。軟的護腰穿戴起來比較舒服，硬的護腰適合骨頭斷掉的病人。但護腰不適合長期使用，否則可能會導致更嚴重的肌肉僵硬和萎縮，最好的做法還是鍛鍊肌肉，比方說加強核心肌群，以減少腰部的負擔。

Q9 是否需要用石膏固定踝關節的扭傷？

A 這個問題的詢問度很高，我必須說，對於踝關節扭傷，我們幾乎從來不會用石膏固定。但踝關節扭傷需要立即處理，之後開始進行避免僵硬和肌肉萎縮的物理治療。

Q10 高濃度血漿血小板治療（高濃度血液生長因子治療「PRP」）真的有效嗎？

A 目前看來似乎是沒有任何幫助的。2012年，美國骨科協會與美國關節鏡協會都出面表示，血小板生長因子治療對軟骨、退化性關節炎、肌腱發炎的效果，還需要更多證據支持，有待進一步的研究。

血小板治療已經施行20~30年了，從整型外科開始，例如施行於臉部注射，只是最近重新用套裝方式推廣。流程是先抽血，將血小板分離，再將分離出來的血小板注射回去。這套治療方法的理論是，血小板會製造蛋白質，這些蛋白質含有能讓臉、皮膚重生的生長因子，以及能讓肌肉、肌腱重生的生長因子，用以注射在網球肘、高爾夫球肘、足底筋膜炎等肌腱發炎以及退化性關節炎的患處，可以改善症狀，號稱比玻尿酸更能發揮抗發炎的作用。

對於這種說法，我持相當保留的態度。除了缺少有效證據的支持之外，以退化性關節炎來說，最大的問題是軟骨細胞壞死、無法重生，而血小板生長因子治療或玻尿酸的效果，最多只是抗發炎，沒辦法阻止軟骨壞死，所以它聲稱的療效，讓人無法信服。

Q11 腿麻就意味著有腰椎間盤突出嗎？

A 不是，肌肉損傷也可能導致大腿、小腿感覺麻木，因為神經就在肌肉旁。如果神經剛好又被夾在腫脹、受損的肌肉中間，被肌肉壓迫到的神經自然會感到麻麻的。

Q12 牽引或推拿能讓椎間盤突出復原嗎？

A 不能，沒有任何根據可以證明牽引或推拿能讓椎間盤突出縮回。前面提過，椎間盤突出就很像牙膏被擠出來，無法再以原狀擠回去。牽引或推拿的作用是放鬆肌肉，不能減少椎間盤突出。

Q13 所有椎間盤突出都需要手術嗎？長骨刺會痛嗎？

A 不，大多數椎間盤突出並不需要動手術，例如一覺醒來感覺不舒服，通常是因為姿勢不正確，被突出椎間盤壓了8小時的部分發炎導致。這時候，立即透過物理治療、藥物消炎止痛，1~2週就會痊癒，不需要開刀就能解決。

椎間盤突出不代表一定有壓到神經，就像長骨刺沒有壓到任何東西，就不能算是壞的骨刺，屬於骨頭增生的正常老化現象，不需要杯弓蛇影、時時擔心。骨刺不會痛，壓到神經或肌肉才會感到疼痛。

Q14 整脊師和整骨師能治療脊柱側彎嗎？

A 孩子的身體看起來歪歪的，總是很令人擔心，但根據我多年的經驗，有些孩子身體歪，是懶惰沒站好，依照指導正確站直，一切都很正常。

脊柱側彎導致的歪斜，與姿勢性的歪斜，從X光都可以看出來。但真正的脊柱側彎是沒辦法調整的，除了手術以外！使用護腰（硬殼或軟殼）、整脊等都沒用！即使真的有側彎，也需從姿勢糾正開始做起，其他因為過度彎曲帶來的問題，只能透過手術改變。

至於整脊能夠處理的，是調整姿勢上不正確所影響的肌肉，讓肌肉放鬆，讓身體變得好像靈活一點，但依然無法將骨頭變直。

就好像小明天生脊柱側彎30度，加上不良的姿勢，就讓身體的歪斜看起來像是脊柱側彎了35度，整脊可以調整的幅度就是那5度，但即便改變了5度，脊柱側彎的30度還是無法解決。

Q15 脊柱側彎可以治癒嗎？

A 不它是遺傳、天生的！脊柱側彎是脊柱旋轉所致。如果比較嚴重，側彎35度以上，可以穿鐵衣固定在特定角度；如果側彎的角度是20度以下，在骨科看來，不用穿鐵衣。

但是大約有40％穿鐵衣的病人，仍然無法停止側彎的程度，當持續彎到60度時，只能以手術矯正。

Q16 脊柱側彎的原因是姿勢不正確嗎？

A 不，姿勢不良只會導致脊柱的靈活度受到影響，並不會造成脊椎側彎。如同前面兩個問題所說的，脊柱側彎是天生的，從小到大幾十年來，身體肌肉也都適應了這樣的結構，所以不會因此疼痛，疼痛的程度也不會增加！反而是姿勢不正確引起的肌肉發炎，可能會越來越痛。

然而，脊柱側彎的人和一般正常人一樣，也可能姿勢不正確。總結一下，脊柱側彎的人會疼痛，有兩個原因，第一是姿勢不良，其次就是受過傷，例如因打球受過傷或肌力不夠、承受壓力過大而受傷，這種狀況可以透過重量訓練加以改善。

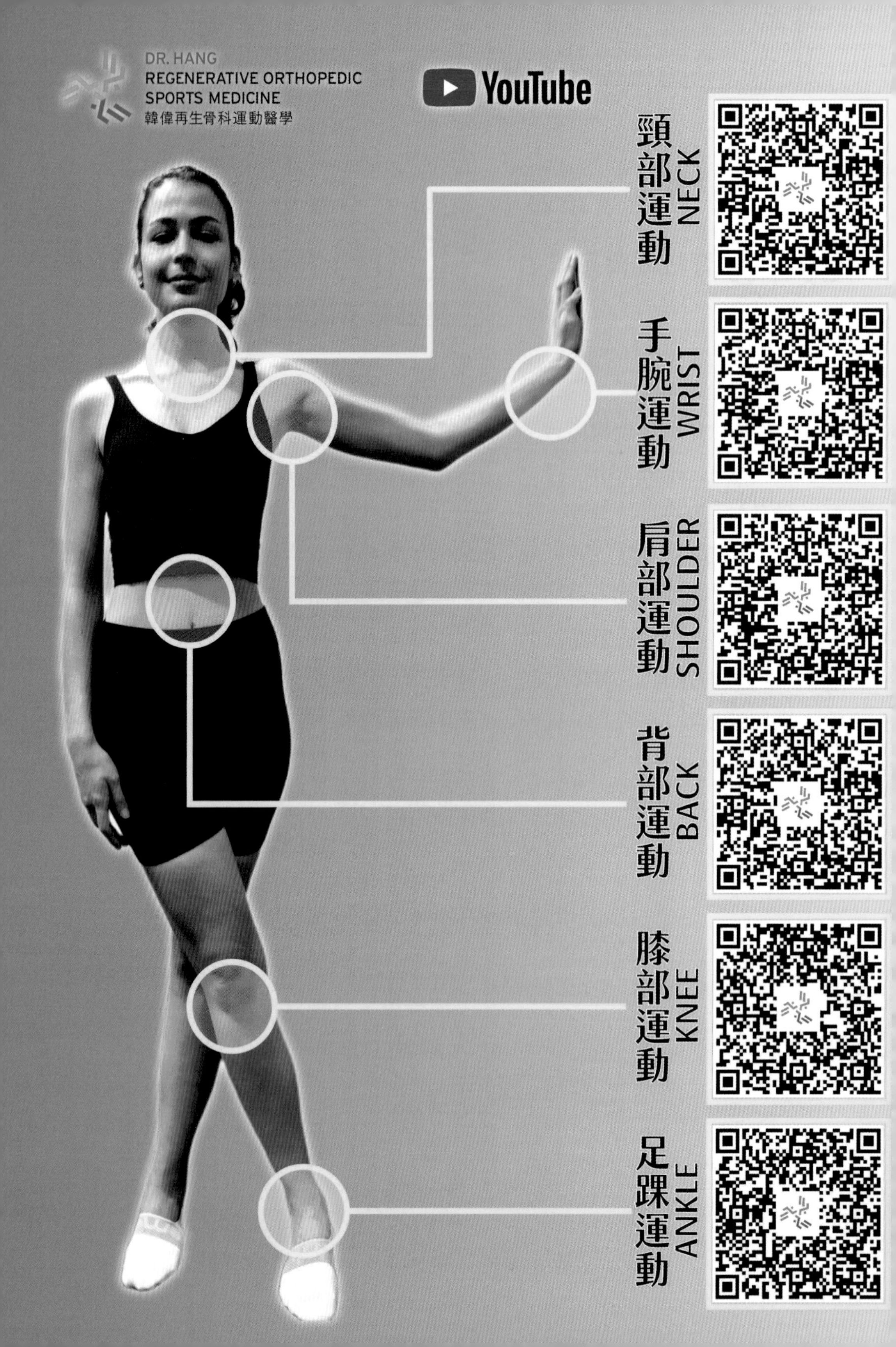
DR. HANG
REGENERATIVE ORTHOPEDIC
SPORTS MEDICINE
韓偉再生骨科運動醫學
YouTube
頸部運動 NECK
手腕運動 WRIST
肩部運動 SHOULDER
背部運動 BACK
膝部運動 KNEE
足踝運動 ANKLE

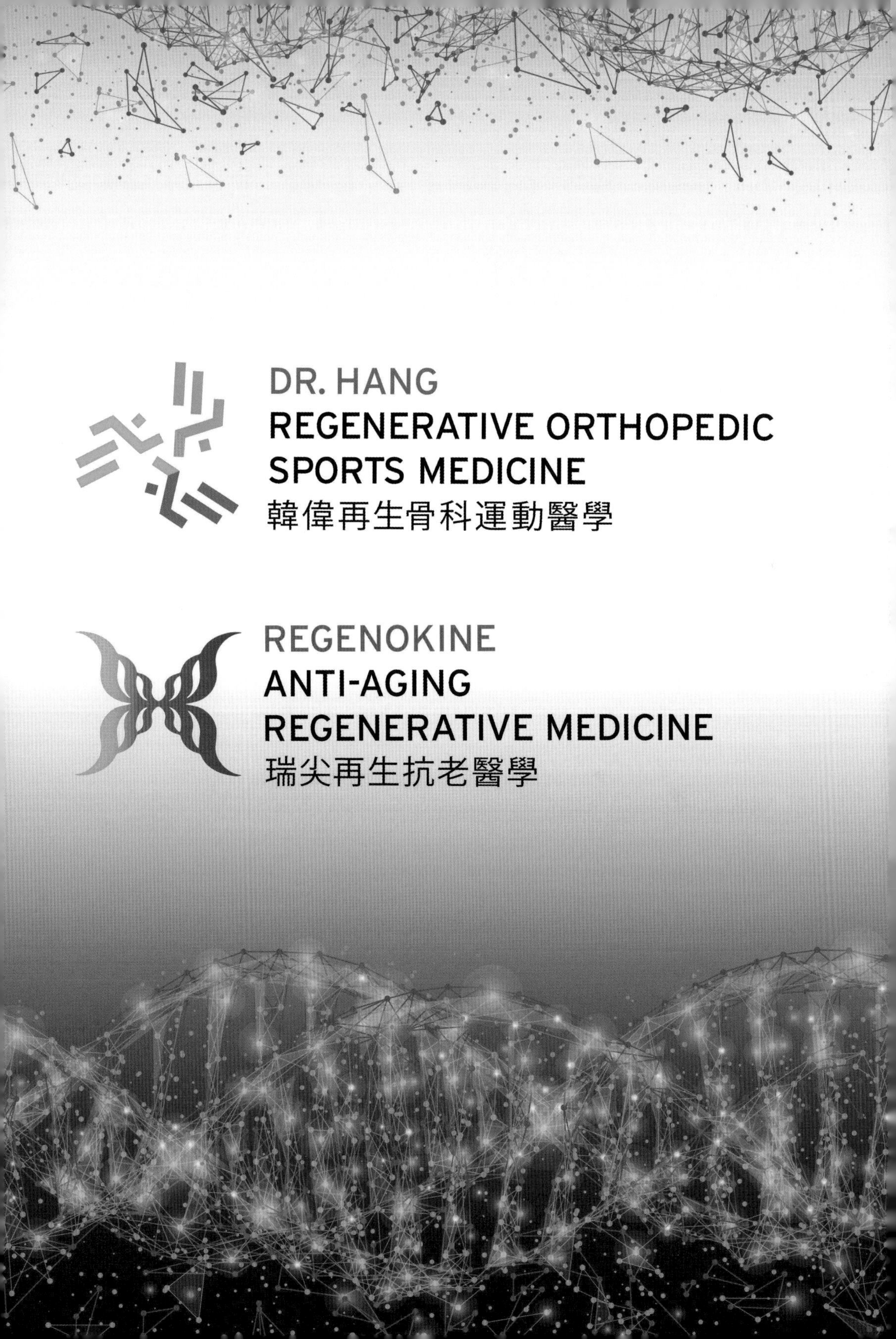

DR. HANG
REGENERATIVE ORTHOPEDIC
SPORTS MEDICINE
韓偉再生骨科運動醫學
REGENOKINE
ANTI-AGING
REGENERATIVE MEDICINE
瑞尖再生抗老醫學

亞洲唯一"**再生骨科・運動醫學・醫美醫療**"中心

First and Only Regenerative Orthopedic Sports Medicine Aesthetic Center

- 美國骨科醫療制度 (**美國骨科醫學會**認證)
- 美國資深骨科教授 (**美國加州大學洛杉磯分校 UCLA 韓偉教授**)
- 美國骨科關節鏡手術權威 (**美國關節鏡學會**認證)
- 美國運動醫學權威 (**美國加州大學洛杉磯分校運動醫學**治療標準)
- 再生骨科醫學 (**國際再生醫學**醫療權威)

1. "**更快**" 的組織再生 ("**縮短**" 恢復時間)
2. "**更多**" 的組織再生 (比受傷前 "**更強壯、健康**")
3. "**恢復和活化**" 老化組織 ("**預防傷害**")

- American-standard Orthopedic Care
  (Standards of the **American Academy of Orthopedic Surgeons**)
- American Professor of Orthopedic Surgery
  (**University of California at Los Angeles Professor David Hang**)
- American-standard Arthroscopic Surgical Care
  (Standards of the **Arthroscopy Association of North America**)
- American-standard Sports Medicine Care
  (**UCLA Sports Medicine** Treatment Principles)
- Molecular Orthopedic Regenerative Medicine
  (**International Regenerative Medicine** Standards)

1. **"FASTER"** recovery time
2. **"MORE"** tissue regeneration (**"STRONGER** and **HEALTHIER"** tissues)
3. **"RESURRECT and REVIVAL"** of degenerated tissues (**"PREVENT"** injuries)

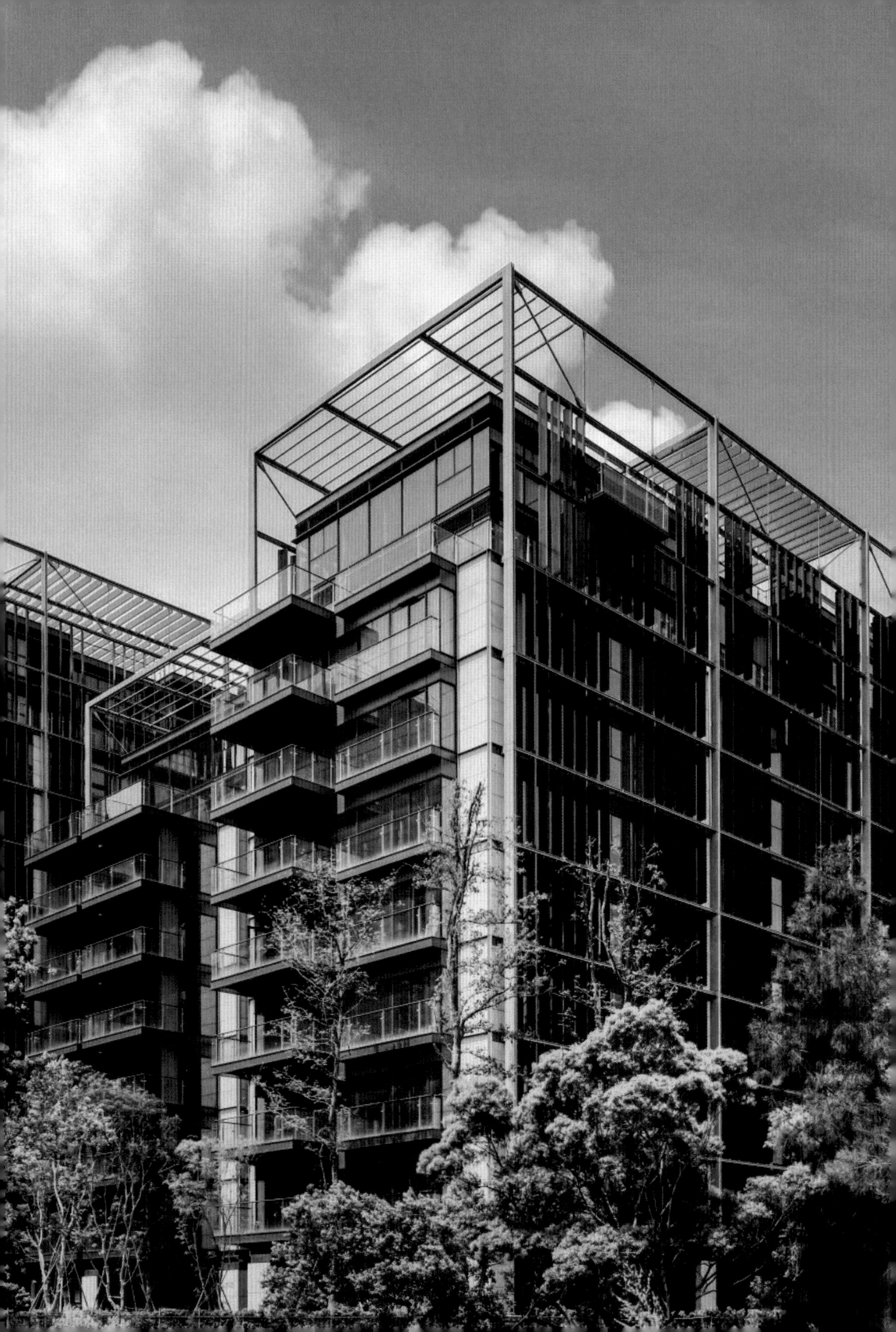

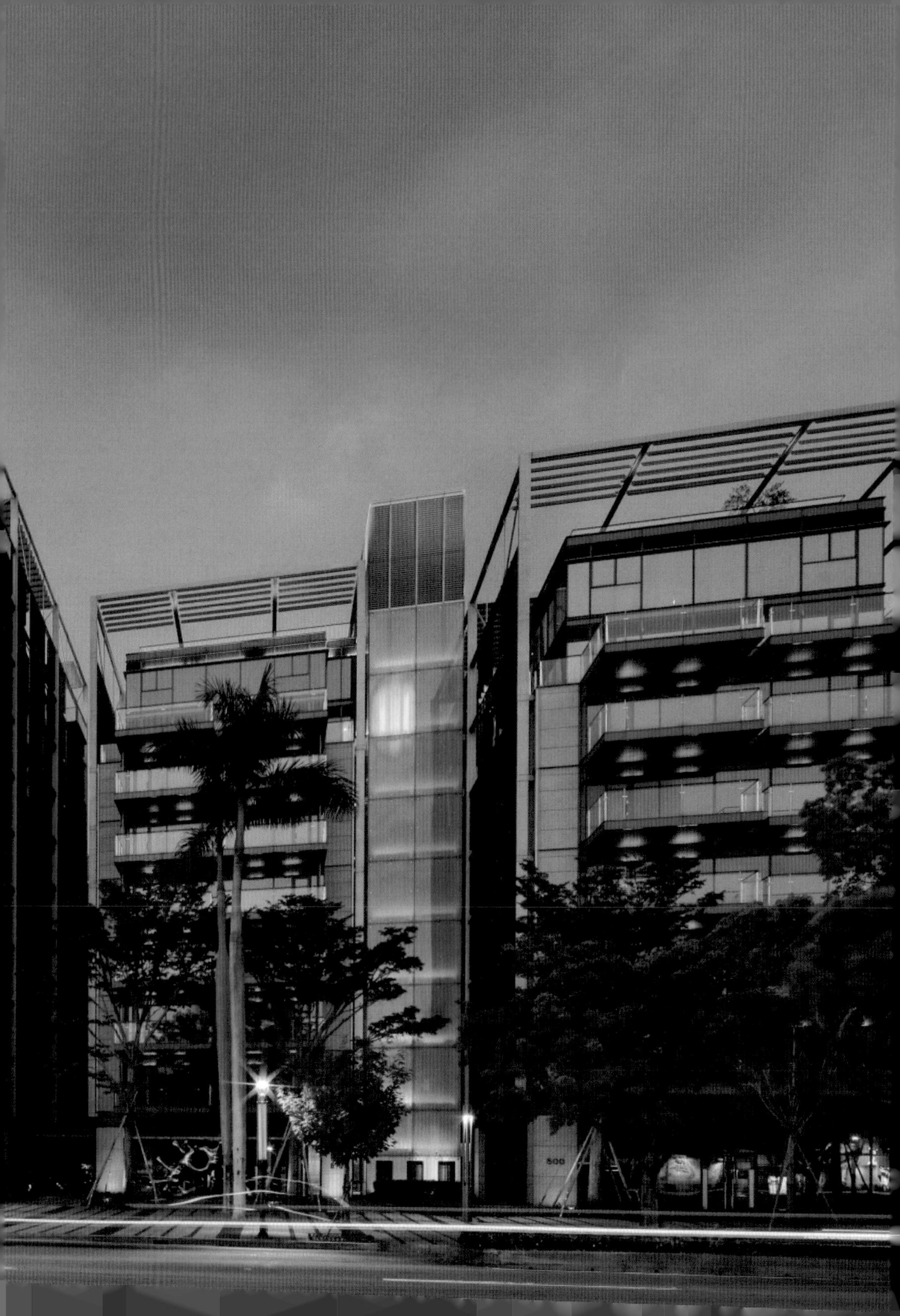
500

國家圖書館出版品預行編目資料

除了開刀你還能做什麼？ / 韓偉 著 . -- 初版 -- 新北市中和區：活泉書坊，2022.06 面；公分 · --（健康新亮點 37）
ISBN 978-986-271-935-0（平裝）

1.CST: 骨科 2.CST: 關節 3.CST: 健康法

416.6 111003994

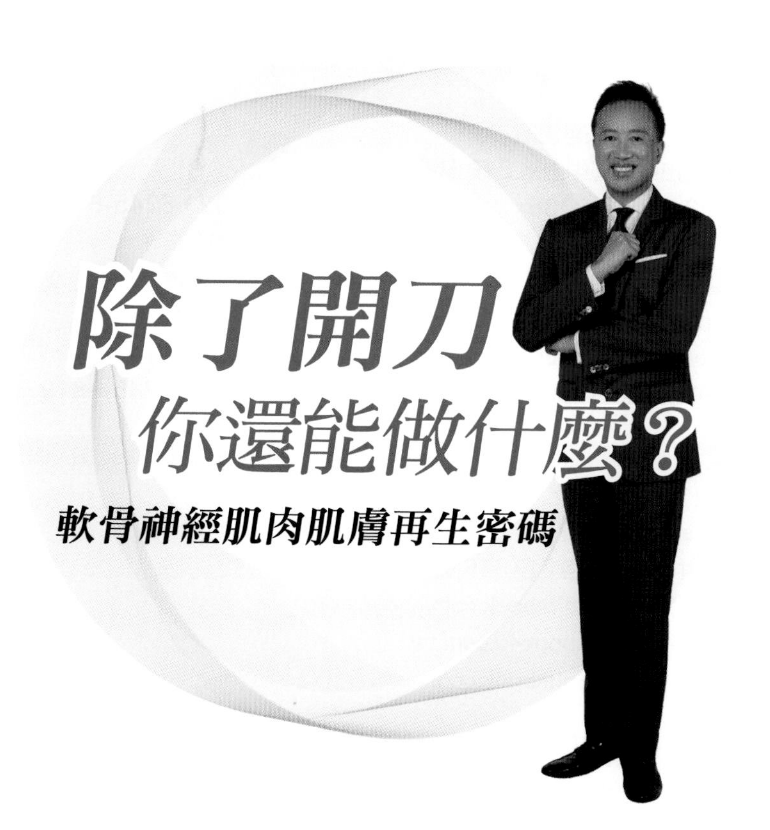

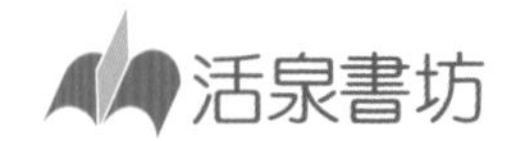

除了開刀你還能做什麼？

出版者 ▒ 活泉書坊
作　者 ▒ 韓偉
文字編輯 ▒ 范心瑜
總編輯 ▒ 歐綾纖
美術設計 ▒ 蔡瑪麗
品質總監 ▒ 王擎天
策畫協助 ▒ 吳錦珠

台灣出版中心 ▒ 新北市中和區中山路 2 段 366 巷 10 號 10 樓
電　話 ▒（02）2248-7896　　傳　真 ▒（02）2248-7758
物流中心 ▒ 新北市中和區中山路 2 段 366 巷 10 號 3 樓
電　話 ▒（02）8245-8786　　傳　真 ▒（02）8245-8718
ISBN ▒ 978-986-271-935-0
出版日期 ▒ 2022年6月初版

全球華文市場總代理／采舍國際
地　址 ▒ 新北市中和區中山路 2 段 366 巷 10 號 3 樓
電　話 ▒（02）8245-8786　　傳　真 ▒（02）8245-8718

新絲路網路書店
地　址 ▒ 新北市中和區中山路 2 段 366 巷 10 號 10 樓
網　址 ▒ www.silkbook.com
電　話 ▒（02）8245-9896　　傳　真 ▒（02）8245-8819

本書採減碳印製流程，碳足跡追蹤，並使用優質中性紙（Acid & Alkali Free）通過綠色環保認證，最符環保要求。

線上 pbook&ebook 總代理：全球華文聯合出版平台
地址：新北市中和區中山路 2 段 366 巷 10 號 10 樓
- 新絲路電子書城 www.silkbook.com/ebookstore/
- 華文網雲端書城 www.book4u.com.tw
- 新絲路網路書店 www.silkbook.com

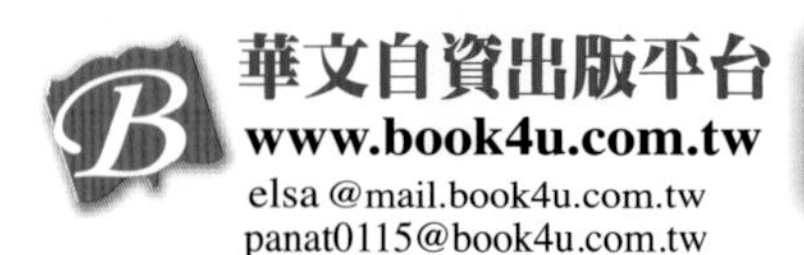